Gäbler · Arzneipflanzen

Hartwig Gäbler

Arzneipflanzen

in Medizin und Pharmazie

Herkunft, Wirkung und Anwendung

1982

Verlag Müller & Steinicke

CIP-Kurztitelaufnahme der Deutschen Bibliothek:

Gäbler, Hartwig:

Arzneipflanzen in Medizin und Pharmazie
von Hartwig Gäbler

München, Verlag Müller & Steinicke 1982
ISBN 3-87569-057-5

Gesamtherstellung: LIPP GMBH GRAPHISCHE BETRIEBE Lipp GmbH, Meglingerstr. 60, 8000 München 71

Vorwort

Die Arzneipflanze hat einen festen Platz in der medikamentösen Therapie. Ein hoher Prozentsatz aller ärztlichen Verordnungen geht auf Präparate pflanzlicher Herkunft zurück. Das Produktionsprogramm der pharmazeutischen Industrie ist Ausdruck dieser Situation.

Um vor allem Studenten der Medizin das Eindringen in die umfangreiche Materie zu erleichtern und Wege für ihre Handhabung zu weisen, wurde dieses Buch geschrieben. Den Studierenden der Pharmazie wird es neue Einsichten in ein Thema vermitteln, dem sie später im Dialog mit dem Arzt in steigendem Maße begegnen werden.

Das Buch ist als Einführung gedacht. Es enthält aus der Fülle der praktischen Möglichkeiten eine Auswahl bewährter Arzneipflanzen, deren Anwendung durch chemische und pharmakologische Forschungsergebnisse gestützt wird. Angaben über die Natur der Wirkstoffe, über ihre biologischen Aktivitäten im Organismus, über die Wirkungen und Nebenwirkungen im Rahmen der jeweiligen Indikationsbreite werden die Anforderungen nach Sicherheit der Verordnung erfüllen, die heute an jedes Arzneimittel gestellt werden.

Kurze geschichtliche Rückblicke und einige botanische Fakten sollen die Arzneipflanzen aus den abstrakten Begriffen der Darstellung lösen und als Individuen lebendig machen. Dazu werden auch die ganzseitigen farbigen Abbildungen beitragen, für die bewußt keine Photos lebender Sujets gewählt wurden, sondern meist Reproduktionen aus alten Pflanzenbüchern, die heute nur wenigen noch zugänglich sind. Sie geben dem Buch über seinen wissenschaftlichen Aspekt hinaus einen eigenen ästhetischen Rang.

Daß sich der Verleger, Herr Werner Gißler, dieser aufwendigen Ausstattung unterzogen hat, dafür gebühren ihm besondere Anerkennung und Dank, wie auch für seine sonstige bereitwillige Unterstützung an der Entstehung des Buches.

Hartwig Gäbler
Karlsruhe, im April 1982

Inhaltsverzeichnis

Vorbemerkung

Der wissenschaftliche (lateinische) Namen der Pflanzen enthält Gattung und Art im Sinne der botanischen Systematik. Die Gattung, z. B. Atropa, ist der übergeordnete Begriff und steht stets an erster Stelle. Der Name der Tollkirche wäre danach Atropa belladonna, belladonna als Art.

Soweit die Pflanzenabbildungen Namen tragen, stimmen diese nicht immer mit der jetzigen botanischen Benennung der Pflanzen überein. Die Nomenklatur war in den vergangenen Zeitläufen vielfachen Änderungen unterworfen, so daß sich daraus Differenzen ergeben müssen.

Zur raschen Orientierung innerhalb der einzelnen Pflanzenbesprechungen wurde eine Unterteilung in folgende Sachgebiete

Droge
Zubereitung
Indikation
Wirkstoff
Eigenschaften (Wirkung)
Botanik

vorgenommen. Die Form der Darstellung verlangte eine starke Konzentration des Stoffes, die, wie zu hoffen ist, der Übersichtlichkeit und Brauchbarkeit des Ganzen zugutekommen wird.

Unter „Spezialpräparaten" werden die Fertigpackungen der pharmazeutischen Industrie verstanden, die dem neuesten Stand wissenschaftlicher Erkenntnis entsprechen und die Anforderungen nach Wirksamkeit und Sicherheit der Verordnung weitestgehend erfüllen. Die Rote Liste, die sich im Besitz jedes Arztes und Apothekers befindet, ist ein repräsentativer Querschnitt der Hersteller und ihrer arzneilichen Produkte. Sie gibt detaillierte Informationen über alle wissenswerten Daten der Spezialpräparate.

Die Drogenarten

Lateinisch — Deutsch (Singular und Plural)

Bacca, Baccae	die Beere(n)
Bulbus, Bulbi	die Zwiebel(n)
Cortex, Cortices	die Rinde(n)
Flos, Flores	die Blüte(n)
Folium, Folia	das Blatt, die Blätter
Folliculus, Folliculi	die Balgfrucht, die Balgfrüchte (Schoten)
Fructus, Fructus	die Frucht, die Früchte
Gemma, Gemmae	die Knospe(n)
Glandula, Glandulae	die Drüse(n)
Herba, Herbae	das Kraut, die Kräuter
Lichen, Lichenes	das Moos, die Moose
Lignum, Ligna	das Holz, die Hölzer
Pericarpium, Pericarpia	die Fruchtschale(n)
Radix, Radices	die Wurzel(n)
Resina, Resinae	das Harz, die Harze
Rhizoma, Rhizomata	der Wurzelstock, die Wurzelstöcke
Semen, Semina	der Samen, die Samen
Species, Specierum	die Teemischung(en)
Stipes, Stipites	der Stengel, die Stengel
Strobulus, Strobuli	der Zapfen, die Zapfen
Tuber, Tubera	die Knolle(n)

Als ***Drogen*** werden im pharmazeutischen Bereich getrocknete Pflanzen oder Pflanzenteile verstanden. Früher galt die Bezeichnung auch für Arzneirohstoffe tierischer Art. Sie sind aus dem Arzneischatz verschwunden.
Das im deutschen Sprachraum traditionelle Wort Droge hat nicht wie allgemein in den angelsächsischen Ländern die Bedeutung Arzneimittel (drug) schlechthin, noch weniger ist es offiziell mit dem Begriff Rauschgift usw. gleichzusetzen.
Die pharmazeutischen Drogenangaben stehen stets im lateinischen Genitiv. Zum Beispiel Crataeg***i*** Fructus bzw. Fructus Crataeg***i*** (von Crataeg***us*** = Weißdorn), die Früchte des Weißdorns.

Erläuterungen zu den wichtigsten Wirkstoffen der Pflanzen

Ätherische Öle:	Bei gewöhnlicher Temperatur meist flüssige, stark riechende, flüchtige Pflanzeninhaltsstoffe. Sie haben chemisch nichts mit den fetten Ölen — Glyzerinester höherer Fettsäuren — zu tun.
Alkaloide:	Stickstoffhaltige Pflanzenbasen verschiedenen Typs, oft stark giftig, die mit Säuren Salze bilden (z.B. Atropinum sulfuricum).
Amine, biogene:	Durch Dekarboxylierung von Aminosäuren entstandene Stoffe, z.T. mit wichtigen physiologischen Wirkungen.
Anthrachinone:	Oxydationsprodukte des Anthrazens, meist in glykosidischer Bindung vorliegend. Anthrazen ist eine aus 3 Benzolringen aufgebaute Kohlenwasserstoffverbindung.
Betain:	Die vor allem in der Zuckerrübe (Beta vulgaris) vorkommende Trimethylaminoessigsäure (Trimethylglyzin, Trimethylglykokoll).
Bitterstoffe:	Substanzen verschiedener chemischer Zusammensetzung mit dem Geschmacksmerkmal „bitter". Sie üben eine stimulierende Wirkung auf die Speichel-, Magen- und Gallensaftproduktion aus.
Cumarine:	s. Kumarine
Digitaloide:	Digitalisähnlich wirkende Herzglykoside (Steroidstruktur), wie Adonitoxin, Convallatoxin und Cymarin.
Enzyme (Fermente):	Natürlich vorkommende Katalysatoren, an Proteine oder Proteide gebunden. Sie katalysieren alle biochemischen Reaktionen in der Zelle und setzen die Aktivierungsenergie thermodynamisch möglicher Reaktionen erheblich herab.
Flavonoide:	Vielfach in glykosidischer Bindung vorliegende flavonähnliche Naturstoffe, meist gelb (lat.flavus = gelb) gefärbt. Stammkörper ist das Flavon. Derivate des Flavons, Flavonoide, sind im Pflanzenreich weit verbreitet. Wahrscheinlich haben sie in den Stoffwechselprozessen der Pflanzen eine Bedeutung als Redoxpotentiale. Oft in ihrer pharmakologischen Wirkung unbedeutend, bilden Flavonoide in einigen Pflanzen die Hauptwirkstoffe. Ihre Wirkung kann

sich z. B. auf das Herz, die Kapillaren und Nierengefäße sowie auf den Wärmehaushalt erstrecken. Auch eine östrogene Wirkung wird z. T. angenommen. Zu den Flavonoiden im weiteren Sinne gehören auch die von den Katechinen abzuleitenden Procyanidine (s. Crataegus).

Gerbstoffe: Hochmolekulare Polyphenole, die die Eigenschaft zu „gerben" haben, d. h. tierische Haut in Leder umzuwandeln. In der Therapie verfestigen sie als Adstringentien das kolloidale Gefüge der obersten Gewebsschichten von Schleimhäuten und dichten kleine Blutkapillaren ab. Durch Eiweißfällung entsteht eine gegen bakterielle Angriffe sowie chemische und mechanische Reize schützende Membran.

Glykoside: Ätherartige Verbindungen pflanzlicher Stoffe mit verschiedenen Zuckerarten (griech. glykys = süss). Der Nichtzuckeranteil wird Aglykon (griech. = ohne Zucker) oder Genin genannt (s. auch Herzglykoside).

Harze: Pflanzliche, nichtflüchtige, amorphe, lipophile Stoffgemische auf der Basis von Terpen- oder Phenylpropankörpern (z. B. Fichtenharze).

Herzglykoside: Herzglykoside sind ausschließlich Naturstoffe. Kerngerüst ist der Steroidring (Cyclopentanoperhydrophenanthren). Eine Zuckerkomponente (für jedes Herzglykosid spezifisch) ist mit dem Steroidgerüst ätherartig verknüpft. Die Glykoside der Digitalisgruppe besitzen am C17 einen ungesättigten Lactonfünfring (Cardenolide), die der Scilla-Gruppe und die Krötengifte einen doppelt ungesättigten Lactonsechsring (Bufodienolide).

Kohlenhydrate: Im Tier- und Pflanzenreich gebildete Zucker und zuckerartige Verbindungen von der allgemeinen Summenformel $C_n(H_20)_n$.

Kumarine: Der Grundkörper, das Kumarin, ist mit dem Duftstoff des Waldmeisters identisch. Er ist chemisch ein Phenylpropanderivat. Vom Kumarin leiten sich weit über 100 Naturstoffe ab.

Öle, fette: Flüssige Fette (Glyzerinester höherer Fettsäuren).

Phenole: Organische Verbindungen mit einer oder mehreren

	Hydroxyl (OH)-Gruppen am Benzolkern. In glykosidischer Bindung häufig in Pflanzen.
Purinkörper:	Stickstoffhaltige Methylderivate des Xanthins, wie Coffein, Theobromin u. a., die vielfach zu den Alkaloiden gezählt werden. Sie reagieren jedoch nicht basisch. Xanthin selbst ist ein Oxydationsprodukt des Purins.
Saponine:	Glykosidische Pflanzenstoffe, die sich in Wasser wie Seifen (lat.sapo = Seife) verhalten. Sie besitzen meist hämolytische Eigenschaften.
Schleimstoffe:	Hochmolekulare, stickstoffreie und chemisch indifferente Kohlenhydrate, die mit Wasser quellen und viskose, kollodiale Lösungen bilden. Ein hoher Prozentsatz der Hustendrogen sind schleimhaltig.
Senföle:	Meist scharf riechende Ester der Isothyozyansäure. Der Name leitet sich von dem aus dem schwarzen Senf (Brassica nigra) gewonnenen Öl ab.
Steroide:	Zu diesen wichtigen Naturstoffen gehören die Sterine (Cholesterin, Ergosterin, Sitosterin u. a.), die Gallensäuren und Sexualhormone, die Kortikoide, Vitamine D_2 und D_3, die Herzglykoside sowie einige andere Stoffe. Das Grundskelett der Steroide ist das aus vier kondensierten Ringen bestehende Cyclopentanoperhydrophenanthren.
Terpene:	Kohlenwasserstoffe, die in vielen ätherischen Ölen vorkommen.
Vitamine:	Essentielle Wirkstoffe sehr verschiedener chemischer Zusammensetzung, die für das Wachstum und die Erhaltung des Organismus unentbehrlich sind.
Wachse:	Fettähnliche, bei Zimmertemperatur feste, durch Erwärmen sich verflüssigende Stoffe (Ester höherer Fettsäuren mit einwertigen Alkoholen).

Galenische Zubereitungen (Galenica)

Galenica sind Arzneimittel, die durch Mischen oder durch einfache pharmazeutische Manipulationen hergestellt werden (nach GALENOS, dem berühmten in Rom lebenden griechischen Arzt, 2. Jahrh. nach Chr.). Die wichtigsten:

Decocta (Abkochungen): Die Droge wird mit kaltem Waser angesetzt. Man läßt den Ansatz im allgemeinen 1/2 Stunde kochen und seiht ab.

Elixiria (Elixiere): Weingeistige Tinkturen mit Zusätzen von Zucker, Extrakten, ätherischen Ölen u. a. Von arab. al iksir = das Wesentliche.

Extracta (Extrakte): Eingedickte, konzentrierte Auszüge aus Pflanzen, mit verschiedenen Lösungsmitteln, wässrigen, alkoholischen oder ätherischen, hergestellt.

Extracta fluida (Fluidextrakte): Auszüge aus Pflanzen (s. o.) im Verhältnis 1 : 1, d. h. 1 Teil Fluidextrakt entspricht 1 Teil lufttrockener Droge.

Infusa (Aufgüsse): Die Droge wird mit kochendem Wasser übergossen. Man läßt im allgemeinen ohne weiteres Aufkochen 5 Minuten ziehen und seiht ab.

Linimenta (Linimente): Zum äußerlichen Gebrauch bestimmte flüssige, emulsionsartige oder feste, homogene Mischungen, die aus fetten Ölen und Seifen oder ähnlichen, verseifbaren oder emulgierbaren Stoffen bestehen.

Macerationes (Mazerationen): Die Droge wird kalt angesetzt und kalt extrahiert, meist über Stunden.

Pastae (Pasten): Paste ist eine Bezeichnung für Salben, in denen pulverförmige Bestandteile suspendiert sind. Sie haben die Konsistenz eines zähen, knetbaren Teiges.

Sirupi (Sirupe): Sirupe sind dickflüssige Lösungen von Zucker in wässrigen, alkoholischen oder weinhaltigen Flüssigkeiten, denen die Drogenauszüge beigefügt werden.

Species (Teegemisch): Mischung zerkleinerter oder ganzer Pflanzenteile.

Tincturae (Tinkturen): Im wörtlichen Sinne ,,gefärbte" Drogenauszüge (lat. tingere = färben). Sie sind dünnflüssige Zubereitungen und entsprechen einer länger dauernden Mazeration.

Unguenta (Salben): Salben sind streichfertige Zubereitungen zur äußerlichen Anwendung, in die meist therapeutisch wirksame Stoffe inkorporiert sind. Die Salbengrundlagen bestehen aus Fetten, Ölen, Wollfett, Vaseline, Glyzerin, Wachsen, Harzen oder synthetischen Massen.

Hauptteil

Achillea millefolium

Schafgarbe

Droge: Millefolii Herba (Herba Millefolii), Schafgarbenkraut (mit Blüten).

Zubereitungen: Spezialpräparate; auch als Tee (Infus), Extrakt (Extractum Millefolii) und Fluidextrakt (Extractum Millefolii fluidum); die Droge ist außerdem Bestandteil des Frauentees Species gynaecologicae „Martin".

Indikationen: Magen-Darm-Katarrhe, dyseptische Beschwerden, Meteorismus, Appetitlosigkeit, Hämorrhoiden, Dysmenorrhoe und „Kreuzschmerzen" der Frau.

Wirkstoffe: Ätherisches Öl mit dem Hauptbestandteil Chamazulen, ferner Bitterstoffe, wie Achillin, das dem Chamazulen in der Wirkung ähnlich ist und bei der Destillation das sog. „Grünazulen" liefert, sowie Gerbstoffe.

Eigenschaften: Die Schafgarbe wirkt entzündungswidrig und krampflösend, sie regt allgemein den Stoffwechsel an, fördert den Appetit und regelt die Verdauung. — Die Indikationen überschneiden sich zum Teil mit denen der Kamille.

Botanik: Achillea millefolium (lat. tausendblättrig, wegen der zarten, tiefgespaltenen, fiederteiligen Blätter) ist eine häufig vorkommende unverwechselbare Planze auf Wiesen, an Wegrändern und Feldrainen aus der Familie der Korbblütler (Asteraceae/Compositae). Sie wird bis zu 1/2 m hoch. Die in einem Blütenstand vereinigten zahlreichen weissen Blütenkörbchen (Trugdolde) lassen eher an ein Doldengewächs denken. Die Blüten variieren mit der Höhe des Standorts ins Rötliche. Die ganze Pflanze hat einen angenehm würzig-aromatischen Geruch, der besonders beim Zerreiben der Blätter auftritt (empfindliche Personen können darauf — äußerst selten — mit urtikariellen Symptomen reagieren). Von den Schafen (Name!) wird sie gern gefressen. Die Bedeutung des Beiwortes Garbe ist dagegen nicht sicher zu belegen. Andere volkstümliche Namen (Wundkraut, Blutkraut u. a.) beziehen sich vor allem auf die blutstillenden und wundheilungsfördernden Eigenschaften, von denen früher viel Gebrauch gemacht wurde. Der griechische Sagenheld Achilles, nach dem die Schafgarbe ihre botanische Gattungsbezeichnung erhalten hat, soll eben diese Wirkungen an sich selbst entdeckt haben.

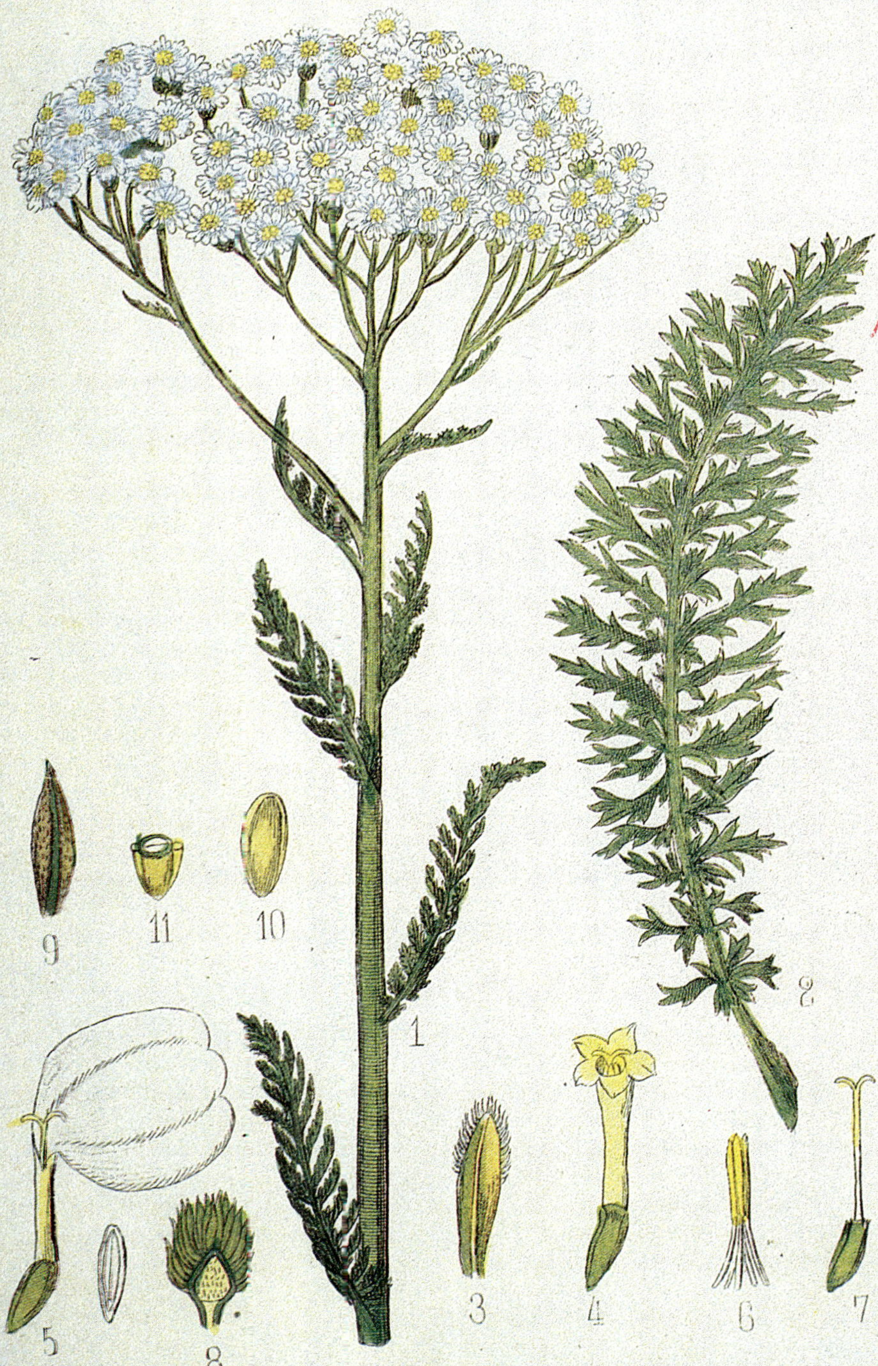

Achillea Millefolium L.

Aconitum napellus

Eisenhut, Sturmhut

Droge: Aconiti Tuber (Tubera Aconiti), Eisenhutknollen.

Zubereitungen: Standardisierte Spezialpräparate (Tropfen, Salben), Tinktur (Tinctura Aconiti) sowie das isolierte Reinalkaloid Aconitin.

Indikationen: Rheumatische Affektionen, Neuralgien (insbesondere Trigeminusneuralgien), Myalgien, Migräne, Kopfschmerzen, Entzündungen seröser Häute, grippale Infekte. Die Anwendung erfolgt innerlich und äußerlich.

Wirkstoffe: Hauptalkaloid Aconitin und eine größere Anzahl von Nebenalkaloiden und anderen Stoffen, die keine therapeutische Bedeutung haben.

Eigenschaften: Die Pflanze ist in allen ihren Teilen infolge der hohen Toxizität von Aconitin außerordentlich gefährlich. Der Alkaloidgehalt der Knollen beträgt im Durchschnitt 1%. Im Vordergrund der Anwendung stehen galenische Zubereitungen, deren Anteil an Aconitin nicht unterschätzt werden darf. Für Tinctura Aconiti z. B. wird ein Gehalt von rund 0,05% angegeben und als größte Einzelgabe hiervon 0,2 g = 10 Tropfen (größte Tagesgabe 0,6 g). Andere Zubereitungen enthalten zum Teil wesentlich weniger und werden im allgemeinen gut vertragen.
Zum *toxischen* Bild des Alkaloids: Wenige Milligramm Aconitin können durch Atemlähmung und Herzstillstand zum Tode führen. Nach anfänglicher Erregung des Nervensystems mit unerträglichem Brennen kommt es zu ausgebreiteten Lähmungen, zur völligen Anästhesie und dem Gefühl von Eiseskälte, zu schweren Atem- und Herzstörungen u. a. — Der *anästhetische* Effekt kommt auch bei äußerlicher Applikation des Aconitins bzw. seiner Zubereitungen (Salbe, Pinselung) zum Ausdruck. Die Wirkung setzt auch hier mit Wärme und Brennen ein.

Botanik: Aconitum napellus ist in den Alpen und Mittelgebirgen heimisch. Das auffälligste an der stattlichen Pflanze — sie wird bis zu 1,5 m hoch — sind die großen, dunkelblauen, in dichter Traube stehenden Blüten, die ihr wegen der Ähnlichkeit mit dem Helm alter Ritterrüstungen den Namen Sturm- oder Eisenhut eingebracht haben. Die fünf- bis siebenspaltigen Blätter weisen u. a. auf die Zugehörigkeit zur Familie der Hahnenfußgewächse (Ranunculaceae) hin. Die Gattungsbezeichnung napellus geht auf die rübenartigen Wurzeln (lat. napus = Rübe) der Pflanze zurück. Die Ableitung des Namens Aconitum dagegen ist umstritten.

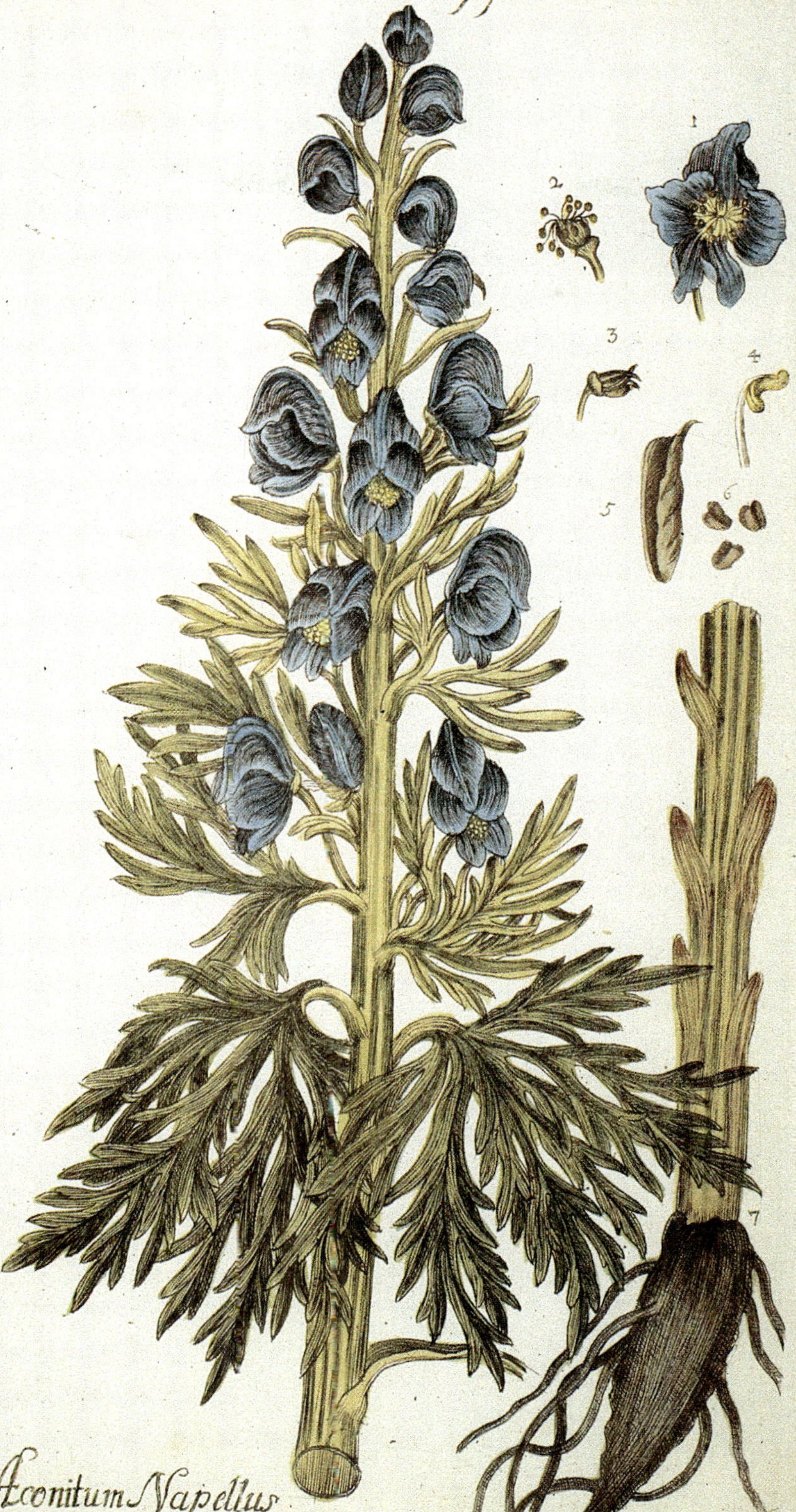

Aconitum Napellus

Acorus calamus

Kalmus

Droge: Calami Rhizoma (Rhizoma Calami), Kalmus oder ,,Kalmuswurzel'', d.h. das von den Blattresten und Wurzeln befreite Rhizom (Wurzelstock).

Zubereitungen: Spezialpräparate, Tinktur (Tinctura Calami), Extrakt (Extractum Calami), Tee (Infus); Kalmus ist Bestandteil der Tinctura carminativa (blähungstreibende Tinktur); *äußerlich* die Droge oder das ätherische Öl (Oleum Calami) zu Bädern und hautreizenden Einreibungen, wie Spiritus Calami u.a.

Indikationen: Dyspetische Zustände, Appetitlosigkeit, Völlegefühl, Blähungen, gastritische Erscheinungen, nervöse Beschwerden des Verdauungstraktes; *äußerlich* bei Erschöpfungszuständen, bei Überanstrengung der Arme und Beine, schließlich bei Frostbeulen; die gepulverte Droge wird auch Mund- und Gurgelwässern zugesetzt.

Wirkstoffe: Ätherisches Öl, Hauptbestandteil sind Asaron und Iso-Eugenolmethylester, Bitter- und Gerbstoffe. Das Öl europäischer Kalmus-Varietäten enthält Asaron nur in Spuren.

Eigenschaften: Kalmus ist ein typisches aromatisches Bittermittel (Amarum-Aromaticum) von angenehmem Geruch und würzig-bitterem Geschmack. Als Stomachikum und Karminativum hat er spasmolytische, durchblutungsfördernde und sekretionssteigernde Wirkungen im gesamten Verdauungstrakt. Sein allgemein kräftigender (tonisierender) und gleichzeitig beruhigender Effekt wird besonders hervorgehoben. Die *äußerliche* Anwendung beruht auf den hyperämisierenden Eigenschaften der Dorge. — Asaron als Bestandteil des ätherischen Öls, vor allem der ostasiatischen Kalmus-Varietäten, hat toxische (kanzerogene?) Eigenschaften. Vergiftungen mit der Droge wurden aber bisher nicht beobachtet (offenbar eine Frage der Konzentration). Kalmus wird seit der Antike therapeutisch genutzt.

Botanik: Kalmus ist nicht selten verwildert an Ufern, Gräben, Bächen und sumpfigen Wiesen anzutreffen. Die schilfähnliche Pflanze kam im 16. Jahrhundert aus Indien nach Europa. Sie gehört zu den Arongewächsen (Araceae). Da ihre Samen in unserem Klima nicht reifen, wird die Pflanze aus Rhizomabschnitten vegetativ vermehrt. Aus dem Wurzelstock gehen schwertförmige, senkrecht aufstrebende, bis 1 m lange Blätter hervor. Auffallend ist der 6 bis 8 cm lange walzenförmige Blütenkolben, der seitlich am Pflanzenschaft steht und zahlreiche Blüten trägt. — Calamus ist lat. (Schilf-)Rohr, Acorus könnte vom griech. acoros = ungeschmückt kommen, wegen der ,,Unansehnlichkeit'' der Pflanze.

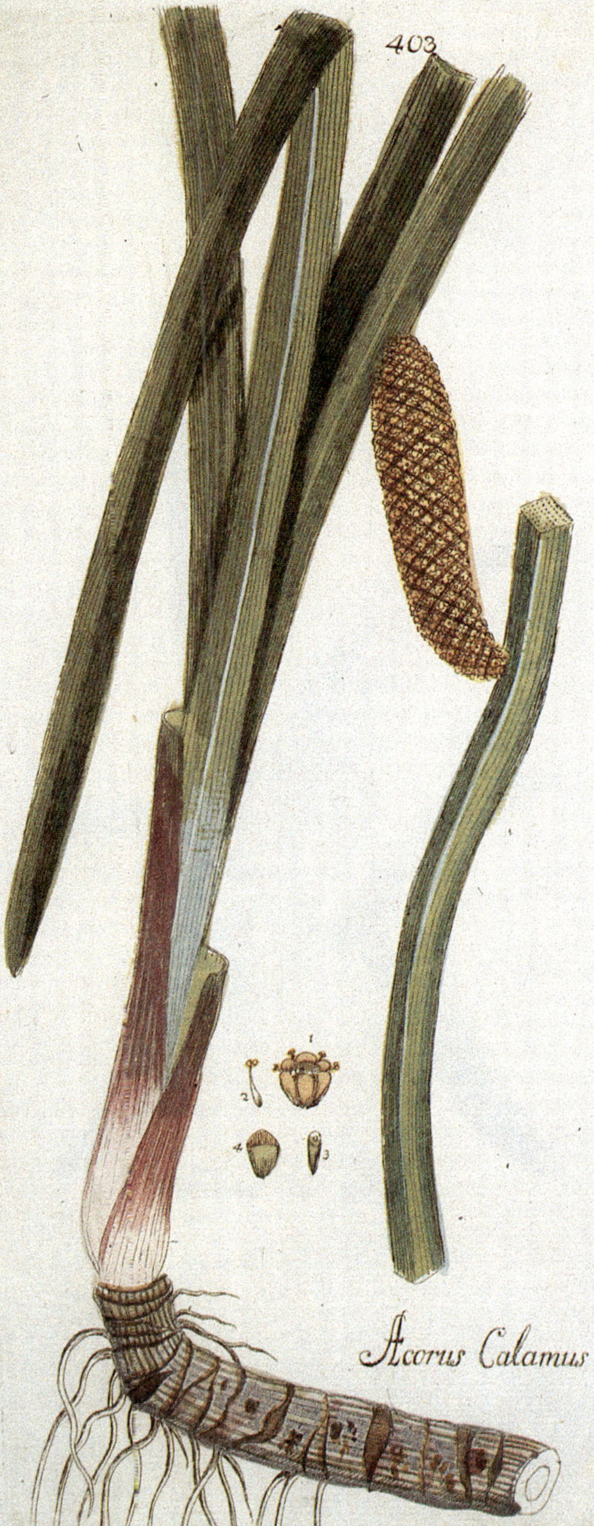

Acorus Calamus

Adonis vernalis

Frühlings-Adonisröschen

Droge: Adonidis Herba (Herba Adonidis), Adonisröschenkraut.

Zubereitungen: Adonis-Auszüge, meist in Kombinationspräparaten.

Indikationen: Leichte Herzinsuffizienzen mit und ohne Ödemen, nervöse Herzstörungen, postinfektiöse, postoperative und klimakterische Herzbeschwerden, vegetative und funktionelle Herz- und Kreislaufstörungen, Angina pectoris, Hyperthyreose, digitalis- und strophanthinrefraktäre Fälle, Adjuvans zu Strophanthin und anderen Herzglykosiden, Intervalltherapie in der Digitalis- und Strophanthinpause, Nachbehandlung in der Herzglykosidtherapie, Rekonvaleszenz, Altersherz u. a.

Wirkstoffe: Hauptglykosid ist Adonitoxin. Es ist mit Convallatoxin (Convallaria majalis) isomer. Ferner Cymarin (k-Strophanthin-*α*) und zahlreiche andere Herzglykoside.

Eigenschaften: Adonis-Gesamtauszüge wirken herzkraftsteigernd, koronargefäßerweiternd, diuretisch und zentral beruhigend. Auch Störungen in der Reizleitung und im Reizbildungssystem werden günstig beeinflußt. Die diuretische Wirkung geht u. a. auf Cymarin zurück, das auch direkt am Nierenparenchym anzugreifen scheint. Die Adonis-Wirkstoffe werden rasch abgebaut und kumulieren daher nicht. Die Wirkung tritt bald ein, sie ist nur kurz dauernd.

Botanik: Das Frühlings-Adonisröschen, ein Hahnenfußgewächs (Ranunculaceae), stammt aus Südost-Europa, ist aber gelegentlich auch in unseren Breiten auf sonnigen Hügeln, auf Heidewiesen und in Kiefernwäldern anzutreffen. Die Pflanze fällt auf durch ihre großen, glänzenden, duftlosen, gelben Blüten. Diese haben 10 bis 20 Blumenkronblätter und zahlreiche Staubgefäße. Die gedrängt stehenden, weichhaarigen Blätter sind feingliedrig gefiedert. Adonis vernalis (lat. ver = Frühling) ist einer unserer ersten Frühlingsblüher. Die Gattungsbezeichnung Adonis geht auf die griechisch-römische Mythologie zurück. Auf der Jagd tödlich von einem Eber verwundet, entstanden aus dem Blut des Adonis rote Blumen. Zum Gedächtnis des von Aphrodite geliebten schönen Jünglings wurden besonders von den Frauen alljährlich Adonisfeste gefeiert, die das Sterben und Wiedererwachen der Natur sinnbildlich verkörperten.

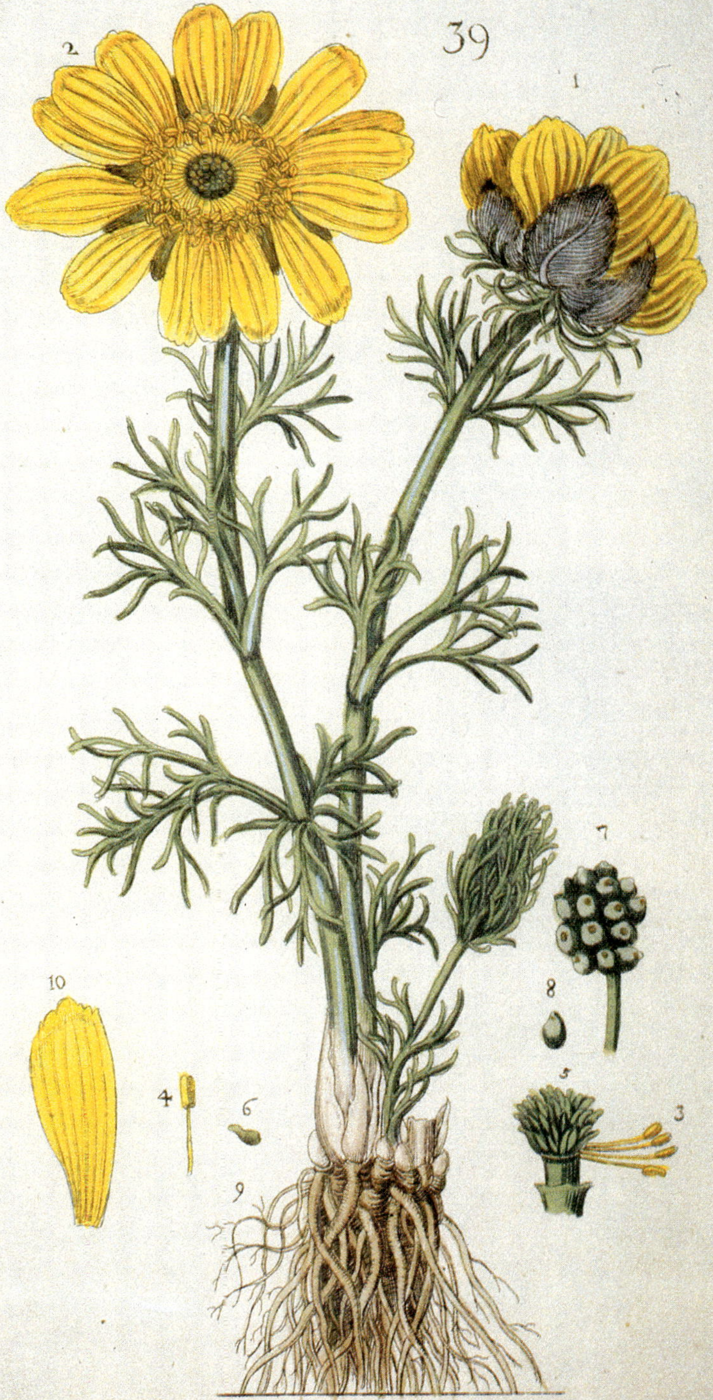

Adonis vernalis

Aesculus hippocastanum

Roßkastanie

Droge: Hippocastani Semen (Semen Hippocastani), Roßkastaniensamen.

Zubereitung: Spezialpräparate (oral, parenteral, Salben und Gelee, Bäderextrakte).

Indikationen: Chronisch-venöse Insuffizienz (primäre und sekundäre Varikosis, Stauungsödeme), Phlebitis und Thrombophlebitis, Ulcus cruris varicosum, Krampfadern, Hämorrhoiden, spastische Dysmenorrhoe.

Wirkstoffe: Triterpen-Saponine und Flavonoide. Das aus verschiedenen, nahe verwandten Verbindungen zusammengesetzte Saponingemisch, es sind Esterglykoside, wird als Aescin bezeichnet. Von den Flavonoiden sind in erster Linie Quercetin- und Kämpferolderivate zu nennen. Des weiteren enthalten die Samen Aminopurine, Gerbstoffe, Mineralstoffe, Zucker, Stärke und fettes Öl.

Eigenschaften: Aescin bewirkt eine Verringerung der Gefäßpermeabilität und Kapillarfragilität. Ferner sind seine ödemhemmenden und entödematisierenden und antiphlogistischen Eigenschaften von Bedeutung. Triterpen-Saponine sind per os schwer resorbierbar. Sie müssen deshalb hoch genug dosiert und längere Zeit gegeben werden. Eine Gefahr der Hämolyse besteht bei bestimmungsgemässem Gebrauch von Roßkastanienzubereitungen nicht, auch nicht bei parenteraler Verabreichung. — Die Flavonoide ergänzen die Wirkung des Aescins vor allem durch ihre venentonsierenden, permeabilitätsmindernden und spasmolytischen Eigenschaften.

Botanik: Die Roßkastanie gehört einer eigenen Familie, den Roßkastaniengewächsen (Hippocastanaceae), an. Der mächtige, unverwechselbare Baum begann sich seit der zweiten Hälfte des 16. Jahrhunderts von Wien aus Europa zu erobern. Seine Heimat sind die Gebirge des Balkans, der Kaukasus, das Himalajagebiet und andere Stätten der Erde. Seit dem 18. Jahrhundert beschäftigte sich die Volksmedizin mit den auffälligen morphologischen Merkmalen des Baumes, vor allem mit den Samen, die geröstet und gepulvert bei Hämorrhoiden u. a. Verwendung fanden. — Die Edelkastanie ist nicht mit der Roßkastanie verwandt. Sie ist ein Buchengewächs. Wahrscheinlich ist das Präfix „Roß“ im Vergleich zur Edelkastanie herabsetzend gemeint, da Früchte und Samen beider Bäume einander ähnlich, die der Roßkastanie jedoch für den Menschen nicht genießbar sind.

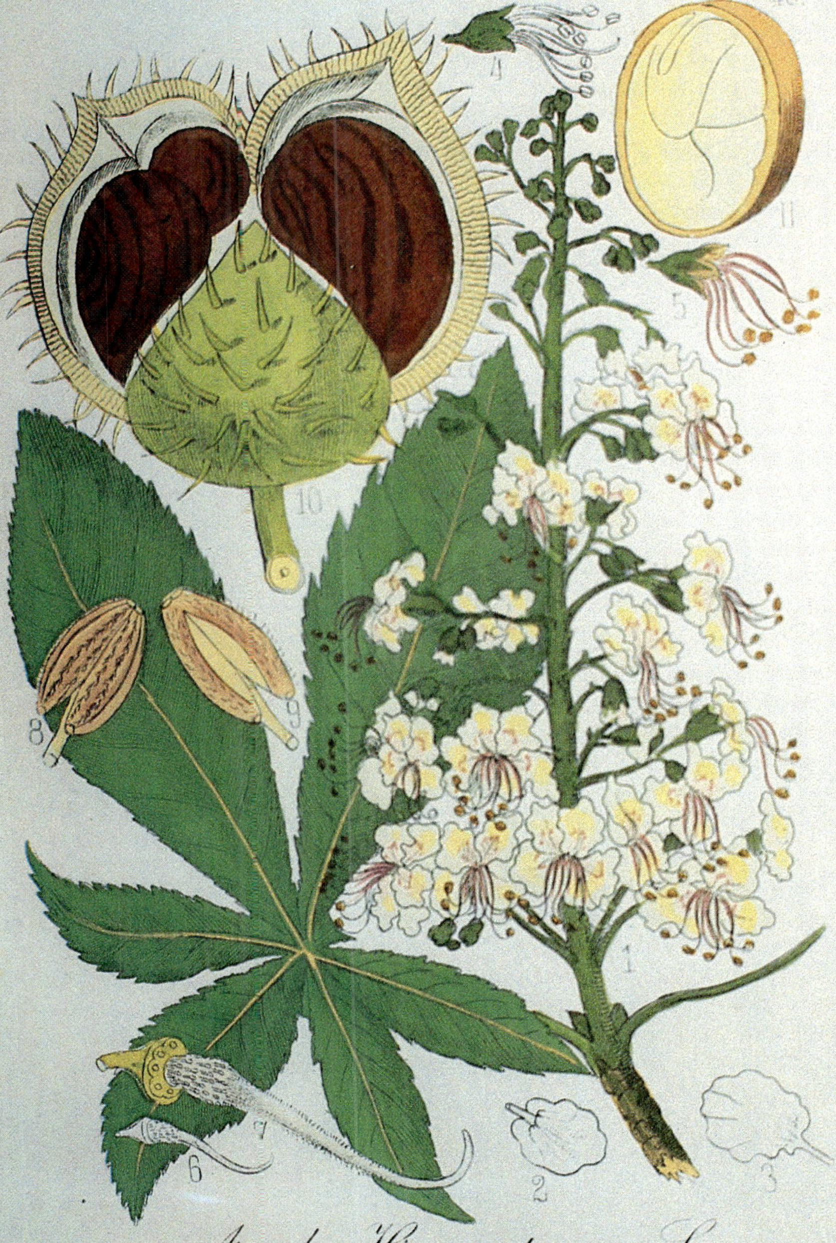

Aesculus Hippocastanum L.

Allium sativum

Knoblauch

Droge: Allii sativi Bulbus (Bulbus Allii sativi), Knoblauchzwiebel.

Zubereitungen: Meist frisch als Preßsaft, Tinktur, Extrakt und Öl, überwiegend aber in Form von Spezialpräparaten (Kapseln, Dragees u. a.): wird auch direkt als Rohzwiebel verzehrt; bei Oxyuren als Einlauf.

Indikationen: Infektiöse Magen-Darm-Störungen, Gallebeschwerden, Dyspepsie, Gärungs- und Fäulnisprozesse, Meteorismus. Flatulenz; Arteriosklerose, essentielle Hypertonie, Durchblutungsstörungen; Oxyuren (Einläufe).

Wirkstoffe: Wirkstoff ist das ätherische Öl mit dem Hauptbestandteil Allicin. Es ist schwefelhaltig, wirkt bakteriostatisch und verursacht den typischen Knoblauchgeruch. Allicin entsteht durch fermentative Prozesse z. B. beim Zerkleinern der Zwiebel aus dem genuinen Alliin, einem S-Allylcysteinsulfoxid. Alliin ist geruchlos und bakteriostatisch unwirksam. Das instabile Allicin wird im Organismus zu verschiedenen unangenehm riechenden Polysulfiden (insbesondere dem Diallyldisulfid) abgebaut; ferner wurden die Vitamine A, B_1, B_2, C, Nikotinsäureamid und zahlreiche Spurenelemente, wie Mg, Fe, Zn, Mn, B, Cu, Ca, Mo und Co, die als Biokatalysatoren wirken, Flavonoide, Stoffe mit Hormoncharakter, Adenosin und große Mengen Schleim aufgefunden.

Eigenschaften: Knoblauch wirkt bakteriostatisch und entgiftend, antisklerotisch, kreislauffördernd und blutdrucksenkend; ferner kommen ihm choleretische, cholekinetische und carminative Eigenschaften zu. Die Alkylcysteinsulfoxidderivate sind allgemein von großer biologischer Bedeutung.

Botanik: Knoblauch ist ein Liliengewächs (Liliaceae) wie die Zwiebel, der Porree und der Schnittlauch. Seine Heimat sind wahrscheinlich die Steppen Innerasiens. Er ist ein uraltes Kulturgewächs vor allem der Mittelmeerländer und wird heute in vielen Ländern der Erde angebaut. Knoblauch war seit frühesten Zeiten Arznei- und Nahrungsmittel. Auch als Gewürz spielte er seit je eine wichtige Rolle. Die Zwiebeln bestehen aus Haupt- und Nebenzwiebeln (Zehen). Sie kommen in geflochtenen Bündeln (Zöpfen) in den Handel. Die Blüten der Pflanze sind meist steril. Die Vermehrung erfolgt vegetativ. — Der einheimische, durchdringend nach „Knoblauch“ riechende Bärlauch, Allium ursinum, ist ein naher Verwandter des Knoblauchs mit ähnlichen, aber geringeren therapeutischen Eigenschaften.

319

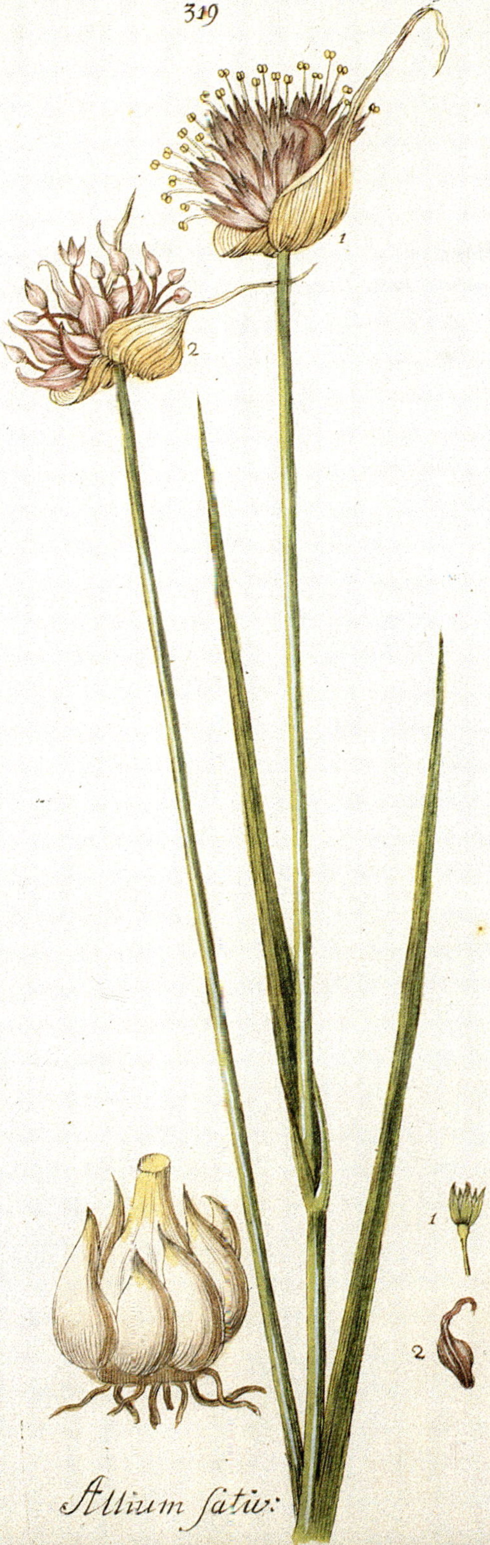

Allium sativ:

Aloe ferox

Aloe

Droge: Der aus den abgeschnittenen Blättern ausfließende, zur Trockne eingedickte Saft verschiedener Aloe-Arten, vor allem Aloe ferox und Aloe barbadensis, die als Kap- und Barbados- bzw. Curaçao-Aloe gehandelt werden.

Zubereitungen: Spezialpräparate; Tinctura Aloes (Aloe-Tinktur), Tinctura Aloes composita (zusammengesetzte Aloe-Tinktur mit Rhabarber, Safran, Enzian-und Zitwerwurzel), Extractum Aloes (Aloe-Extrakt), Pillen, Dragees und Suppositorien, häufig auch in Kombination mit anderen pflanzlichen Laxantien, Belladonna-Extrakt u.a.

Indikationen: Vorwiegend chronische und atonische Obstipation; in kleinen Dosen als Bittermittel.

Kontraindikationen sind Schwangerschaft, Menstruation, Hämorrhoiden und Nierenaffektionen.

Wirkstoffe: Hauptwirkstoff ist Aloin, ein Anthrachinon- bzw. Anthrazen-Abkömmling; Harze und Bitterstoffe.

Eigenschaften: Aloe ist die am *kräftigsten* wirkende Droge der Anthrachinonreihe, zu der vor allem Rhabarber (Rheum palmatum), Faulbaum (Rhamnus frangula, s. dort) und Senna (Cassia acutifolia bzw. angustifolia, s. dort) gehören. Die Wirkung dieser Drogen erstreckt sich auf den *Dickdarm*. Aloe führt nach 8 bis 12 Stunden zu breiigen Stühlen, wobei stärkere lokale Reizwirkungen im kleinen Becken nicht selten sind (s. Kontraindikationen). Bei längerem Gebrauch besteht Gefahr der Hypokaliämie, auch wird sich die Ansprechbarkeit der Droge verringern (Gewöhnung). Nach Grammdosen kann es zu tödlichen hämorrhagischen Gastroenteritiden kommen.

Botanik: Aloe ferox (Kap-Aloe) stammt aus dem afrikansichen Kapland, Aloe barbadensis wächst auf den Canaren, in den Mittelmeerländern und in Westindien (Barbados- bzw. Curaçao-Aloe). Aloe perry gedeiht auf Socotra, einer ostafrikanischen Insel. Sie liefert die Socotrina-Aloe. Die Aloe-Arten besitzen einen mässig entwickelten und wenig verzweigten Stamm, der 2 bis 3 m hoch werden kann und auf seiner Spitze einen Schopf großer, derber, sukkulent gebauter Blätter trägt. Sie sind lineal zugespitzt und am Rande mit mehr oder weniger derben Zähnen ausgestattet. Alle Arten gehören zur Familie der Liliengewächse (Liliaceae). Ihre medizinische Verwendung hat mehr als eine zweitausendjährige Geschichte. Der Name Aloe ist arabischen Ursprungs (= bitter?). Lat. ferox ist wild, rauh bestachelt, trotzig.

259.

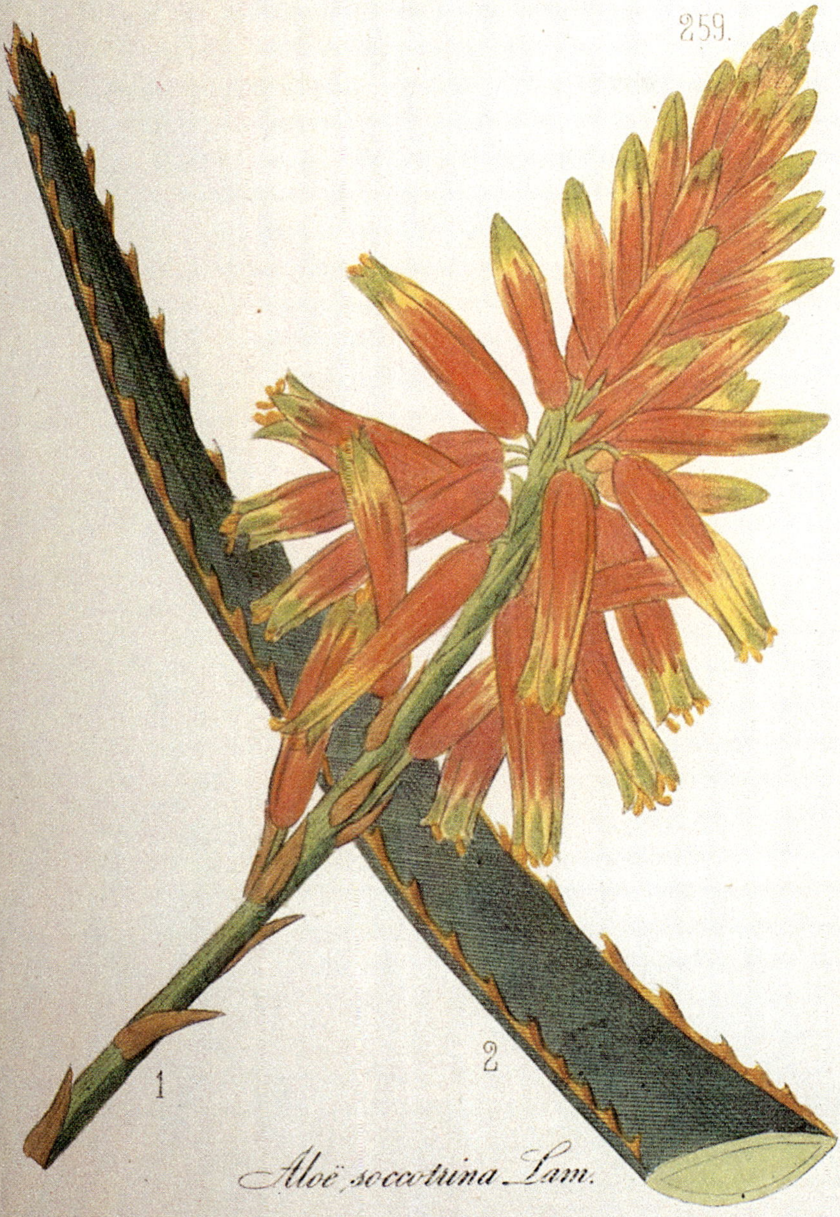

Aloë soccotrina Lam.

Ammi visnaga

Ammei, Zahnstocherammei, Khella

Droge: Ammi visnagae Fructus (Fructus Ammi visnagae), Ammi-visnaga-Früchte, Ammeifrüchte, Khella.

Zubereitungen: Spezialpräparate (vorwiegend Kombinationspräparate in verschiedenen Arzneiformen), auch werden die isolierten Reinstoffe Khellin und Visnadin verwendet.

Indikationen: Im Vordergrund stehen stenokardische Beschwerden, leichtere Formen der Koronarinsuffizienz, Nikotinabusus, Intervalltherapie bei Angina pectoris, Nachbehandlung nach Myokardinfarkt, chronisches Cor pulmonale; ein zweites wichtiges Gebiet sind spastische Bronchitis und Asthma bronchiale. — Die Anwendung der Droge an anderen glattmuskeligen Organen, wie Magen, Darm, Gallenwege, ableitende Harnwege u. a., hat etwas an Bedeutung verloren.

Wirkstoffe: Khellin und Visnagin u. a. (Chromonderivate), Visnadin (Kumarinabkömmling) u. a.

Eigenschaften: Ammi-visnaga-Extrakte sind Spasmolytika mit Angriffspunkten an der glatten Muskulatur. Zwischen der Wirkung der Hauptinhaltsstoffe bestehen einige Unterschiede, die jedoch bei Vollauszügen aus der Droge nicht berücksichtigt zu werden brauchen. Auch die Verträglichkeit dieser ist gut, während bei Verwendung von Khellin in höheren Dosen gewisse Nebenwirkungen auftreten können: Nausea, Schwindel, Appetitlosigkeit u. a. Die Khellingruppe hat vorwiegend eine koronargefäßerweiternde und broncholytische Wirkung. Im Vergleich zu den Nitriten findet in ersterem Fall eine langsamer einsetzende, aber länger anhaltende Koronarerweiterung statt. Visnadin ist in erster Linie ein Koronartherapeutikum mit leichtem positiv-inotropen Effekt. Es hat eine längere und stärkere Wirksamkeit als Khellin. Durch beide Wirkstoffgruppen wird die hypoxämische Stoffwechsellage des Herzmuskels deutlich gebessert.

Botanik: Ammi visnaga ist ein Pflanze des Mittelmeerraumes. Ihre Heimat ist das Nildelta. Die therapeutische Verwendung reicht weit in das ägyptische Altertum zurück. Botanisch gehört Ammi visnaga zu den Doldengewächsen (Apiaceae/Umbelliferae). Sie wird bis 1 m hoch und trägt große und reichstrahlige Blütendolden, ähnlich der Möhre. Die verholzten Doldenstrahlen wurden im Orient als Zahnstocher (Name!) benutzt. Die Blätter der Pflanze sind graugrün und fein gefiedert. Die Früchte — arabisch Khella — sind eiförmig, elliptisch, seitlich etwas abgeflacht und glatt. Sie gleichen denen des Kümmels, sind aber etwas kleiner als diese.

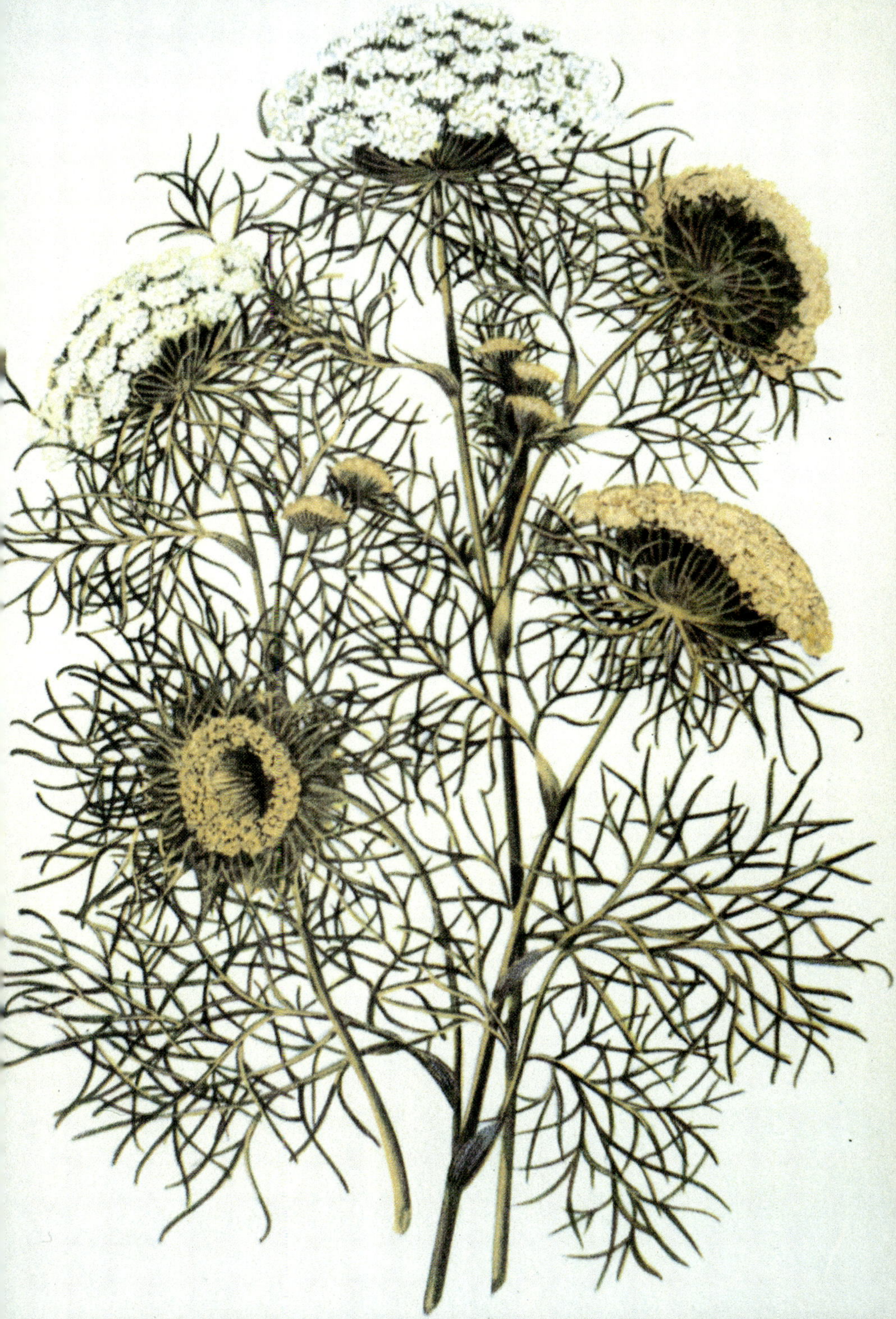

Arctostaphylos uva-ursi

Bärentraube

Droge: Uvae ursi Folium (Folia Uvae ursi), Bärentraubenblätter.

Zubereitungen: Spezialpräparate, Fluidextrakt (Extractum Uvae ursi fluidum), Tee (Infus bzw. Mazerat); häufig auch in Kombination mit anderen blasen- und nierenwirksamen Pflanzen.

Indikationen: Leichtere Entzündungen der ableitenden Harnwege.

Wirkstoffe: Arbutin (Glykosid des Hydrochinons) und Methylarbutin als Hauptwirkstoffe (mindestens 6%), ferner ein hoher Prozentsatz Gerbstoffe (10 bis 20%) u.a.

Eigenschaften: Die Wirkung der Bärentraubenblätter erstreckt sich auf das Nierensystem. Hier werden Arbutin und Methylarbutin in Hydrochinon, Methylhydrochinon und Traubenzucker gespalten. Voraussetzung ist allerdings ein alkalischer Harn, wie er durch pflanzenreiche Kost oder auch durch Zusatz von Natriumbikarbonat erhalten wird. Hexamethylentetramin ist hierfür nicht geeignet. Es säuert den Harn an. — Die antibakterielle Kraft der Bärentraubenblätter-Wirkstoffe ist verhältnismäßig gering. Auch wird ihre diuretische Wirkung angezweifelt. — Bei Vorliegen größerer Mengen von Hydrochinonkörpern soll es bei längerer Verabreichung zu toxischen Erscheinungen kommen können. Sicher sind Zubereitungen aus der Bärentraube *in der Schwangerschaft nicht angezeigt.* Es kann hier zu Komplikationen kommen. — Der hohe Gehalt der Droge an Gerbstoffen kann bei empfindlichen Patienten zu Magenreizungen führen. Diese lassen sich u.a. durch Zusatz von Pfefferminzblättern reduzieren. Günstig ist auch ein Kaltansatz der Blätter von etwa 12 Stunden. Auf diese Weise werden weniger Gerbstoffe ausgezogen. Das Mazerat wird vor dem Einnehmen aufgewärmt. Schließlich muß man wissen, daß sich der Harn durch die phenolischen Inhaltsstoffe olivgrün färbt.

Botanik: Die Bärentraube ist eine alte Arzneipflanze des Nordens. Sie wächst meist in trockenen Kiefernwäldern. Im 13. Jahrhundert wurde sie in England offizinell, erst mit Beginn des 19. Jahrhunderts in den meisten anderen Kulturstaaten. Die Pflanze ist ein kleiner, zu den Heidekrautgewächsen (Ericaceae) zählender Strauch mit lederartigen, immergrünen Blättern und weißen oder rötlichen, krugförmigen Blüten. Die Frucht ist eine rote, mehlige Beere. Im Ganzen ist die Bärentraube der bekannteren Preisselbeere sehr ähnlich. — Sowohl Arctostaphylos (griech.), als auch uva ursi (lat.), heißt im Deutschen Bärentraube. Über die Ableitung ist man sich nicht im Klaren.

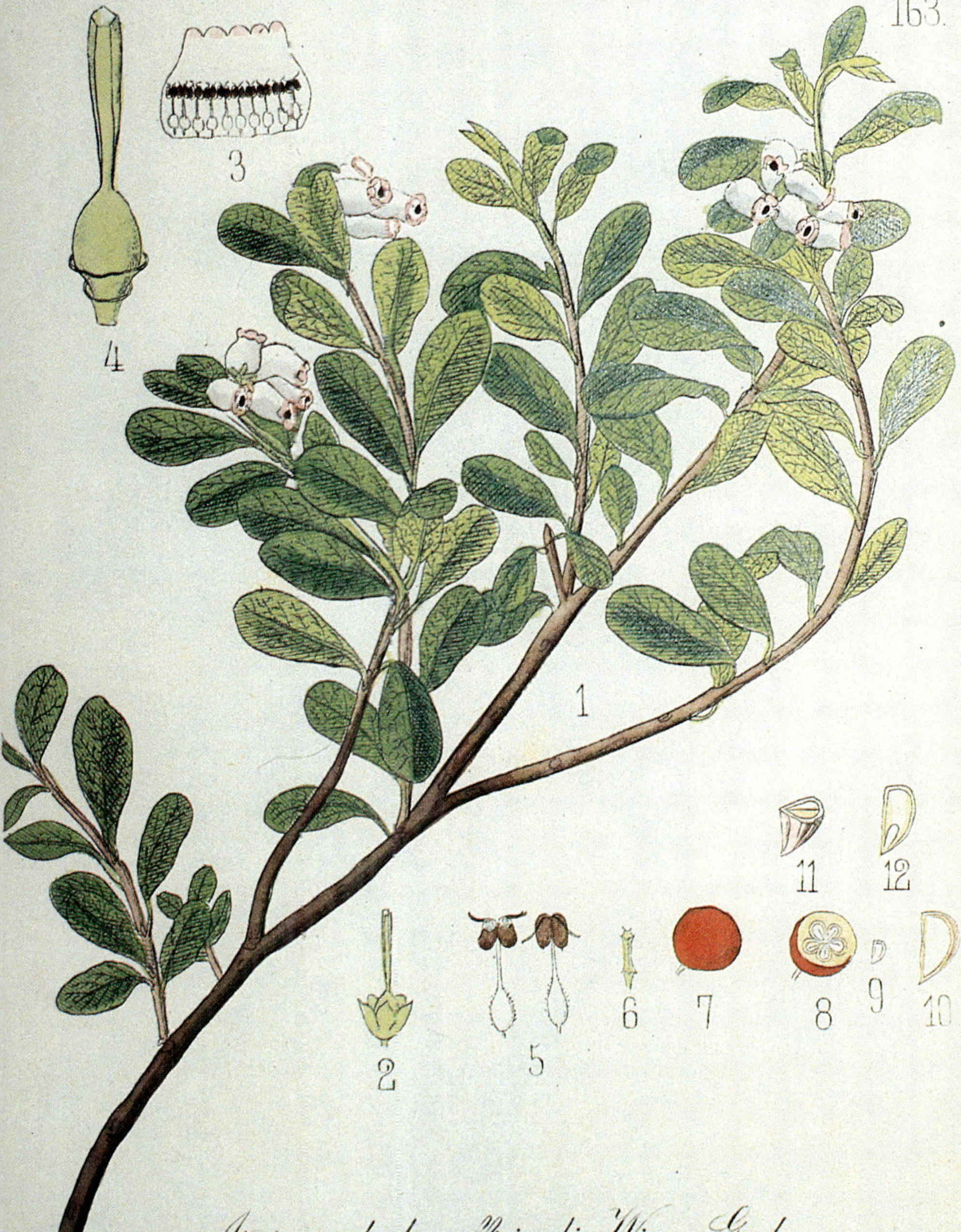

Arctostaphylos officinalis Wim. u. Grab.
Arbutus Uvaursi L.

Arnica montana

Arnika, Bergwohlverleih

Droge: Arnicae Flos (Flores Arnicae), Arnikablüten; Arnicae Radix (Radix Arnicae), Arnikawurzel; Arnicae Herba (Herba Arnicae), Arnikakraut.

Zubereitungen: Tinktur (Tinctura Arnicae), Spiritus (aus Blüten meist selbst bereitetes Hausmittel), Salbe; Spezialpräparate.

Indikationen: *Äußerlich* in Form von Salbe und Tinktur (verdünnt!) zur Resorption von Hämatomen und anderen Ergüssen, bei Verstauchungen, Verrenkungen, Quetschungen, stumpfen Verletzungen, Muskelzerrungen und Muskelprellungen sowie bei rheumatischen Beschwerden. Arnika-Spiritus wird seit langer Zeit in der Volksmedizin zu Einreibungen bei Rheumatismus, Gicht, Muskelschmerzen u. a. gebraucht.
Innerlich als leichtes Anregungsmittel für Herz und Kreislauf („Herztonikum"). Nur standardisierte Präparate verwenden.

Wirkstoffe: Ätherisches Öl mit Azulen, Thymol u. a., Sesquiterpenlaktone (Arnifolin, Helenalin, Dihydrohelenalinazetat u. a.).

Eigenschaften: Arnika hat antiseptische, antiphlogistische, analgetische, hyperämisierende und resorptionsfördernde Wirkungen, die auch bei innerlicher Anwendung zu beobachten sind. Hier aber stehen die Herzwirkung und der Einfluß auf die Atmung im Vordergrund. Nur Spezialpräparate verwenden. Arnika-Tinktur innerlich, vor allem unverdünnt genommen, kann zu schweren Reizerscheinungen der Schleimhäute, zu toxischer Tachykardie und schließlich zum Kollaps führen. Auch für äußerliche Zwecke soll Arnika-Tinktur stets verdünnt und wie die Salbe nicht auf offene Hautstellen gebracht werden. Bei empfindlichen Patienten können ödematöse Hauterytheme auftreten. — Im allgemeinen jedoch werden Arnika-Zubereitungen bei sachgemäßer Anwendung gut vertragen. Sie sind weit verbreitet.

Botanik: Die Arnika (so heißt sie auch allgemein in der Umgangssprache) ist eine Pflanze der Berge (montana). Seltener geworden, trifft man sie bis weit in die alpine Region hinein an. Der aufrechte mit Drüsenhaaren versehene Stengel wächst aus einer eng am Boden anliegenden Blattrosette heraus und trägt ein bis zwei Paar gegenständige Blätter, aus deren Achseln sich kleinere Blütenköpfe entwickeln. Wie diese, verrät auch die endständige große Blüte die Zugehörigkeit zur Familie der Korbblütler (Asteraceae/Compositae). Die ganze Pflanze duftet angenehm aromatisch-würzig.

75

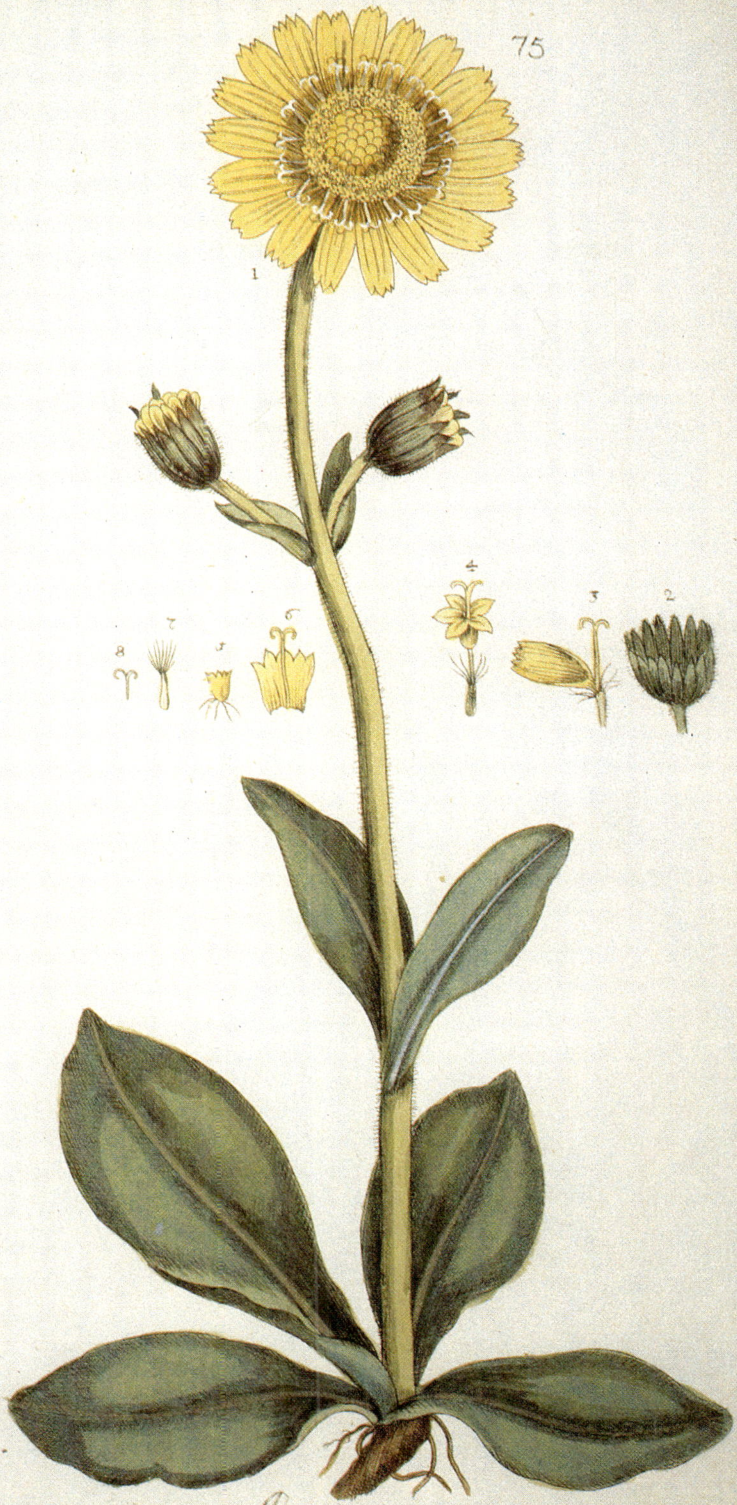

Arnica montana

Artemisia absinthium

Wermut

Droge: Absinthii Herba (Herba Absinthii), Wermutkraut.

Zubereitungen: Als Tee (Infus), Tinktur (Tinctura Absinthii), Pulver (Herba Absinthii pulvis); Spezialpräparate.

Indikationen: Wermut ist ein typisches aromatisches Amarum. Hauptanwendungsgebiete sind Leber-Gallenleiden, dyspeptische Beschwerden, Appetitlosigkeit, Völlegefühl, Meteorismus u. a. — Als Wurmmittel hat er keine Bedeutung mehr.

Wirkstoffe: Das durch Chamzulen blaugrün gefärbte ätherische Öl (Oleum Absinthii) mit dem Hauptbestandteil Thujon (daneben Thujylalkohol, Phellandren u. a.), ferner Bitterstoffe, wie Absinthin und Anabsinthin (beides Sesquiterpenlactone). Thujon ist ein starkes Nervengift das bei häufigem Konsum zu psychischen und motorischen Störungen und schließlich zu körperlichem Verfall führt (Gemälde ,,Absinth'' von Edgar Degas!). Herstellung und Vertrieb ölreicher Wermutliköre und -branntweine sind deshalb in den meisten Kulturstaaten — in Deutschland seit 1923 — verboten. Wermutwein enthält nur geringe Mengen Bitterstoffe und praktisch kein ätherisches Öl. Toxische Erscheinungen beim Gebrauch von Herba Absinthii und seiner Zubereitungen treten nur nach Mißbrauch (Abtreibung) und bei zu hohen Dosen als Anthelmintikum — man sollte darauf verzichten — auf. Bei bestimmungsgemäßen Gebrauch sind keine schädlichen Wirkungen zu erwarten.

Eigenschaften: Der Vorteil gegenüber anderen Bitterstoffdrogen liegt in der zusätzlichen Wirkung des Wermuts als Karminativum und Choleretikum (er zählt zu den besten pflanzlichen Gallenmitteln). Außerdem steigert er die Lipase- und Amylasetätigkeit.

Botanik: Der Wermut ist ein Korbblütler (Asteraceae/Compositae), der in Europa auf Schuttplätzen, an Wegrändern und Zäunen weit verbreitet ist. Die Pflanze wird bis 1 1/2 m hoch, hat einen starken eigentümlichen Geruch und bitter-würzig-aromatischen Geschmack. Die Blätter sind fiederteilig und graufilzig behaart, die fast kugeligen unscheinbaren Blüten hellgelb und nickend. Dem ähnlichen Beifuß, Artemisia vulgaris, fehlt der bittere Geschmack und die Blattbehaarung. Er hat außerdem aufrechtstehende Blütenkörbchen mit roten Blüten.

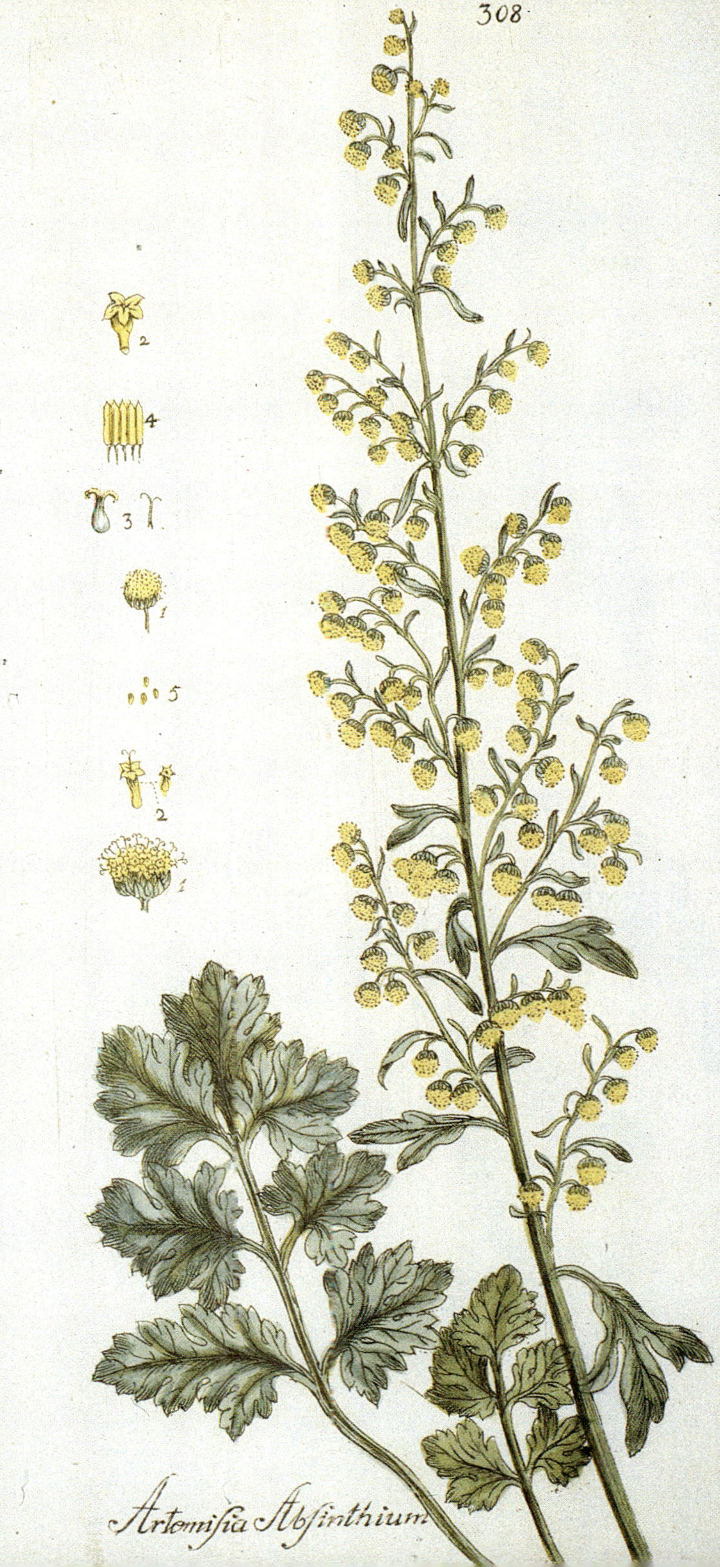

Artemisia Absinthium

Atropa belladonna

Tollkirsche

Droge: Belladonnae Folium (Folia Belladonnae), Belladonnablätter; in zweiter Linie Belladonnae Radix (Radix Belladonnae), Belladonnawurzel.

Zubereitungen: Als Tinktur (Tinctura Belladonnae) und Extrakt (Extractum Belladonnae) mit den Gesamtalkaloiden der Pflanze; Salze der Reinalkaloide Atropin und Scopolamin in Lösung, Ampullen u. a.; Spezialpräparate.

Indikationen: Magen-, Darm-, Gallen-, Nieren- und Blasenkoliken, Spasmen des Respirationstraktes und des Nervensystems, spastische Gastritis, Ulcus ventriculi, spastische Obstipation, Pylorusspasmus, Asthma bronchiale, schwere Dysmenorrhoe, bradykarde Herzrhythmusstörungen, Überproduktion an Magensäure, überhöhte Sekretion der Speichel- und Schweißdrüsen, Narkosevorbereitung, Parkinson, Reisekrankheit, Enuresis nocturna, Antidot (Pilokarpin, Muskarin) u. a. Indikationen im Sinne der parasympatholytischen Grundrichtung der Belladonna-Wirkstoffe. — In der Augenheilkunde wird Atropin als Mydriatikum verwendet.
Kontraindikation: Glaukom.

Wirkstoffe: Vorwiegend L-Hyoscyamin, das bei der Extraktion der Pflanze weitgehend in das Razemat Atropin übergeht, geringe Mengen Scopolamin und Begleitalkaloide; Flavonoide.

Eigenschaften: Im Vordergrund der Belladonna-Zubereitungen steht die antispasmodische Wirkung auf den Verdauungstrakt. Atropin besitzt periphere wie auch zentrale Effekte, wirkt je nach Dosis dämpfend oder zentral erregend. Periphere Symptome sind trockene Schleimhäute, gesteigerte Herzfrequenz, erweiterte Pupillen, rote, heiße und trockene Haut u.a. Die erregenden Wirkungen (Atropinintoxikation!) zeigen sich in motorischer Unruhe, Erregungszuständen, Halluzinationen und Raserei (Tollkirsche!). Bei sehr hohen Dosen kommt es zu Krämpfen und Bewußtlosigkeit und schließlich zum Tode durch Atemlähmung. Scopolamin besitzt ähnliche periphere Wirkungen wie Atropin, aber zentral nur dämpfende Eigenschaften. Atropin und Scopolamin werden u. a. mit der Muttermilch ausgeschieden und durchdringen die Plazentaschranke. Zwischen Hyoscyamin und Atropin bestehen nur quantitative Unterschiede. In der Praxis steht Atropin im Vordergrund.

Botanik: Die Belladonna ist ein Nachtschattengewächs (Solanaceae). Sie bevorzugt schattige Wälder und Kahlschläge. Am auffälligsten an der Pflanze sind ihre — sehr giftigen — kirschenähnlichen, Jchwarz-glänzenden Früchte.

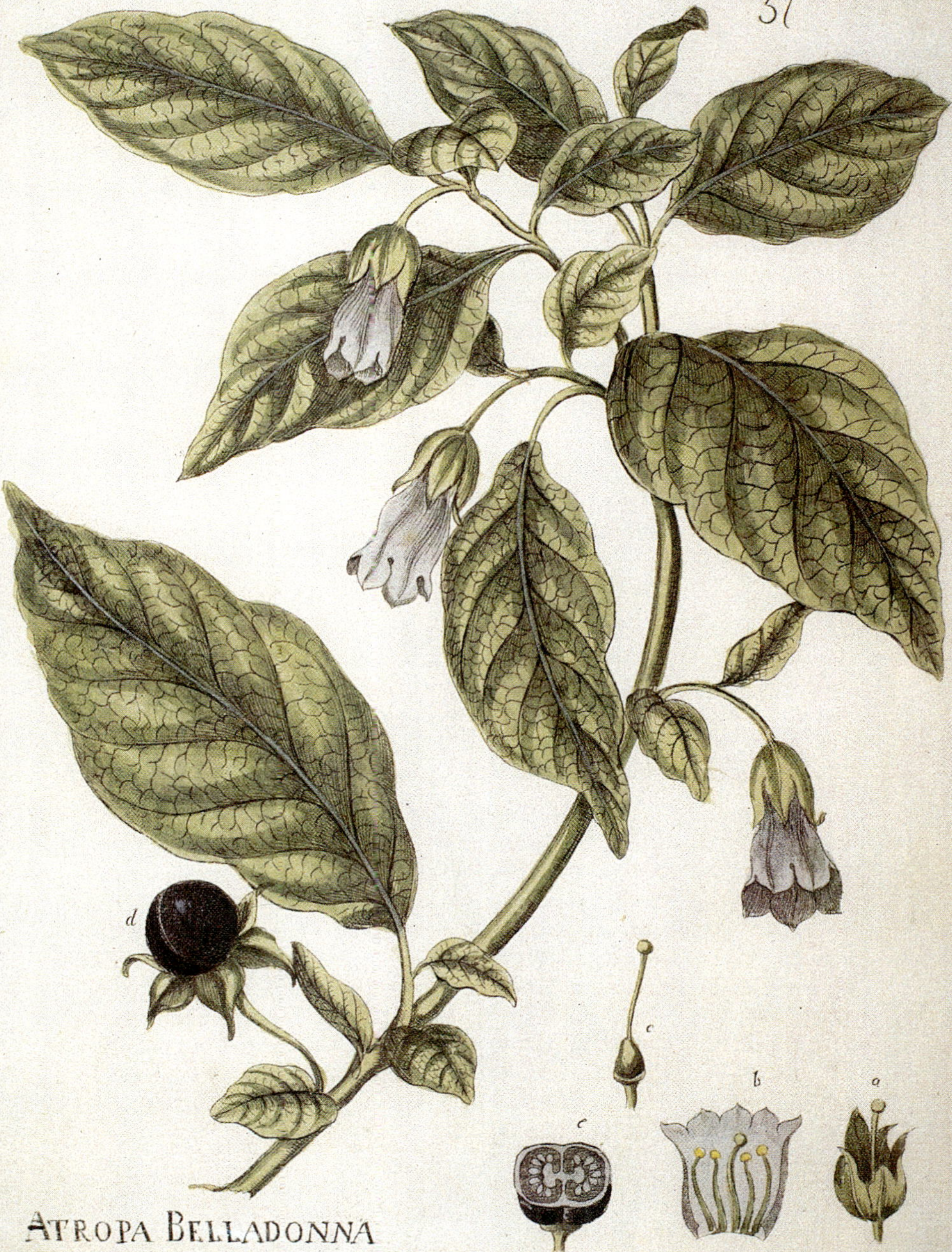

ATROPA BELLADONNA

Avena sativa

Hafer, Echter Hafer, Saathafer

Droge: Avena sativa planta florida recens, die frische (grüne), blühende Pflanze.

Zubereitungen: Spezialpräparate, auch in Kombination mit anderen Pflanzenextrakten wie Passiflora, Valeriana u. a.

Indikationen: Allgemeine Erschöpfungszustände, nervöse Unruhe, Schlafstörungen, auch als Folge geistiger Überarbeitung, Wetterfühligkeit, Rekonvaleszenz, sexuelle Neurasthenie; bei Morphinismus als Gegenmittel zur Überbrückung von Entziehungserscheinungen, auch zur Entwöhnung von Rauchern.

Wirkstoffe: In der *grünen* Pflanze kommt eine größere Anzahl von Stoffen vor, ohne daß bislang ein spezifischer Wirkstoff, der die Eigenschaften der Pflanze verständlich machen würde, namhaft gemacht werden konnte. Es sind zu verzeichnen: Kohlenhydrate, organische Säuren, zahlreiche Vitamine, Mineralstoffe, Saponine, Cholin, Guanin u. a.

Eigenschaften: Auszüge aus *frischem* Hafer haben eine allgemein tonisierende, roborierende und ausgleichende Wirkung. Hieraus resultieren sedative und psychotrope Effekte. Auch wird von einer gonadotropen Wirkung des Hafers gesprochen. Hafer als Arzneimittel ist für alle Lebensalter geeignet. Er zeichnet sich durch gute Verträglichkeit aus. Voraussetzung für den Therapie-Erfolg ist eine längere, regelmäßige Einnahme. Wie bei ähnlichen pflanzlichen Zubereitungen vergehen bis zum Wirkungseintritt einige Tage. Es gibt keine Gewöhnung.

Botanik: Hafer ist ein einjähriges Getreidegras (Poaceae/Gramineae). Er ist eine alte Kulturpflanze, die sich aus dem mediterranen Avena sterilis, nach anderen Autoren aus dem Flughafer, Avena fatua, einer pontischen Steppenpflanze, entwickelt hat. Funde von Haferkörnern stammen aus der mitteleuropäischen Bronzezeit. Der Hafer wird 60 bis 100 cm hoch. Er wird meist dort angebaut, wo Weizen, Roggen und Gerste wegen des feuchten Klimas nicht mehr gedeihen. Die Pflanze hat lockere, allseitswendige ausgebreitete Rispen. Die Ährchen, meist zweiblütig, hängen an langen Stielen. Die Deckspelzen sind grannenlos oder begrannt. — Der Hafer ist das wichtigste Futtergetreide. Vor dem Kartoffelanbau war er eins der wertvollsten menschlichen Nahrungsmittel. Auch heute hat Hafer noch Bedeutung (Porridge-Frühstück u. a.), auch für diätetische Maßnahmen als Haferschleim und ähnlichem. — Die Etymologie des botanischen und des deutschen Namens der Pflanze ist unsicher.

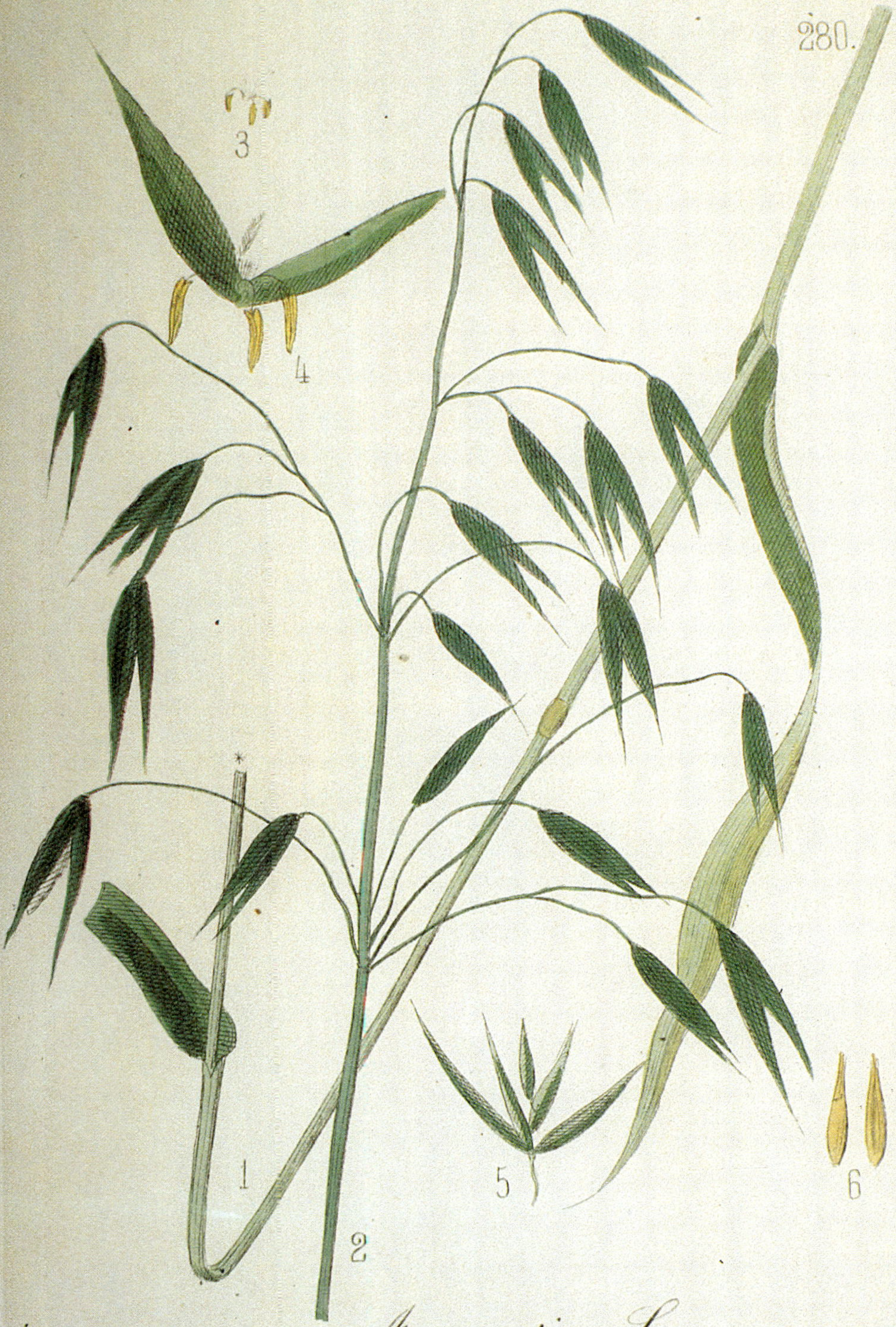

Avena sativa L.

Berberis vulgaris

Berberitze, Sauerdorn

Droge: Berberidis Radicis Cortex (Cortex Radicis Berberidis), Berberitzenwurzelrinde. Die Rinde ist auffallend gelb gefärbt (Berberin) und wurde früher zum Färben benutzt.

Zubereitung: Spezialpräparate.

> ***Indikationen:*** Dyspeptische Beschwerden, Funktionsstörungen der Leber, der Gallenwege und der Gallenblase; Cholelithisasis. *Äußerlich* bei Bindehautentzündung (das Alkaloid Berberin).

Wirkstoffe: Alkaloide; in erster Linie Berberin, ferner Jatrorrhizin, Palmatin und Columbamin, die auch in der Colombo-Wurzel, Jatrorrhiza palmata, enthalten sind, u. a. Nebenalkaloide.

Eigenschaften: Der Gesamtdroge und dem vorherrschenden Berberin werden vor allem choleretische und cholekinetische Wirkqualitäten zugeschrieben. Wenn man auch heute fast ausschließlich von dieser Wirkung Gebrauch macht, hat Berberin darüberhinaus ein vielfältiges pharmakologisches Spektrum. In kleinen Dosen reizt es z. B. das Atemzentrum und steigert die Herzfrequenz. An glattmuskeligen Organen wirkt es erregend. Ferner hat Berberin eine spezifische Wirkung auf die Erreger der Leishmaniose (die „Orientbeule" z. B. ist mit Injektionen von Berberin zu heilen) und anderes mehr. — Die Toxizität von Berberin ist gering. Bei Überdosierung treten Benommenheit, Erbrechen, Durchfall und Nierenreizung auf. Die Droge jedoch wird gut vertragen.

Botanik: Die Berberitze ist ein ästiger Strauch von 1 bis 3 m Höhe. Er kommt in großen Teilen Europas vor und wird auch gern als Zierpflanze angebaut. Als Zwischenwirt des Getreiderostes (Puccinia graminis) ist die Pflanze etwas in Verruf geraten. Sie wird nicht in landwirtschaftlichen Siedlungen geduldet. Ihre Zweige tragen dreiteilige Dornen, in deren Achseln sich in Kurztrieben charakteristische Blattbüschel entwickeln. Die Blüten sind gelb, sie hängen in Trauben. Die Früchte, scharlachrote, längliche Beeren, haben einen süß-säuerlichen Geschmack. Sie enthalten Vitamin C, Zucker, verschiedene Fruchtsäuren u. a. Aus ihnen werden Fruchtsäfte, Marmeladen und Liköre hergestellt. Die botanische Familie der Pflanze sind die Berberitzengewächse (Berberidaceae). Die Ableitung des Namens Berberis ist ungewiß. Vulgaris heißt gewöhnlich, weit verbreitet, alltäglich.

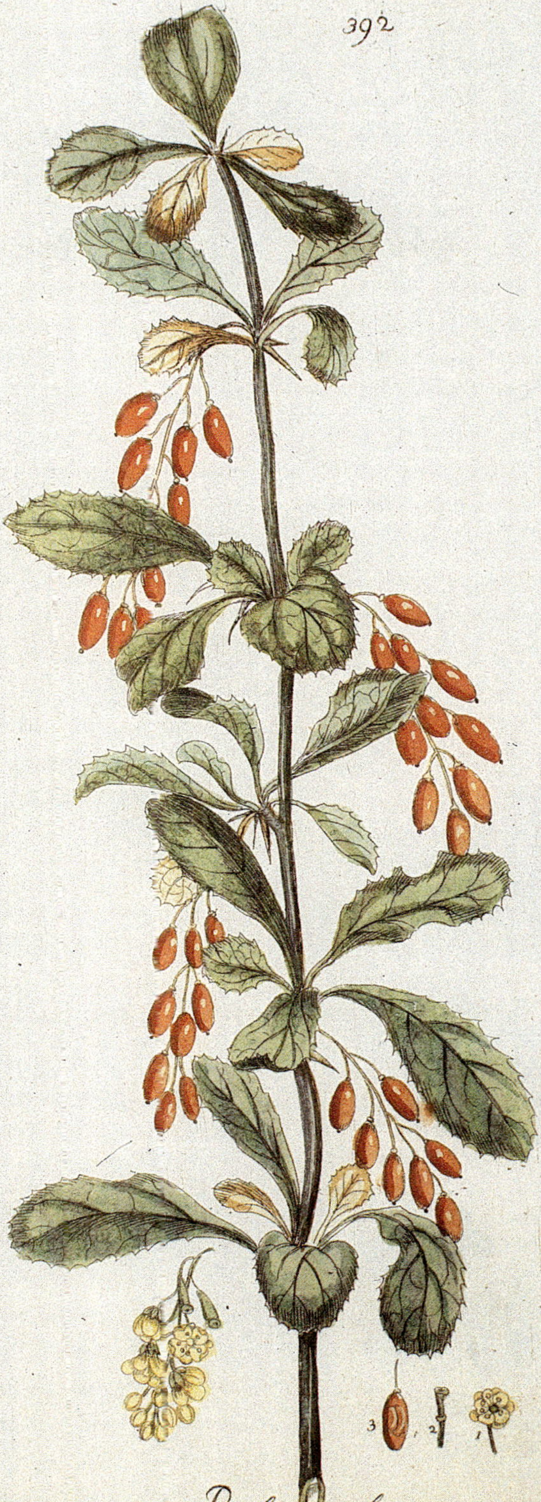

Berberis vulgaris

Beta vulgaris ssp. vulgaris var. altissima

Zuckerrübe

Droge: Das aus der Rübenmelasse (Rückstand bei der Zuckergewinnung) gewonnene Betain.

Zubereitungen: Spezialpräparate.

Indikationen: Subakute und chronische Hepatopathien mit Störungen des Fettstoffwechsels sowie der Entgiftungsfunktion der Leber; Funktionseinschränkung der Leber infolge Überernährung, Alkohol, Medikamentenabusus, Diabetes mellitus, Infektionen und Vergiftungen; Leberbelastung bei Erkrankungen des Magens, der Bauspeicheldrüse, des Gallensystems und des Duodenums; Appetitlosigkeit.

Wirkstoff: Betain, chemisch Triymethylaminoessigsäure (= Trimethyglykokoll). Es ist ein weißes, süßschmeckendes, wasserlösliches Pulver. Das zitronensaure Salz des Betains, Betainzitrat, genauer Betaindihydrogenzitrat, wird dem reinen Betain oft vorgezogen, weil es für dessen raschere Einschleußung in die Leberzellen sorgt. Außerdem hat sich die zitronensaure Form als eine wichtige Puffersubstanz des Magensaftes erwiesen.

Eigenschaften: Betain gehört wie Methionin und Cholin zu den lipotropen Stoffen, die den Fettabbau in der Leber wesentlich fördern. Im Transmethylierungszyklus spielt es als der eigentliche Methylgruppendonator eine bedeutende Rolle (Synthese des Cholins, Resynthese des Homocysteins zu Methionin). Durch Aufhebung von Blockaden im Methylierungsprozeß kommt es zur Wiederherstellung des biochemischen Gleichgewichts im gesamten Leberstoffwechsel. Die Zitronensäurekomponente im Betainzitrat hat darüberhinaus günstige eupeptische Eigenschaften.

Botanik: Die Stammform der Zuckerrübe ist wahrscheinlich die an der Mittelmeer- und Nordseeküste beheimatete Beta vulgaris ssp. maritima, die zu den Gänsefußgewächsen (Chenopodiaceae) gehört. Die Zuckerrübe ist ein zweijähriges Gewächs, das im ersten Jahr an gestauchter Achse eine Blattrosette und eine fleischige Rübe bildet. Wenn sie am Ende des ersten Jahres nicht zur Zuckergewinnung geerntet wird, schießt im zweiten Jahr eine bis 2 m hohe Infloreszenz empor, die in knäueligen Teilblütenständen grüne zwittrige Blüten mit einfacher Blütenhülle trägt. — Ende des 18. Jahrhunderts wurden in Preußen, ausgehend von der Runkelrübe, erste Zuchtversuche unternommen. Damals betrug der Zuckergehalt rund 8%, der sich durch weitere Züchtung bis heute auf 20% gesteigert hat.

Chenopodiaceae.

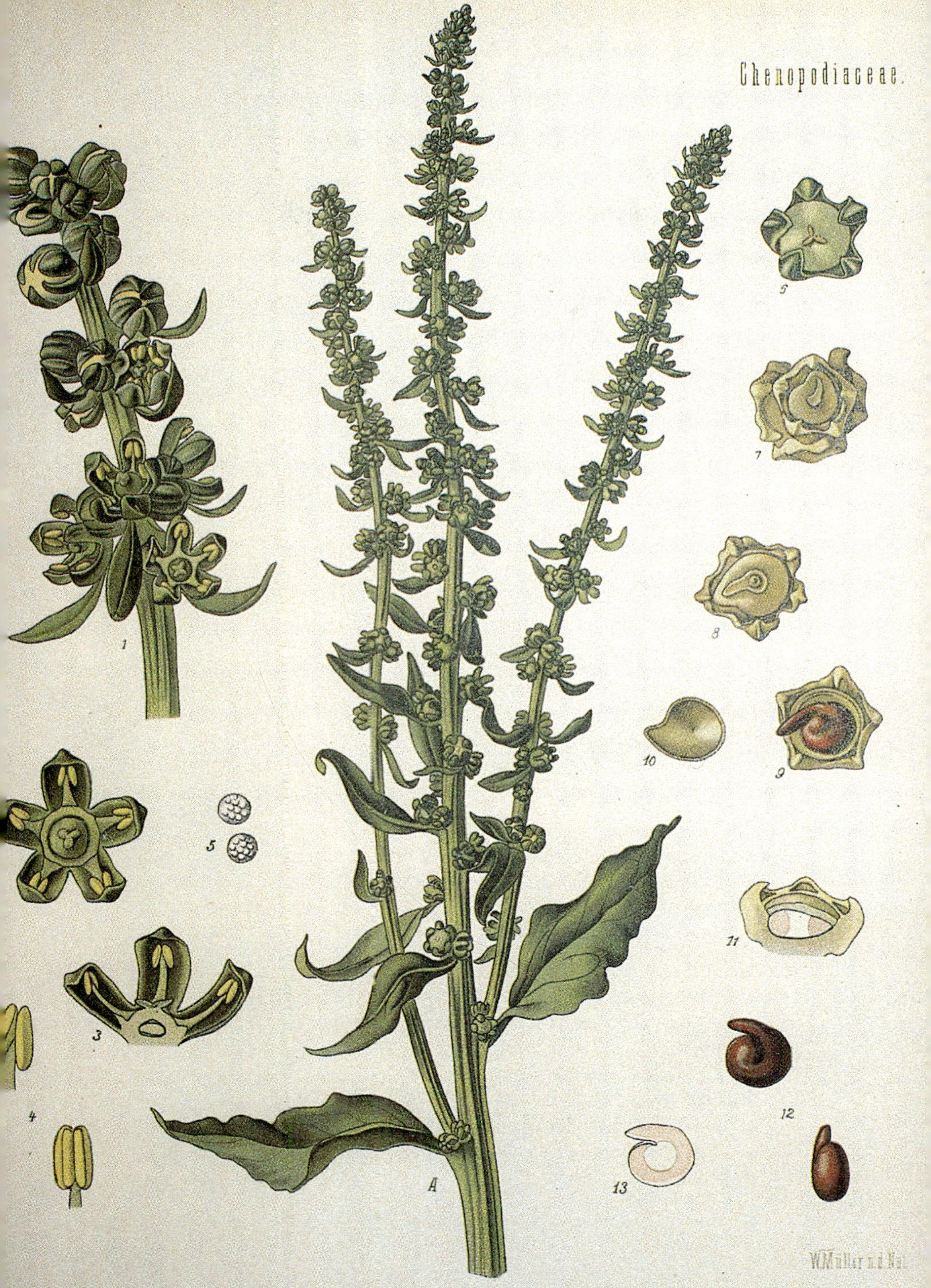

Beta vulgaris L. var. Rapa Dum.

Betula pendula (syn. verrucosa); Betula pubescens (syn. tomentosa)

Hängebirke (Weißbirke); Moorbirke

Droge: Beide Birkenarten liefern Betulae Folium (Folia Betulae), Birkenblätter, sie sind die wichtigste Droge; ferner werden die Rinde, Betulae Cortex (Cortex Betulae), Birkensaft (Liquor Betulae) und Birkenholzteer (Pix Betulinae, früher als Oleum Rusci bekannt) gehandelt.

Zubereitungen: Meist als Tee (Infus) und Extrakt; Birkensaft wird durch Anzapfen junger Birkenstämme, Birkenholzteer durch trockene Destillation der Rinde und Zweige der Bäume gewonnen.

Indikationen: Vorwiegend werden die Blätter (die Rinde wirkt ähnlich) gebraucht als Diuretikum bei Entzündungen der Harnwege, Erkrankungen mit ungenügender Wasserausscheidung, bei Wassersucht, Gicht und Rheumatismus sowie bei chronischen Hautkrankheiten; obwohl anders zusammengesetzt, wird Birkensaft — vor allem in der Volksmedizin — ebenfalls bei Rheuma, Nierenentzündungen und Gicht sowie bei Haarausfall gebraucht (*innerlich* nicht unverdünnt anwenden); Birkenholzteer findet *äußerlich* zur Behandlung parasitärer Hautkrankheiten Verwendung.

Wirkstoffe: Die Angaben beziehen sich in erster Linie auf die Blätter. Sie enthalten im wesentlichen die Flavonglykoside Hyperosid und Myricetindigalactosid, ferner Saponine, ätherische Öle, Methylsalizylat, Gerbstoffe u. a.; Birkensaft ist durch größere Mengen Zucker, organische Säuren u. a. charakterisiert; Birkenholzteer ist reich an phenolischen Substanzen, wie Guajakol, Kresol, Kreosot, Phenol u. a.

Eigenschaften: Birkenblätter wirken harntreibend ohne Nierenreizung, antiphlogistisch und leicht desinfizierend. Für die Rinde lassen sich in etwa die gleichen Angaben machen. Birkenholzteer kann zu Hautreizungen führen (am besten Kombinationspräparate verwenden).

Botanik: Beide Arten sind einander ähnlich, sie gehören zur Familie der Birkengewächse (Betulaceae). Die Hängebirke ist überall häufiger als die Moorbirke. Sie kommt vor allem an trockenen Stellen, auf Heidegebieten und an Waldrändern vor, während die Moorbirke feuchte Standorte bevorzugt. Die Zweige der Hängebirke haben eine Tendenz zum Überhängen, die der Moorbirke stehen eher besenartig aufrecht. Bei der Hängebirke fällt der schlanke, weiße Stamm auf, an dessem Grunde sich eine schwarze, dicke, rissige Borke gebildet hat. Die Stämme der Moorbirke dagegen erscheinen meist bis zum Grunde weiß. — Im Bild die Hängebirke.

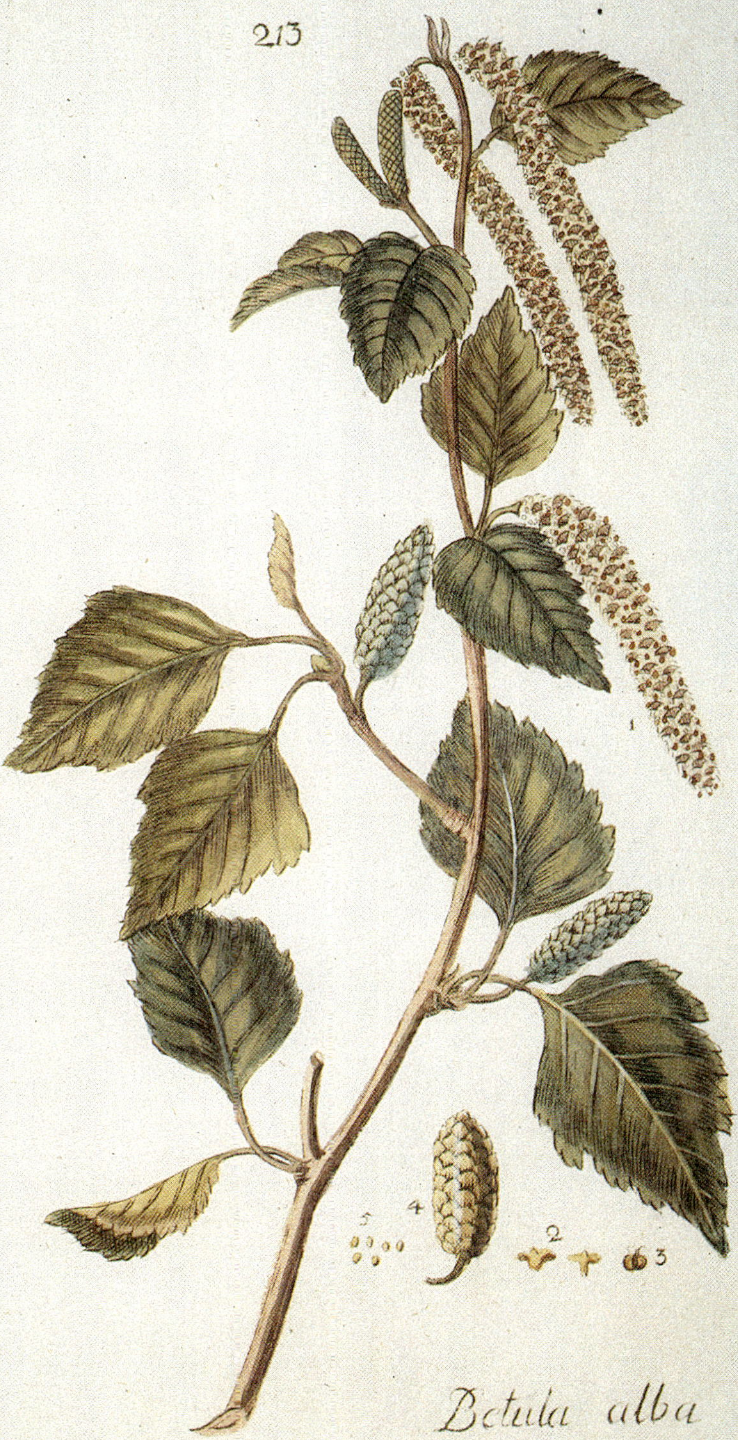

Betula alba

Brassica nigra

Schwarzer Senf

Droge: Sinapis nigri Semen (Semen Sinapis nigri), Schwarzer Senfsamen.

Zubereitungen: Als Senfmehl (Semen Sinapis pulveratum), Senfpflaster oder Senfpapier (Charta sinapisata), Senfsalben, Senfspiritus (Spiritus Sinapis) und Senföl (Oleum Sinapis); die Anwendung erfolgt in Form von Senfbreiwickeln (Kataplasmen), Pflastern, Salben, Einreibungen, Voll- und Fußbädern; Spezialpräparate. — Senfmehl etc. sind pulverisierte, von dem Anteil an fettem Öl befreite Senfsamen.

Indikationen: Äußerlich bei Rheumatismus, Neuritis, Hexenschuß, Gelenkentzündung, Bronchitis, Kehlkopf- und Lungenentzündung, Pleuritis und Pericarditis, Angina pectoris, grippale Infekte und Kopfschmerzen.

Wirkstoffe: Allylsenföl = Senföl (Oleum Sinapis), das durch Fermentation aus dem genuinen Sinigrin entsteht; größere Mengen fettes Öl.

Eigenschaften: Senföl hat einen stechenden Geruch, schmeckt brennend scharf und reizt die Augen zu Tränen. Es wirkt hautreizend, krampflösend, schmerzstillend, antiseptisch, bakterizid (grampositive und gramnegative Bakterien), und entzündungswidrig. Senföl ist ein Beispiel für eine medikamentöse Reflexzonentherapie. Eine Änderung der Durchblutungsverhältnisse durch Senfölzubereitungen führt zu einer direkten Beeinflußung der zugehörigen Organe. — Senfbrei u. a. sollen nicht länger als eine Viertelstunde liegen bleiben. Es soll nur eine Hautrötung, keine Blasenbildung auftreten. Nach Entfernung der Auflagen mit lauwarmem Wasser nachwaschen. Empfindliche Körperpartien, Gesicht, Geschlechtsteile, Brustwarzen und Schleimhäute schützen, so weit wie möglich mit einer neutralen Salbe abdecken.

Botanik: Brassica nigra, ein Kreuzblütler (Brassicaceae/Cruciferae), ist eine alte Kulturpflanze, deren Heimat nicht mehr feststellbar ist. Nach der Farbe der Samen heißt die Pflanze Schwarzer Senf. Der Weisse Senf, Sinapis alba, hat gelbliche Samen. Er ist im Mittelmeergebiet heimisch. Aus den Samen beider Arten wird der Speisesenf (Mostrich) bereitet. Brassica nigra wird etwa 1 m hoch, hat wechselständige, gestielte und gelappte Blätter, die höher am Stengel gesägt erscheinen und weiter oben ganzrandig-lineal. Gelbe Blüten (4 Kronblätter) stehen in lockeren Doldentrauben. Die linealen zweifächerigen Schotenfrüchte enthalten die dunkelbraunen bis schwarzen, kugeligen Samen.

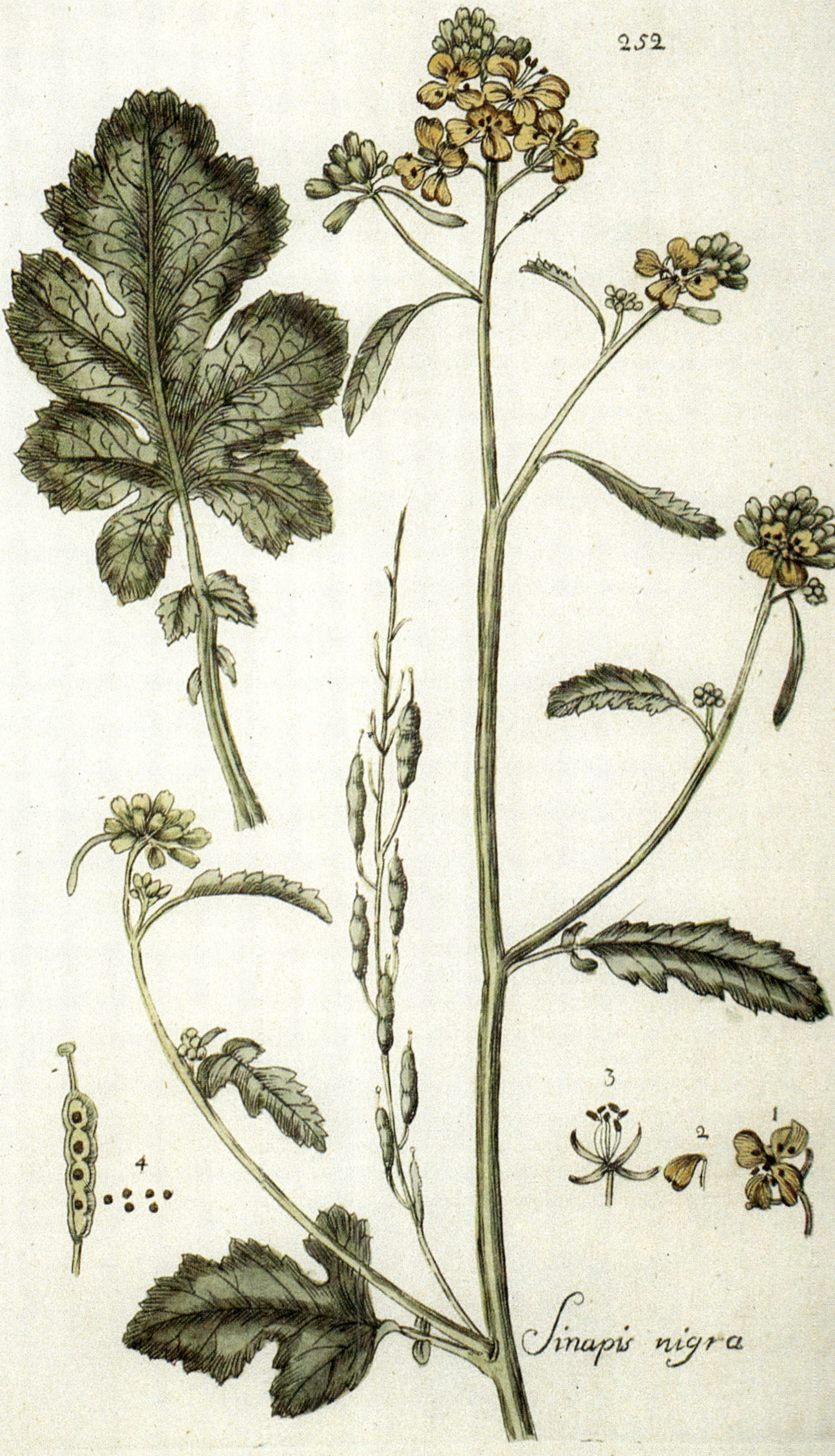

Sinapis nigra

Carica papaya

Papayabaum, Melonenbaum

Droge: Der getrocknete Milchsaft unreifer Früchte (= Rohpapain).

Zubereitungen: Nur Spezialpräparate (magensaftresistent).

Indikationen: Dyspeptische Beschwerden, Störungen der Magen-, Darm-und Pankreassekretion, mangelhafte Eiweiß-, Kohlenhydrat- und Fettverdauung. — Es wird auch von einer Anwendung bei Wurmkrankheiten gesprochen. Die anthelmintische Wirkung ist jedoch umstritten, um so mehr, als die Chitin-Kutikula der Würmer von dem Papaya-Enzym kaum angegriffen wird.

Wirkstoffe: Papain, ein Enzym mit vorwiegend proteolytischer Aktivität. In diesem Zusammenhang wird auch von Papayotin gesprochen. Es handelt sich hier wohl um eine Bezeichnung für das rohe Enzymgemisch, wie es in den Handel kommt. Aus ihm kann Papain kristallin gewonnen werden.

Eigenschaften: Papain ist ein bis zu den Aminosäuren abbauendes Enzym und vermag im Sinne einer Substitutionstherapie Kathepsin, Pepsin oder Trypsin zu ersetzen. Seine volle Aktivität entfaltet es in Gegenwart reduzierender Agentien, wie Cystein, Gluthathion und Ascorbinsäure. Günstig für die Anwendung von Papain ist der relativ breite p_H-Bereich, in dem es wirksam ist.

Botanik: Carica papaya ist ein tropisches Gewächs, das besonders für Sri Lanka (Ceylon) charakteristisch ist, aber überall sonst nördlich und südlich des Äquators als Obstgehölz kultiviert wird. Papaya ist der malaiische Name der Pflanze. Die botanische Familie sind die milchsaftführenden Melonenbaumgewächse (Caricaceae). Der Baum wird bis 10 m hoch, hat langgestielte, große, gelappte Blätter, die büschelig zusammenstehen. Die Lebensdauer der Pflanze beträgt nur wenige Jahre, so daß es sich auch unter Berücksichtigung der übrigen Merkmale mehr um eine Staude als einen Baum handelt. Die Früchte, die hier besonders interessieren, sind groß, melonenartig und können mehrere Kilogramm schwer werden. Bei einigen Carica-Arten erinnern sie an Feigen (lat. carica). Das orangegelbe, feste Fruchtfleisch ist wohlschmeckend. Es wird meist frisch gegessen, wie Kürbis eingemacht, als Kompott oder zur Herstellung verdauungsfördernder Getränke und Marmeladen verwendet. In der Fruchthöhlung liegen zahlreiche schwarze Samen. — Papain wird in den USA in großem Umfang zum Erweichen von zähem Fleisch benutzt, wie es auch die Indianer Südamerikas tun.

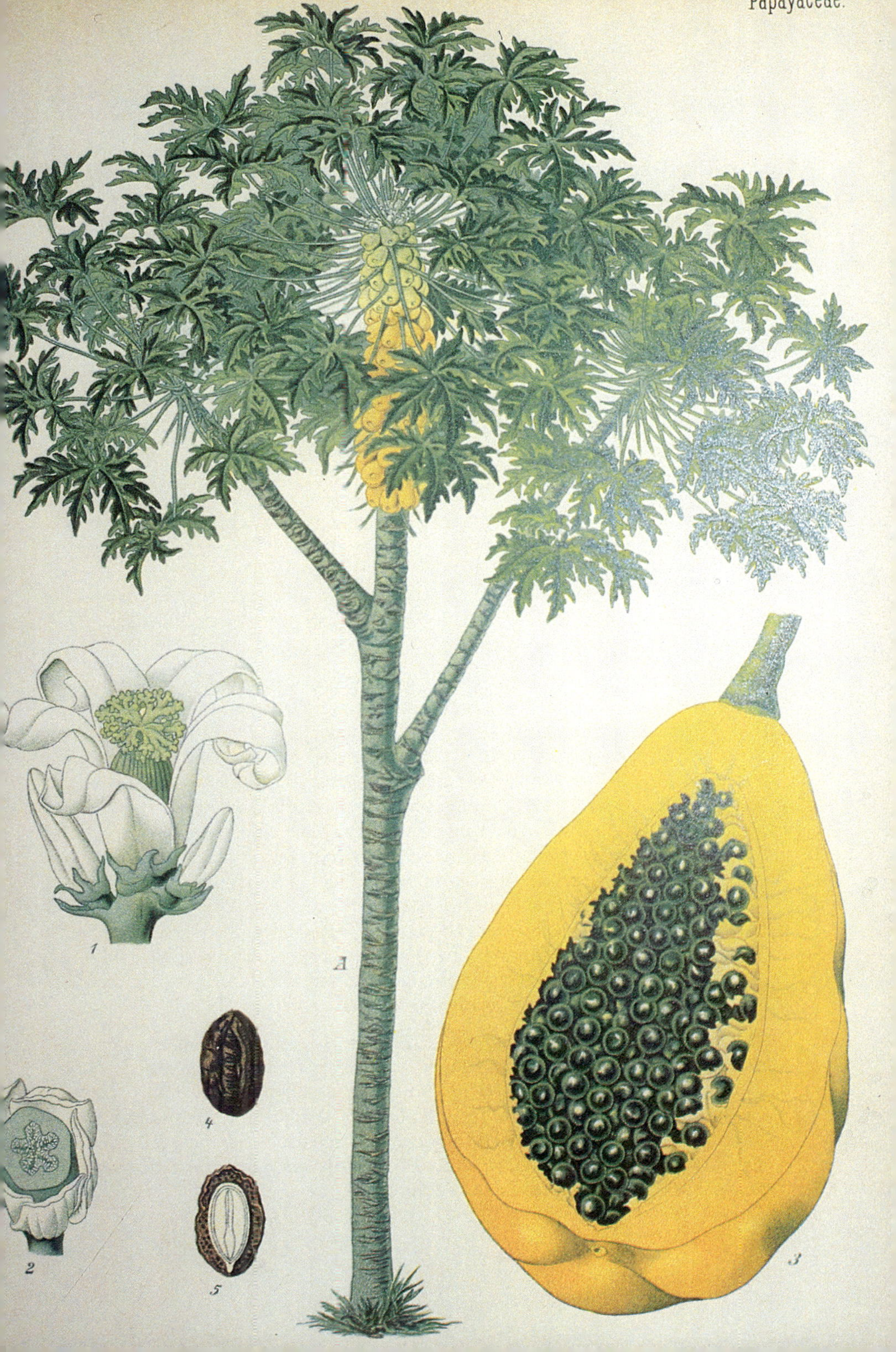
1
A
4
2
5
3

Cassia

Cassia angustifolia und *Cassia acutifolia (Cassia senna)*, die „schmal-" und die „spitzblättrige" Senna, Kassie

Droge: Sennae Folium (Folia Sennae), Sennesblätter; die verschiedenen Provenienzen werden nach ihrem Herkunftsland bzw. dem Ausfuhrhafen als Tinnevelly (Cassia angustifolia)- oder Alexandriner-Senna (Cassia acutifolia) bezeichnet; beide sind gleichwertig.

Zubereitungen: Spezialpräparate oder als Sirup (Sirupus Sennae [mit Fenchel]), Mus (Electuarium Sennae [mit Tamarindenmus]) für Kinder, als „Wiener Trank" (Infusum Sennae compositum mit Seignette-Salz [Kalium-Natrium-Tartrat] und Manna), Abführteemischung (Species laxantes), Brustpulver (Pulvis liquiritiae compositus) und als üblicher Tee aus der Droge (Infus oder Kaltauszug).

Indikation: Chronische Obstipation; *nicht in der Schwangerschaft und während der Menstruation verwenden!*

Wirkstoffe: Hauptwirkstoffe sind die als Glykoside vorliegenden Anthrachinonderivate Sennosid A, B, C und D; die Droge enthält ferner Harz, ätherisches Öl, weinsaure Salze, Schleim, Flavonoide u. a.

Eigenschaften: Sennesblätter sind viel gebrauchte, zuverlässige, dickdarmwirksame, *kräftige,* schleimhautreizende Laxantien. Es tritt rasch Gewöhnung ein. Der Wirkungseintritt erfolgt nach etwa 8 Stunden. Die Droge allein soll nicht längere Zeit genommen werden. Teegemische oder entsprechende Fertigpräparate sind vorzuziehen. Bei höherer Dosierung können Leibschmerzen auftreten, bei längerem Gebrauch Entzündungen der Darmschleimhaut und Nierenreizungen. Auch sind die Blätter oder ihre Zubereitungen während der Menstruation und in der Schwangerschaft kontraindiziert (Kontraktion der Uterusmuskulatur). — Als die eigentliche Wirkform der genannten Stoffe werden Anthrone, das Aloeemodinanthron und das Rheinanthron, angesehen, die durch Kolibakterien im Dickdarm aus ihren Glykosiden gebildet werden. Sie regen sowohl auf neuromuskulärem Wege die Darmperistaltik an, als auch durch direkte Reizung der Schleimhaut. Die Wasserresorption wird vermindert, die Stühle werden weicher und können entleert werden.

Botanik: Die Cassia-Arten sind strauchförmige Hülsenfrüchtler (Leguminosae/Caesalpiniaceae) von etwa 2 m Höhe. Ihre Blätter sind paarig gefiedert. Sie unterscheiden sich nach Größe, Form und Behaarung. Die Früchte — flache, braune Hülsen —, als Sennesschoten (Folliculi Sennae) bezeichnet, werden ebenfalls als Abführmittel benutzt. Ihre Wirkung ist schwächer als die der Blätter. — Die Araber haben sich um das Jahr 1000 als erste mit den Drogen beschäftigt, woran auch die Namen Cassia und Senna erinnern.

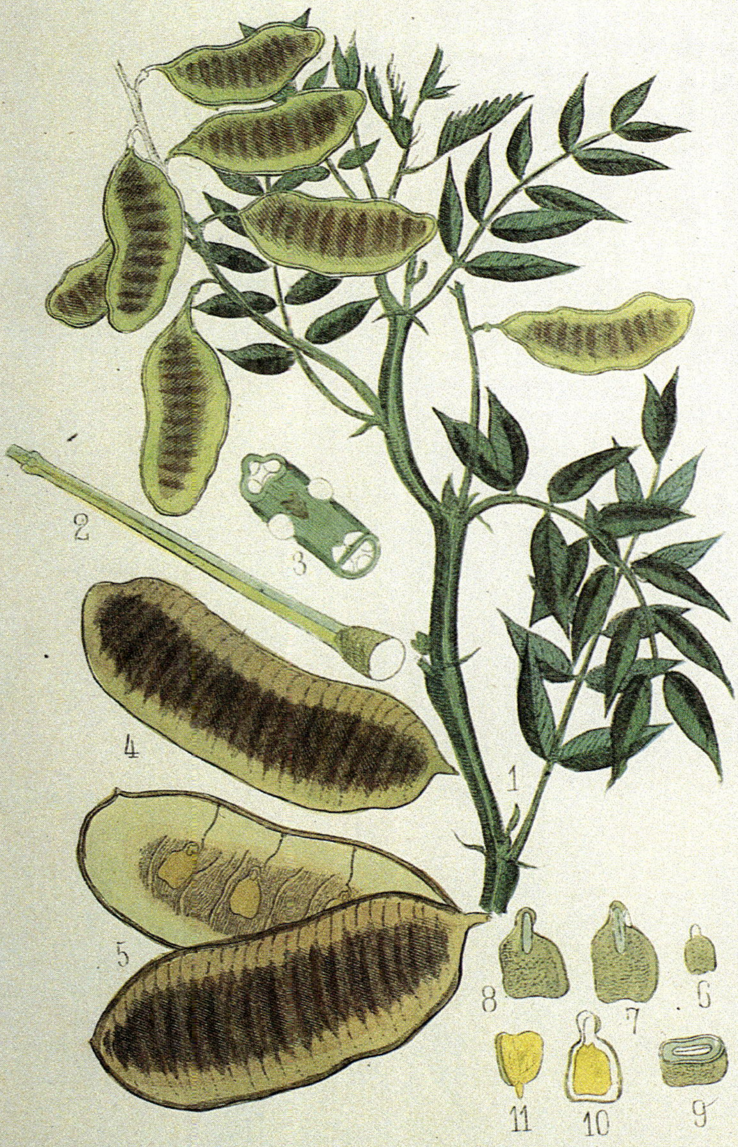

Cassia acutifolia Delil.

Cephaelis ipecacuanha (Uragoga ipecacuanha)

Ruhrwurzel, Brechwurzel

Droge: Ipecacuanhae Radix (Radix Ipecacuanhae), Ipecacuanha-Wurzel, Brechwurzel, mit 2% Gesamtalkaloiden, berechnet als Emetin.

Zubereitungen: Aufguß (Infusum Ipecacuanhae), Tinktur (Tinctura Ipecacuanhae), Sirup (Sirupus Ipecacuanhae), Fluidextrakt (Extractum Ipecacuanhae fluidum); Spezialpräparate.

Indikationen: Bronchialkatarrh, Krampfhusten, Keuchhusten, Asthma bronchiale; Amöbenruhr, Durchfall; Emeticum (Brechmittel), vor allem in der Kinderpraxis bei Vergiftungen als Sirup (weniger kompliziert als Magenspülungen, die Wirkung ist zuverlässig und tritt rasch ein), ist in den USA ein verbreitetes Hausmittel.

Wirkstoffe: Hauptalkaloid Emetin (etwa 2/3 der Gesamtalkaloide), ferner das chemisch verwandte Cephaelin, in geringen Mengen Psychotrin, O-Methylpsychotrin; Saponine, Gerbstoffe, Pflanzensäuren, Cholin, reichlich Stärke u. a.

Eigenschaften: Expektorans (Sekretolytikum und Spasmolytikum). Emetin bewirkt auf reflektorischem Wege eine Vermehrung des Bronchialsekrets und seine Verflüssigung. In hohen Dosen kommt es zum Erbrechen. Das Alkaloid wird nur langsam ausgeschieden, es besteht Kumulationsgefahr. Die Saponine unterstützten die expektorierenden Eigenschaften der Alkaloide. — Emetin ist ein allgemeines Protoplasmagift. Seit Jahrhunderten wurde die Droge in Südamerika als Spezifikum gegen Amoebenruhr verwendet. Emetin tötet die Amoeben (nur im vegetativen Stadium) in einer Verdünnung von 1:100 000. — Brechwurzelpulver wirkt lokal stark reizend und entzündungserregend. Galenische Zubereitungen der Droge werden jedoch (in gebräuchlichen Dosen) gut vertragen.

Botanik: Ipecacuanha ist in feucht-heißen Provinzen Brasiliens heimisch. Die Pflanze wird heute kultiviert. Ihr Name ist indianischen Ursprungs. Ipecacuanha bedeutet „am Wege wachsendes Kraut, das Brechen erregt". Der Gattungsbegriff Cephaelis dagegen geht auf griech. kephale (Kopf) und eilein (versammeln) zurück und will ausdrücken, daß jeweils zahlreiche Blüten der Pflanze zu einem Köpfchen zusammenstehen. Wie die bekannten Coffea, Yohimbe, Cinchona und Rubia tinctorum (Krapp- oder Färberröte) gehört Ipecacuanha zu den Röte- oder Krappgewächsen (Rubiaceae). Es ist ein immergrüner Strauch von 20 bis 40 cm Höhe. In Europa taucht die Droge im 17. Jahrhundert auf, zunächst als Emetikum.

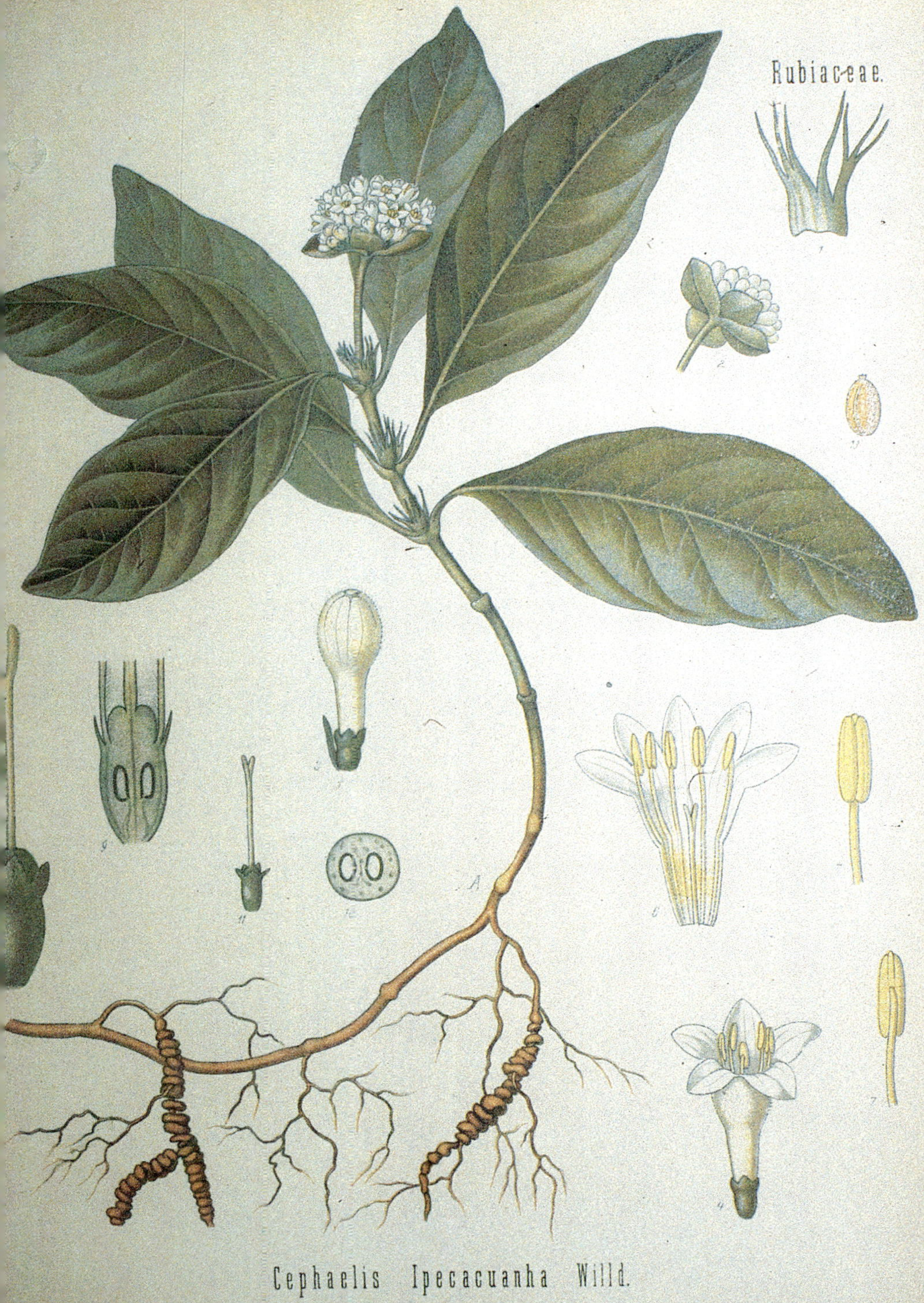

Cephaelis Ipecacuanha Willd.

Cereus grandiflorus (Cactus grandiflorus)

Königin der Nacht

Droge: Cereus grandiflorus caules et flores recentes, frische, junge Stengel und Blüten.

Zubereitungen: Es kommen nur Spezialpräparate infrage.

Indikationen: Nervöse Herzstörungen, stenokardische Beschwerden, klimakterische Alterationen am Herzen, Nikotinabusus, alle Herzbeschwerden, die mit einem Oppressionsgefühl („Herzenge“, Herzangst) einhergehen.

Wirkstoffe: Über die wirksamen Inhaltsstoffe besteht noch keine befriedigende Klarheit, obwohl die Pflanze seit über 100 Jahren therapeutisch verwendet wird.

Eigenschaften: Cereus grandiflorus wirkt entspannend und fördert die Durchblutung der Herzkranzgefäße. Es wird eine „nitritartige“ Wirkung der Pflanze angenommen. Alle Zubereitungen sind gut verträglich.

Botanik: Die Königin der Nacht ist ein tropischer Kaktus. Die Namensgebung beruht darauf, daß sich seine attraktiven, stark nach Vanille duftenden weißen Blüten nur wenige Stunden in einer einzigen Nacht entfalten. Sie werden über 20 cm lang und sind bei voller Öffnung etwa 25 cm breit. Ihre Kronblätter umhüllen ein reiches Bündel langer Staubbeutel. Die Frucht ist eine mit Stacheln besetzte Beere von der Größe eines Gänseeis und von orangegelber Farbe. Der Kaktus hat meterlange, kantige Stengel mit Büscheln etwa 2 mm langer Stacheln. Die Stengel kriechen schlangenförmig fort oder klettern an Bäumen, Felsen u.a. empor. Zahlreiche Luftwurzeln unterstützen die Wasseraufnahme. Die Pflanze wird im tropischen Amerika viel kultiviert. Sie läßt sich auch in den gemäßigten Zonen gut in Gewächshäusern ziehen. Der botanische Name Cereus bedeutet im Lateinischen Wachslicht: die trockenen Stengel wurden in Amerika in Öl getränkt als Fackeln benutzt. Die Artbezeichnung grandiflorus (großblütig) bezieht sich auf die Blüten. Die Pflanze gehört zu den Kaktusgewächsen (Cactaceae).

Tab. XXVI.

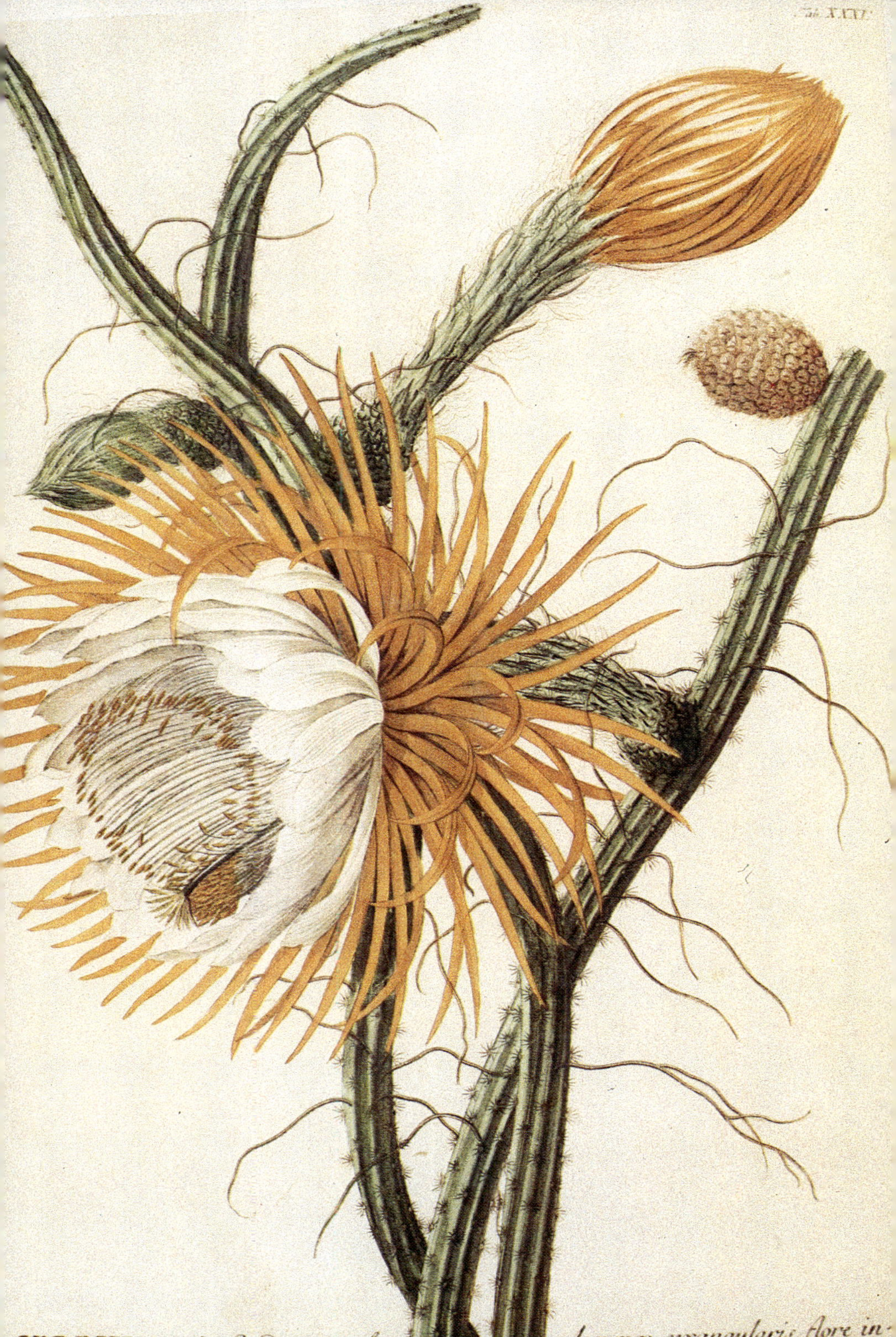

CEREUS *gracilis ſcandens ramoſus plerumꝗ ſexangularis, flore in-*

Chelidonium majus

Schöllkraut, Schellkraut, Warzenkraut

Droge: Chelidonii Herba (Herba Chelidonii), Schöllkraut mit einem Mindestgehalt von 0,6% Gesamtalkaloiden, berechnet als Chelidonin.

Zubereitungen: Spezialpräparate (auch solche aus Frischpflanzen); als Tinktur (Tinctura Chelidonii „Rademacher") und Extrakt (Extractum Chelidonii), beide aus Frischpflanzen bereitet; eine Verwendung als Tee empfiehlt sich nicht, da die Droge bei unsachgemäßer Trockung und längerer Lagerung starke Wirkstoffeinbußen erfährt.

Indikationen: Entzündungen, funktionelle Störungen und Spasmen der Gallenwege, der Gallenblase und des Verdauungstraktes, Gallensteinleiden, Koliken, chologen bedingte Obstipationen, zur Anregung der Cholerese und Stimulation der Pankreassekretion; *äußerlich* zur Beseitigung von Warzen mit dem frischen Milchsaft der Pflanze.

Wirkstoffe: Im Milchsaft des Schöllkrauts wurden etwa 20 Alkaloide aufgefunden. Leitalkaloide sind Chelidonin und das bittere Berberin, das dem Milchsaft die gelbe Farbe verleiht, außerdem Cholerythrin, Sanguinarin und andere.

Eigenschaften: Chelidonin hat einen choleretischen Effekt, es wirkt zentral beruhigend, analgetisch und spasmolytisch, ferner bewirkt es eine Steigerung der Lipase- und Amylase-Ausschüttung des Pankreas. Berberin wirkt cholekinetisch und ebenfalls, wenn auch schwach, spasmolytisch. Unschwer sind hier gewisse pharmakologische Parallelen zum Morphin und Papaverin zu erkennen. — Die Warzenbehandlung mit dem frischen Milchsaft beruht wahrscheinlich auf dem Vorhandensein von proteolytisch wirkenden Enzymen und der antimikotischen Wirkungskomponente des Chelidonins. — Keine Kontraindikation. — Unzufriedenstellende Chelidonium-Erfolge in der Leber-Galle-Therapie, über die gelegentlich berichtet wird, können zurückzuführen sein auf die Qualität der Droge bzw. des Frischpflanzenmaterials, die Form der Verarbeitung, das Mischungsverhältnis der Hauptalkaloide, die Konzentration der Zubereitungen und die Dauer ihrer Verabreichung.

Botanik: Wie Papaver somniferum (Morphin, Papaverin, Codein u. a.), der Schlafmohn, ist das Schöllkraut ein Mohngewächs (Papaveraceae). Es wächst häufig in der Nähe menschlicher Siedlungen an Mauern, Hecken, Wegrändern und auf Schutthalden. Die Pflanze wird bis etwa 1 m hoch. Auffällig sind die gelappten, buchtigen Blätter und die goldgelben Blüten mit vier Blumenkronblättern, und natürlich der bei Verletzung des Schöllkrauts austretende gelbe Milchsaft. — Seit der Antike wird die Pflanze therapeutisch genutzt.

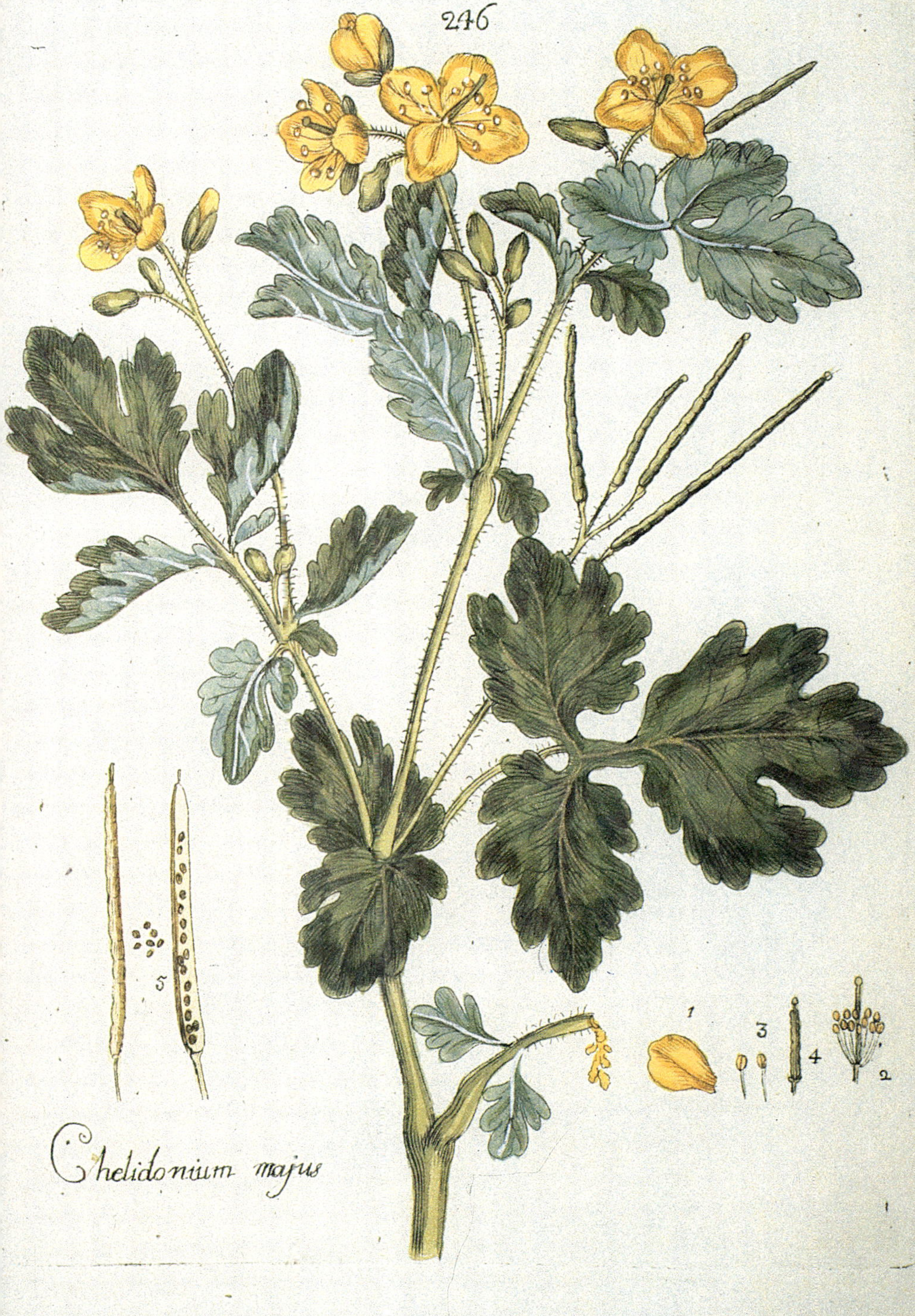
246
1
2
3
4
5
Chelidonium majus

Claviceps purpurea (Secale cornutum)

Roter Keulenkopf

Droge: Secale cornutum, Mutterkorn, das auf dem Roggen (lat. secale) gewachsene Sklerotium (Dauerform) des Pilzes Claviceps purpurea.

Zubereitungen: Wegen der divergierenden Eigenschaften der einzelnen Wirkstoffe, Alkaloiden, wird die Verwendung isolierter reiner Alkaloide Gesamtauszügen (Tinktur, Fluidextrakt) aus der Droge vorgezogen; Spezialpräparate.

Indikationen: Wesentlich ist Ergometrin (s. Wirkstoffe) als Wehenmittel zur Geburtseinleitung. Ergotamin nur zur Blutstillung nach der Geburt und anderen gynäkologischen Blutungen. Es hat eine ausgeprägt sympatholytische Wirkung und ist in der inneren Medizin ein viel gebrauchtes Mittel, im Molekül abgewandelt oder in Verbindung mit anderen Stoffen bei zerebrovaskulärer Insuffizienz, Hyperthyreose, Basedow, vegetativer Dystonie, Migräne, klimakterischen Beschwerden, tachykarden Zuständen u. a.
Im allgemeinen keine Dauermedikation, Intoxikationsgefahr!

Wirkstoffe: Die therapeutisch relevanten Alkaloide sind Abkömmlinge der Lysergsäure. Es werden Säureamid- und Peptidalkaloide unterschieden. Zu ersteren zählen die Ergometrin (= Ergobasin)-, zu letzteren die Ergotamin- und die Ergotoxin-Gruppe. Außerdem enthält die Droge fettes Öl, Aminosäuren, Amine (Histamin, Tyramin u. a.), Zucker, Farbstoffe u. a.

Eigenschaften: Im Vordergrund stehen gefäß-, insbesondere uteruskontrahierende (Ergometrin) und α-sympatholytische Wirkungen (Ergotamin, Ergotoxin). — Im ganzen Mittelalter wurde das Brotgetreide nicht ausgelesen und das Mutterkorn aus Unkenntnis mit vermahlen. Verheerende Epidemien (Ergotismus, ,,Kribbelkrankkeit") mit tausendfältigem Sterben (Krämpfe, Gangrän, Abfallen der Füsse, Nase, Ohren u. a.) waren oft die Folge.

Botanik: Claviceps purpurea gehört zu den Schlauchpilzen (Ascomycetes). Im Frühjahr entwickeln sich im Ackerboden aus dem Mutterkorn des Vorjahres Fruchtkörper mit Behältern kleinster Sporen, die auf die Narben der Roggenblüten geweht werden. Dort keimen sie aus. Ihr Pilzgeflecht durchwuchert den Fruchtknoten und zehrt ihn auf, während das Mutterkorn erneut heranwächst. Es wird hornartig fest und ist 10 bis 35 mm lang. Die Farbe ist schwarzviolett. In der Entwicklungsphase zum Sklerotium sondert sich ein konidienhaltiger Honig ab, der durch gegenseitige Berührung der Halme und von Insekten auf andere Roggenblüten übertragen wird und so für die weitere Verbreitung des Pilzes sorgt. — Heute ist der Roggen praktisch frei von Pilzbefall.

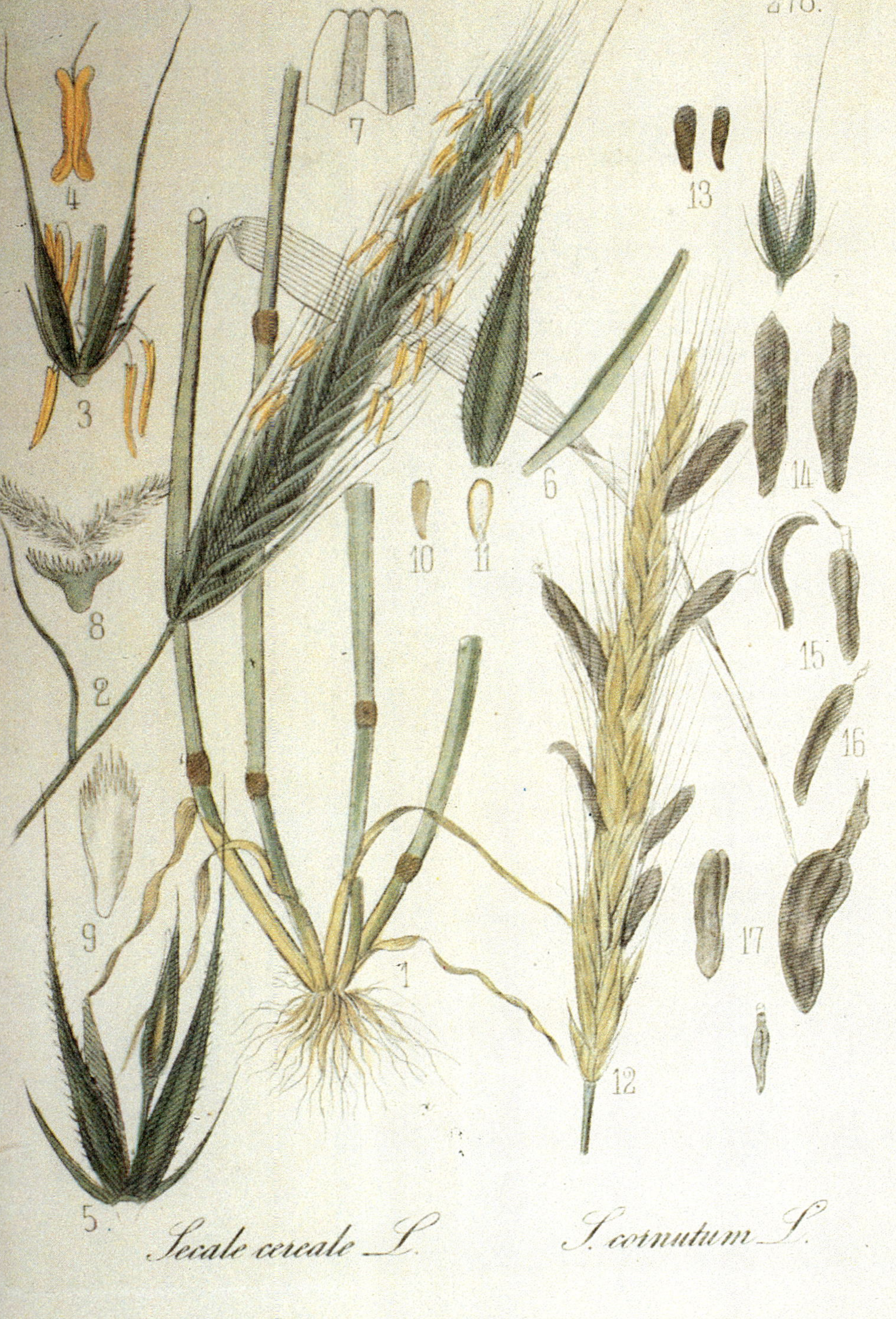

Secale cereale L. S. cornutum L.

Coffea arabica

Kaffee

Droge: Coffeae Semen (Semen Coffeae) verschiedener Coffea-Arten. Sie enthalten 1 bis 2,5% Coffein.

Zubereitungen: Als isoliertes Coffein und in Form seiner Salze in Tabletten, Dragees, Ampullen u. a.; auch als Kaffeekohle, Coffeae tostae Carbo (ein überrösteter Kaffee).

Indikationen: *Coffein* als Anregungsmittel für Atemzentrum, Herz und Kreislauf bei chronischen Herzerkrankungen, auch in Kombination mit Digitalis; bei Ermüdungserscheinungen, Kopfschmerzen und Migräne, wenn letzteren eine Erweiterung der Hirngefäße zugrundeliegt; als Gegenmittel bei Morphin-, Äther- und Alkoholvergiftungen und gegen andere zentrallähmende Gifte; als Adjuvans zu Analgetika bzw. Antipyretika, deren Wirkung durch Coffein verstärkt wird. — *Kaffeekohle* in Pulverform bei dyspeptischen Beschwerden, chronischen Enteritiden und Meteorismus, bei Entzündungen und Infektionen der Mundhöhle.

Wirkstoffe: Coffein (3-fach methyliertes Xanthin), ein Purinkörper, der auch im schwarzen Tee, in den Kolanüssen und anderen Pflanzen vorkommt. Da die Kaffeewirkung mit der des Coffeins nahezu übereinstimmt, ist es nicht unwichtig sich zu vergegenwärtigen, daß eine Tasse Kaffee üblicher Stärke etwa 0,1 g Coffein enthält. Neben Coffein sind im Kaffee an Inhaltsstoffen noch fettes Öl, Proteine, Nikotinsäure u. a. zu nennen.

Eigenschaften: Coffein ist eins der wichtigsten und verträglichsten Exzitantien. Es führt insbesondere in höheren Dosen zu einer Erregung des Atem- und Kreislaufzentrums, zu erhöhtem Herzminutenvolumen und zur Adrenalinausschüttung. Der Blutdruck steigt meist nicht an, da Coffein gleichzeitig eine Erweiterung verschiedener Gefäßbezirke bewirkt. *Nebenwirkungen* sind Herzfrequenzsteigerung, Erregungen, Muskelzittern und vor allem Schlafstörungen. Über 1 g hinausgehende Dosen können bereits den Tod herbeiführen.

Botanik: Der Kaffeestrauch wächst in vielen Tropengebieten der Erde in Höhen von 600 bis 1000 m. Seine Heimat ist Äthiopien. Die immergrüne Pflanze, ein Röte- oder Krappgewächs (Rubiaceae), hat stark nach Jasmin riechende weiße Blüten, die zahlreich in Büscheln in den Blattachseln sitzen. Die Blätter sind zugespitzt, etwas ledrig und ganzrandig. Die Frucht ist eine rote kirschenartige Steinfrucht.

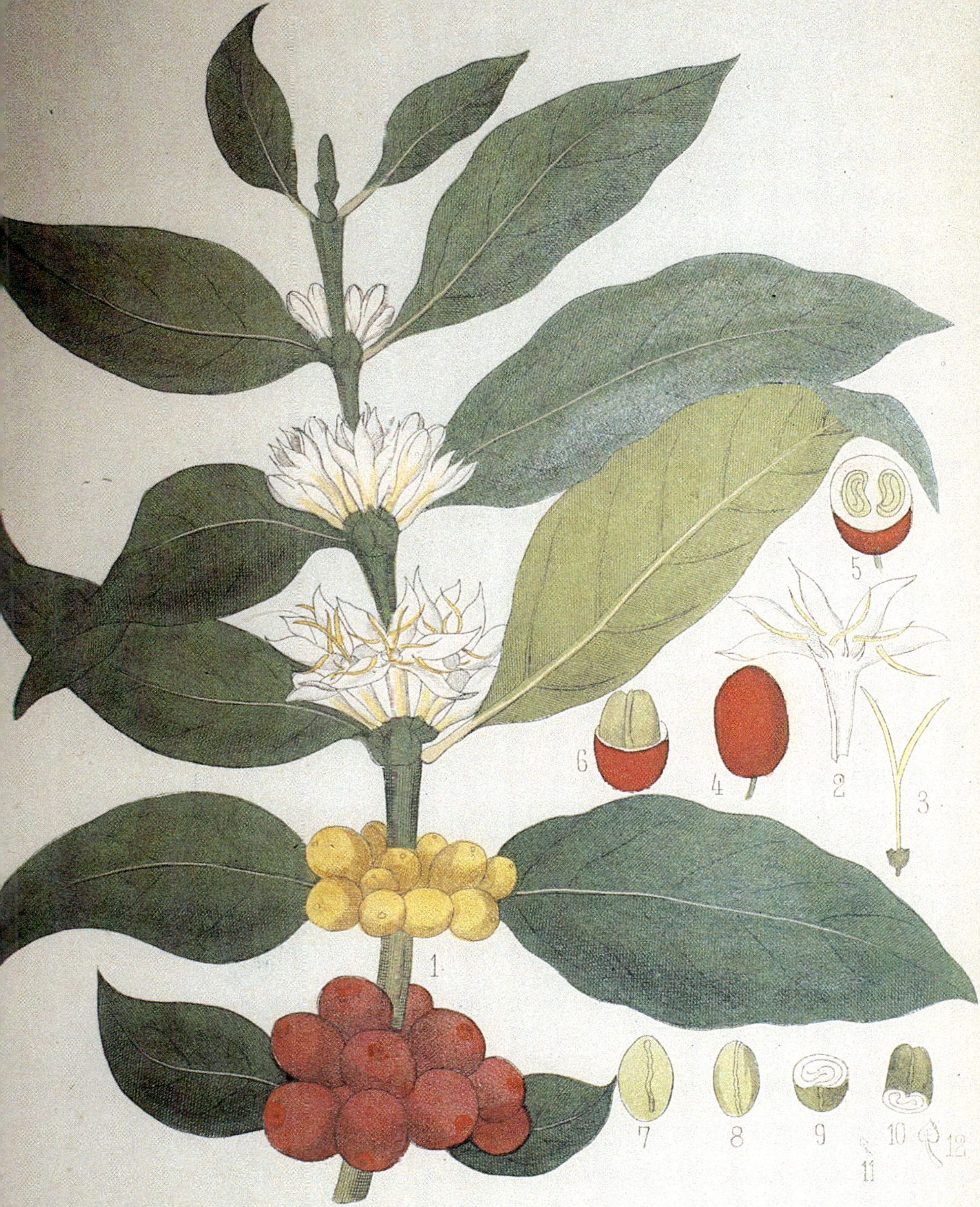

Coffea arabica L.

Colchicum autumnale

Herbstzeitlose

Droge: Colchici Semen (Semen Colchici), Herbstzeitlosensamen, mindestens 0,4% Colchicin.

Zubereitung: Spezialpräparate der isolierten Alkaloide Colchicin und dem weniger toxischen Demecolcin.

Indikationen: Colchicin im akuten Gichtanfall, Demecolcin bei Hautneoplasmen und myeloischer Leukämie.
Kontraindikation: Schwangerschaft.

Wirkstoffe: Hauptwirkstoff ist Colchicin, weitere Alkaloide sind Demecolcin (Desacetyl-N-methylcolchicin) und Desacetylcolchicin neben zahlreichen anderen.

Eigenschaften: Colchicin ist ein Mittel von eindrucksvoller Wirkung, wenn keine Unverträglichkeitsreaktionen auftreten. Es ist ein starkes Mitose- und Kappillargift. Bereits Gaben von 1 mg können toxisch wirken, vor allem wenn die Nierenausscheidung gehemmt ist. Die tödliche Dosis beträgt etwa 20 mg (entsprechend 5 g Semen Colchici bzw. 50 g Tinctura Colchici). Nach choleraähnlichem Brechdurchfall schließt sich aufsteigende Lähmung an. Der Tod erfolgt durch Atemlähmung. — Versuche, die zytostatische Wirkung des Colchicins in der Behandlung von Tumoren zu nutzen, wurden wegen seiner hohen Toxizität aufgegeben. Statt dessen hat Demecolcin gewisse therapeutische Bedeutung bekommen (s. o.).

Botanik: Die Herbstzeitlose, ein Liliengewächs (Liliaceae), hat eine lila bis rosafarbige sechsblättrige Blüte. Sie ähnelt dem Krokus, erscheint aber im Gegensatz zu diesem nicht im Frühjahr, sondern im Herbst. Jedoch im Frühjahr des auf die Blüte folgenden Jahres kommen die langen, lanzettlichen Blätter und die Früchte zum Vorschein. Die Frucht ist eine dreifächerige Kapsel mit zahlreichen Samen. Im Boden besitzt die Herbstzeitlose eine einförmige, von bräunlichen Schuppen umhüllte Knolle („Zwiebel"). Sie ist im mittleren und südlichen Deutschland auf den Wiesen häufig. Die ganze Pflanze ist giftig, auch im getrockneten Zustand. — Colchicum heißt sie nach Colchis, einer Landschaft am Schwarzen Meer. Lat. autumnus ist der Herbst. Der Name Zeitlose schließlich geht darauf zurück, daß die Pflanze außerhalb der gewöhnlichen Blütezeit blüht.

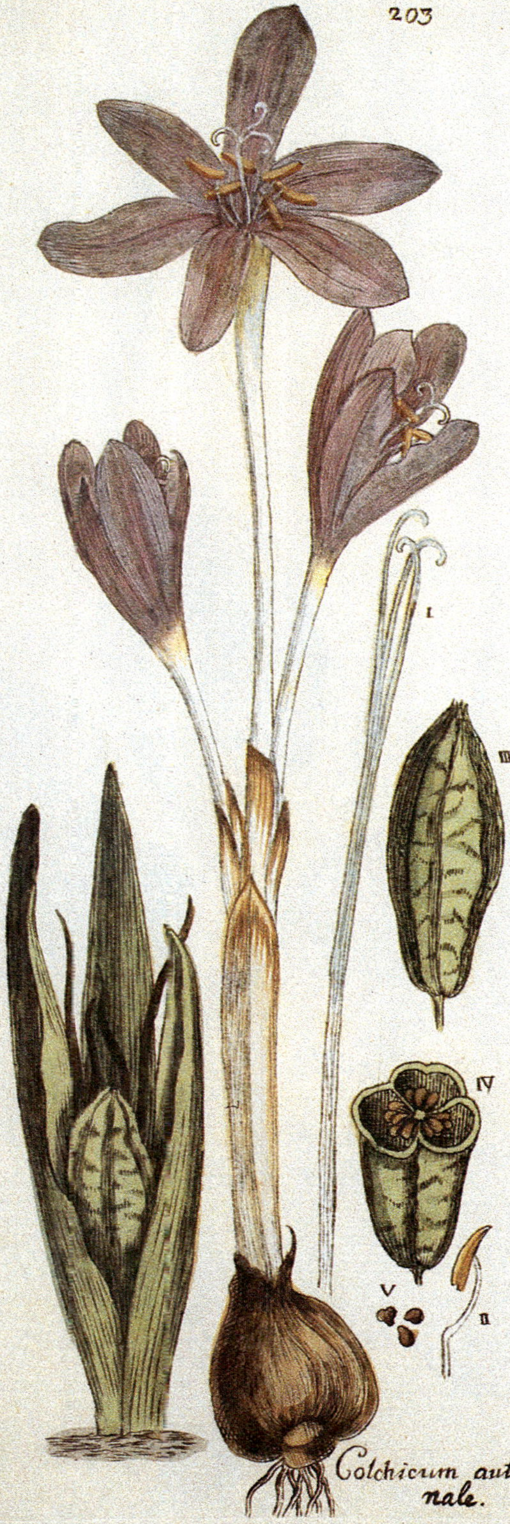

Colchicum autumnale.

Convallaria majalis

Maiglöckchen

Droge: Convallariae Herba (Herba Convallariae), Maiglöckchenkraut.

Zubereitungen: Standardisierte Convallaria-Auszüge, meist in Kombination mit anderen herzwirksamen Pflanzen. Es werden keine Reinglykoside verwendet.

Indikationen: Chronisches Cor pulmonale, Belastungsinsuffizienz, Frühinsuffizienz mit normalem oder verlangsamtem Puls, allgemeine Herz- und Kreislaufstützung, Herzstörungen bei Hochdruck und im Klimakterium, infektiöse Herzmuskelschäden, funktionelle Herz-Kreislauf-Störungen, Dauertherapie leichter Herzbeschwerden, Erhaltungstherapie nach Digitalis- und Strophanthinmedikation, Unverträglichkeit von Digitalis, Altersherz.

Wirkstoffe: Convallatoxin, Convallatoxol, Convallosid, Lokundjosid (insgesamt etwa 20 Herzglykoside).

Eigenschaften: Die Convallaria-Glykoside wirken digitalis- bzw. strophanthinartig. Zwischen beiden Gruppen nehmen sie eine Mittelstellung ein. Das Hauptglykosid Convallatoxin ist mit Strophanthidin verwandt. Es gehört, parenteral appliziert, zu den wirksamsten Herzglykosiden, wird per os aber nur zu etwa 10% resorbiert. Besser ist die Resorptionsquote des Glykosidgemisches. Sie ist abhängig von der Art der galenischen Zubereitung. Convallatoxin hat eine geringe Haftfestigkeit am Herzen, es kumuliert wenig und wird leicht ausgeschieden. Wertvoll ist seine diuretische Wirkung.

Botanik: Das Maiglöckchen ist eine Waldpflanze mit zwei langgestielten, elliptischen, grundständigen Blättern und wohlriechenden, glockigen, weißen Blüten, deren Säume kurze Zipfel zieren. Die Früchte sind korallenrote Beeren. Die ganze Pflanze, ein Liliengewächs (Liliaceae), ist giftig. Man sollte nicht an Blatt- und Blütenstielen saugen. Als ,,Lilie der Täler" (Lilium convallium) ist sie in vielen Ländern eine alte Arzneipflanze, geriet in Vergessenheit und wurde in unserer Zeit wieder entdeckt. Sie ist heimisch in Europa, Asien und Nordamerika. — Bemerkenswerterweise sind die getrockneten, pulverisierten Blätter trotz ihrer Giftigkeit Bestandteil des alten ,,Schneeberger Schnupftabaks". Durch starke örtliche Reizung kommt es zu heftigem Niesen. Dies soll ,,gesund" sein und ,,reinigt das Gehirn".

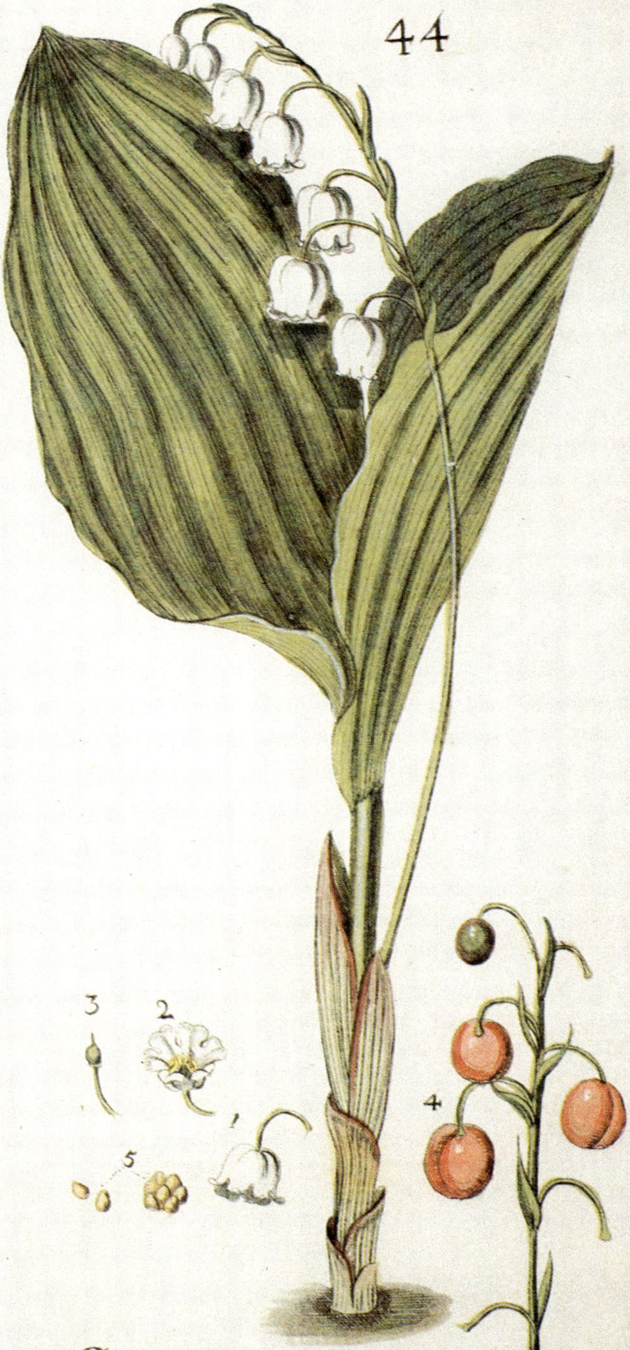

CONVALLARIA MAIALIS

Crataegus

Crataegus monogyna, Eingriffeliger Weißdorn, und *Crataegus laevigata* (= C. oxyacantha), Zweigriffeliger Weißdorn.

Droge: Crataegi Folium (Folia Crataegi), Weißdornblätter, Crataegi Fructus (Fructus Crataegi), Weißdornfrüchte, seltener die Blüten (Crataegi Flos bzw. Flores Crataegi) von beiden Crataegus-Arten.

Zubereitungen: Standardisierte Spezialpräparate. Oral und parenteral anzuwenden. Auch in Kombination mit Herzglykosiden.

Indikationen: Leichtere Formen von Koronarinsuffizienz; noch nicht oder nicht mehr digitalisbedürftiges ,,Altersherz''; Belastungsherz im Stadium der Präinsuffizienz, z. B. bei Hypertonie; zur Herzstützung bei und nach Infektionskrankheiten (wie grippalen Infekten); leichte bradykarde und extrasystolische Rhythmusstörungen; zur Unterstützung der Digitalis-Therapie (oder anderer Herzglykoside). Crataegus muß über lange Zeiträume genommen werden. Die Verträglichkeit ist gut.

Wirkstoffe: Der therapeutische Effekt von Crataegus wird dem Zusammenspiel mehrerer biologisch aktiver Faktoren zugeschrieben. Als wesentliche Wirkstoffe sind Flavonoide, Querzetin, Hyperosid und Vitexin-rhamnosid zu nennen, ferner d-Catechin und l-Epicatechin sowie oligomere Procyanidine, die als Polymerisationsprodukte der Catechine aufzufassen sind.

Eigenschaften: Crataegus steigert die Koronar- und Myokarddurchblutung und führt über eine milde beta-adrenerge Stimulierung zu einer leichten positiven Inotropie. Im Bereich des Arbeitsmyokards wird durch Crataegus eine Membranstabilisierung ohne Kardiodepression erreicht und damit einer elektrischen Instabilität der Myokardzellen entgegengewirkt. Die gestörten Funktionen des Myokardstoffwechsels werden unter Crataegus verbessert.

Botanik: Der Weißdorn — beide Arten sind einander ähnlich — gehört zu den Rosengewächsen (Rosaceae). Er hat dornige Zweige und ist als Strauch oder Baum in ganz Europa verbreitet. Die Blüten, zu mehreren gebüschelt, sind fünfstrahlig weiß. Sie haben zahlreiche Staubgefässe und einen (monogyna) oder zwei Griffel (laevigata). Die Blätter sind fiederspaltig geteilt (monogyna) oder abgerundet und schwach gelappt (laevigata). Die beerenartigen, roten Früchte erinnern an Hagebutten, sie sind kleiner, meist kugeliger und dunkler als diese. Sie enthalten 1 bis 3 Kerne. Der als Zierstrauch oder Zierbaum bekannte Rotdorn ist eine Variante des eingriffeligen Weißdorns. Seine Blüten sind meist gefüllt.

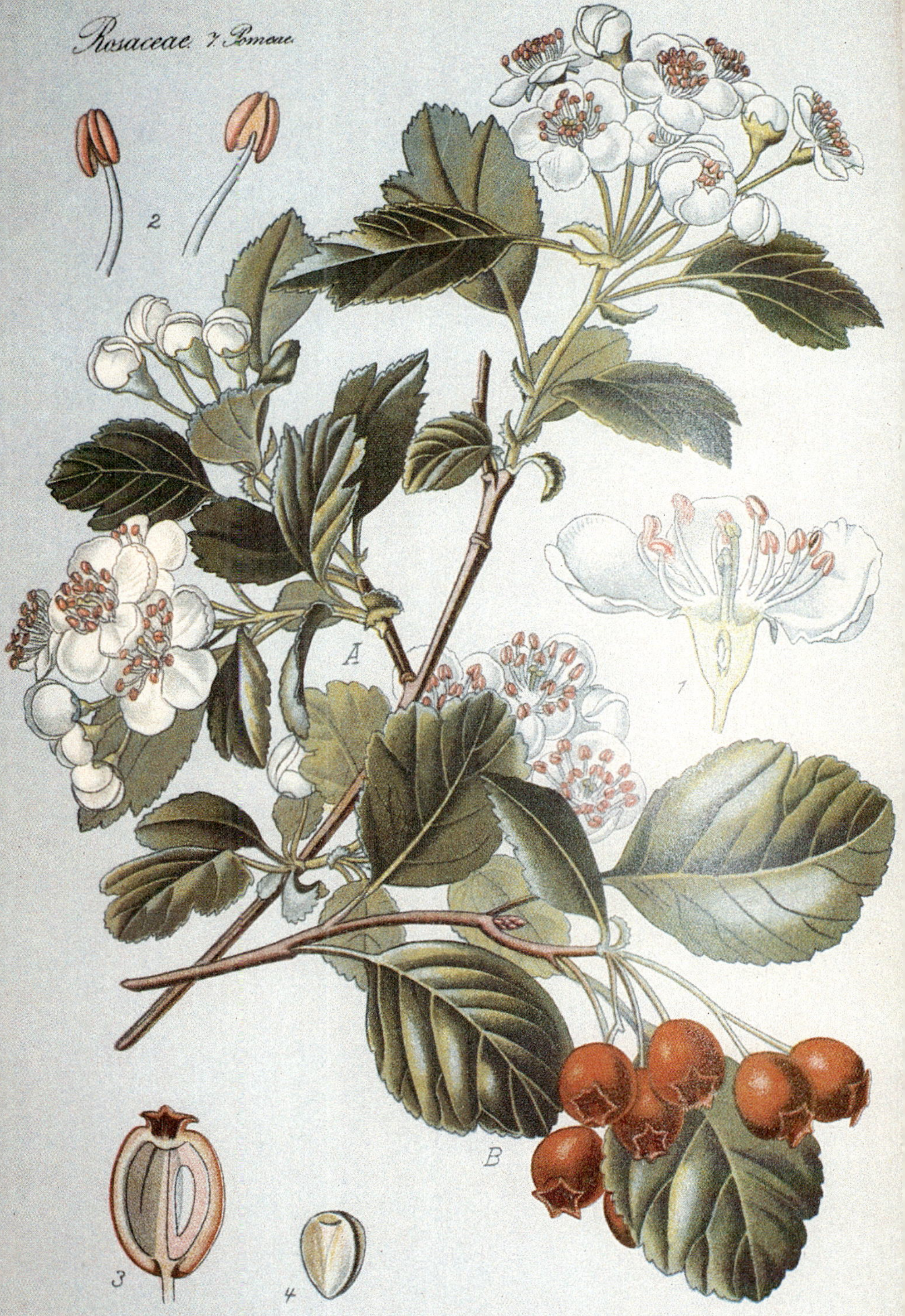

345. *Crataegus oxyacantha* L. **Gemeiner Weißdorn.**

Curcuma xanthorrhiza

Javanische Gelbwurzel

Droge: Curcumae xanthorrhizae Rhizoma (Rhizoma Curcumae xanthorrhizae bzw. Rhizoma Curcumae javanicae, der indische Name ist Temoe Lawak [= gelbe Wurzel]). Der Wurzelstock kommt in Scheiben geschnitten, getrocknet in den Handel. Die Stücke sind ockergelb und riechen eigentümlich aromatisch. Der Geschmack ist brennend würzig und merkwürdig scharf. Beim Kauen der Droge färbt sich der Speichel gelb.

Zubereitungen: Gesamtextrakt (Spezialpräparate), häufig in Kombination mit anderen leber-galle-wirksamen Pflanzen und Enzymen.

Indikationen: Allgemeine Verdauungsschwäche, Leber- und Galleleiden.

Wirkstoffe: Größere Mengen ätherischen Öls und gelbe Farbstoffe. Letztere sind das farbbestimmende Element des Curry-Gewürzes. Das ätherische Öl besteht vorwiegend aus Cycloisoprenmyrcen, geringen Mengen Kampfer, Xanthorrhizol und p-Tolylmethylcarbinol, das die Gallensekretion durch unmittelbare Wirkung auf das Leberparenchym fördert. Der gelbe Farbstoff enthält im wesentlichen Curcumin, ein Phenylpropanderivat, das sich aus zwei Molekülen Ferulasäure zusammensetzt. Curcumin regt die Gallenblase zu rhythmischer Kontraktion an.

Eigenschaften: Curcuma xanthorrhiza besitzt nach Vorstehendem in erster Linie choleretische und cholekinetische Wirkungen. Für die Therapie sind des weiteren antibakterielle und antiphlogistische Eigenschaften im gesamten Bereich des Gallenflusses von Bedeutung, wie auch die Erhöhung der Mucinproduktion der Magenschleimhaut und die Verbesserung der Löslichkeit von Cholesterin in der Galle zu erwähnen sind. — Das ätherische Öl und die gelben Farbstoffe werden über die Niere ausgeschieden.

Botanik: Curcuma xanthorrhiza gehört zu den Ingwergewächsen (Zingiberaceae), die seit ältesten Zeiten als Gewürze geschätzt werden. Es sind meist krautige Stauden mit großen Blättern und unterirdischen Knollen oder gestreckten Rhizomen. Curcuma xanthorrhiza wird in Indonesien und China angebaut. Neben der javanischen Gelbwurzel ist die indische, Curcuma domestica (= Curcuma longa), von ähnlichem Wert. Sie liefert Rhizoma Curcumae (longae), ebenfalls Bestandteil des Currygewürzes und wird in Indien und im südlichen China kultiviert. Die größere therapeutische Bedeutung hat jedoch Curcuma xanthorrhiza erlangt. — Der Name Curcuma ist arabischen Ursprungs; xanthorrhiza (griech.) bedeutet wörtlich Gelbwurzel.

242

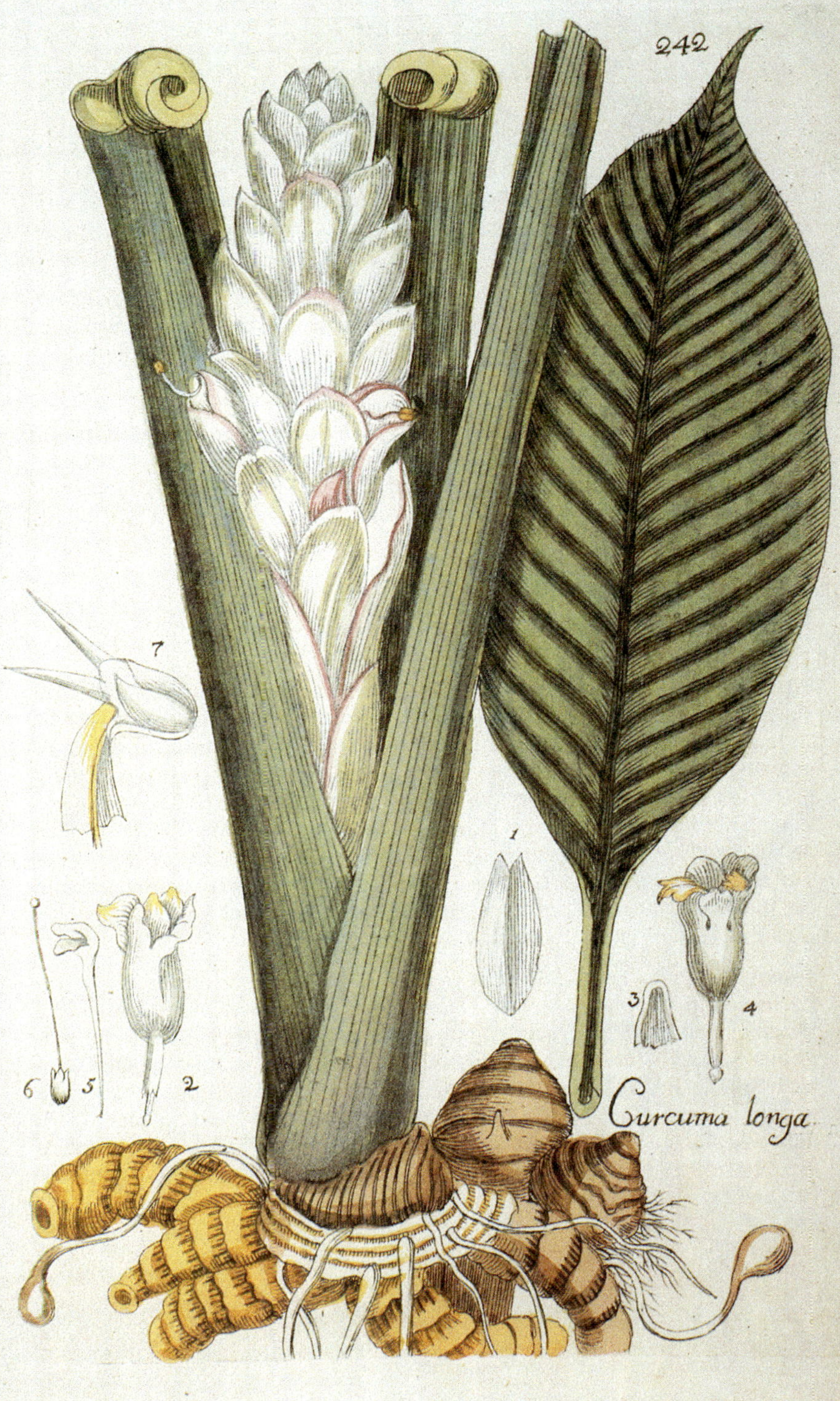

Curcuma longa

Digitalis lanata

Wolliger Fingerhut

Droge: Digitalis lanatae Folium (Folia Digitalis lanatae), Digitalis-lanata-Blätter, Blätter des Wolligen Fingerhuts; Digitalis lanatae pulvis normatus, gepulverte Digitalis-lanata-Blätter (eingestellt auf Digoxin).

Zubereitungen: Es wird hauptsächlich das isolierte Herzglykosid Digoxin verwendet (Tabletten, Dragees, Tropfen, Ampullen); andere Präparate enthalten die Glykoside Azetyl-Digoxin und das genuine Lanatosid C; auch sind methylierte Digoxine im Handel.

Indikationen: Wie Digitalis purpurea bei allen Formen der Herzinsuffizienz zur Früh- und Dauerbehandlung, auch bradykarde und normofrequente Formen; Belastungsinsuffizienz, Cor pulmonale, Altersherz, Rhythmusstörungen, Glykosidüberempfindlichkeit, Vorhofflimmern und -flattern u.a.; auch in der Kinderpraxis.
Vorsicht bei Niereninsuffizienz!

Wirkstoffe: Digoxin (entsteht aus Lanatosid C), Lanatosid A, B und C u.a. (bisher wurden über 60 Herzglykoside aus den Blättern isoliert).

Eigenschaften: Grundeigenschaften wie Digitalis purpurea. Unterschiede: Digoxin hat einen schnelleren Wirkungseintritt, eine größere therapeutische Breite (geringere Intoxikationsneigung) und ist besser steuerbar. Seine Resorptionsquote beträgt nur 60 bis 70%, die Abklingquote etwa 15% bei geringer Kumulation. Es wird fast ganz über die Nieren ausgeschieden. Eine noch geringere Kumulationsneigung hat Azetyl-Digoxin, es verbessert außerdem die Löslichkeit des Glykosids und seine Resorption. Lanatosid A und B werden als Reinglykoside nicht benutzt. Jedoch Lanatosid C. Es wird zu etwa 40% resorbiert. Unter den Lanata-Glykosiden besitzt es bei raschem Wirkungseintritt und geringer Haftfestigkeit die größte Wirkungsbreite.

Botanik: Digitalis lanata (lat. lana = Wolle) ist wie der Rote Fingerhut ein Rachenblütler (Scrophulariaceae). Die Heimat der Pflanze ist Südosteuropa. Die Lanata ähnelt im Habitus der Purpurea, wird aber nur etwa 1 m hoch. Ihr aufrechter Stengel — er erhebt sich aus einer dichten Blattrosette — ist drüsig behaart wie auch der ganze Blütenstand. Die röhrig-glockigen Blüten stehen in lockerer Traube. Sie sind weiß oder leicht ockerfarben und von braunen Adern durchzogen. Die sitzenden Blätter ähneln in der Form den Spitzwegerichblättern (s. S. 116). Die Pflanze wird im Großen angebaut (auch zur Digitoxin-Gewinnung aus Lanatosid A).

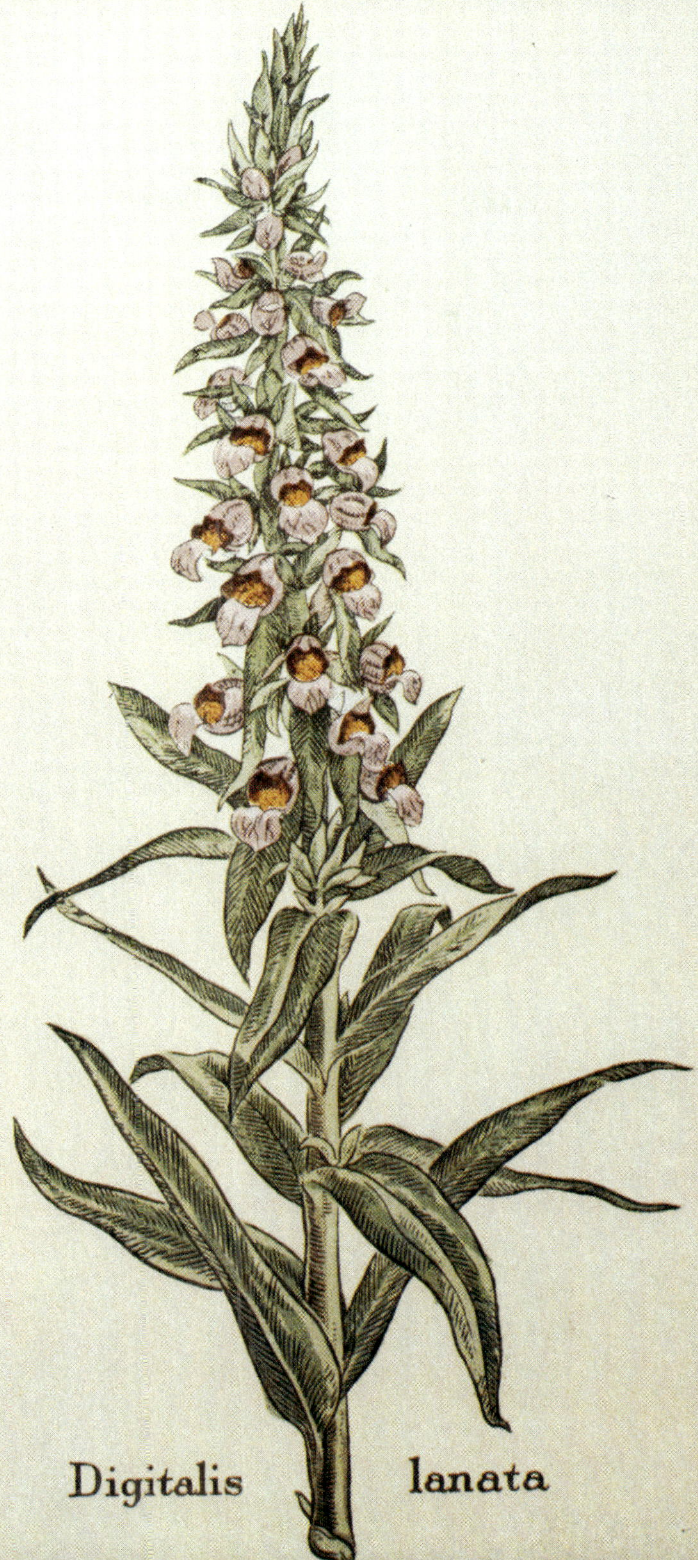

Digitalis lanata

Digitalis purpurea

Roter Fingerhut

Droge: Digitalis Folium (Folia Digitalis), Digitalis-Blätter, Fingerhutblätter; Digitalis purpurea pulvis normatus, gepulverte Digitalis-purpurea-Blätter (auf Digitoxin eingestellt).

Zubereitungen: Meist wird das isolierte, kristallisierte Herzglykosid Digitoxin verwendet (Tabletten, Dragees, Tropfen, Ampullen), selten nur das jahrzehntelang vor der Digitoxin-Ära häufig gebrauchte Infusum Digitalis, der Aufguß aus Fingerhutblättern, der neben Digitoxin noch weitere Herzglykoside vom Cardenolid-Typ und sonstige Begleitstoffe enthält. Resorption der Wirkstoffe und Haltbarkeit des Infuses sind problematisch.

Indikationen: Alle Formen der Herzinsuffizienz (vor allem für die Dauertherapie), tachykarde absolute Arrhythmie, paroxysmale Tachykardie, Herzinsuffizienzen mit gestörter Nierenfunktion, Vorhofflattern bzw. -flimmern.
Cave: Gleichzeitige Applikation von Kalzium und Digitalis.
Kontraindikationen: Hyperkalzämie, Hypokaliämie, schwere Bradykardie, ventrikuläre Tachykardie.

Wirkstoffe: Digitoxin; ferner die genuinen Purpureaglykoside A und B, Gitoxin und Gitaloxin, mehrere Nebenglykoside, Saponine und Schleim.

Eigenschaften: Herzglykoside sind vor allem positiv-inotrop wirksam (Steigerung der Kontraktionskraft) und negativ-chronotrop (Senkung der Frequenz). Ferner wird die Erregungsleitung zwischen Vorhof und Kammern verlängert (negativ dromotrop) und die Reizschwelle herabgesetzt. Digitoxin wird fast 100%ig resorbiert und in der Leber metabolisiert. Die Elimination erfolgt vorwiegend extrarenal. Die therapeutische Breite von Digitoxin und seine Abklingquote sind gering (Kumulationsgefahr). Digitalis-Intoxikationen werden begünstigt durch hohes Alter der Patienten, Myokardinfarkt, Hypothyreose, Apoplexie u.a. Keine synthetische Substanz hat bis heute die biologische Aktivität dieses exemplarischen Naturstoffes erreicht.

Botanik: Der Rote Fingerhut wird über 1 m hoch. Der Stengel trägt eiförmiglängliche, am Rande gekerbte und unterseits filzige Blätter. Die in einer Traube stehenden glockigen, fingerhutartigen (lat. digitus = Finger), purpurroten Blüten haben der Pflanze den Namen gegeben. Sie ist häufig im südwestlichen Deutschland und gehört zu den Rachenblütlern (Scrophulariaceae). — Arzneipflanze seit Ende des 18. Jahrhunderts (Withering).

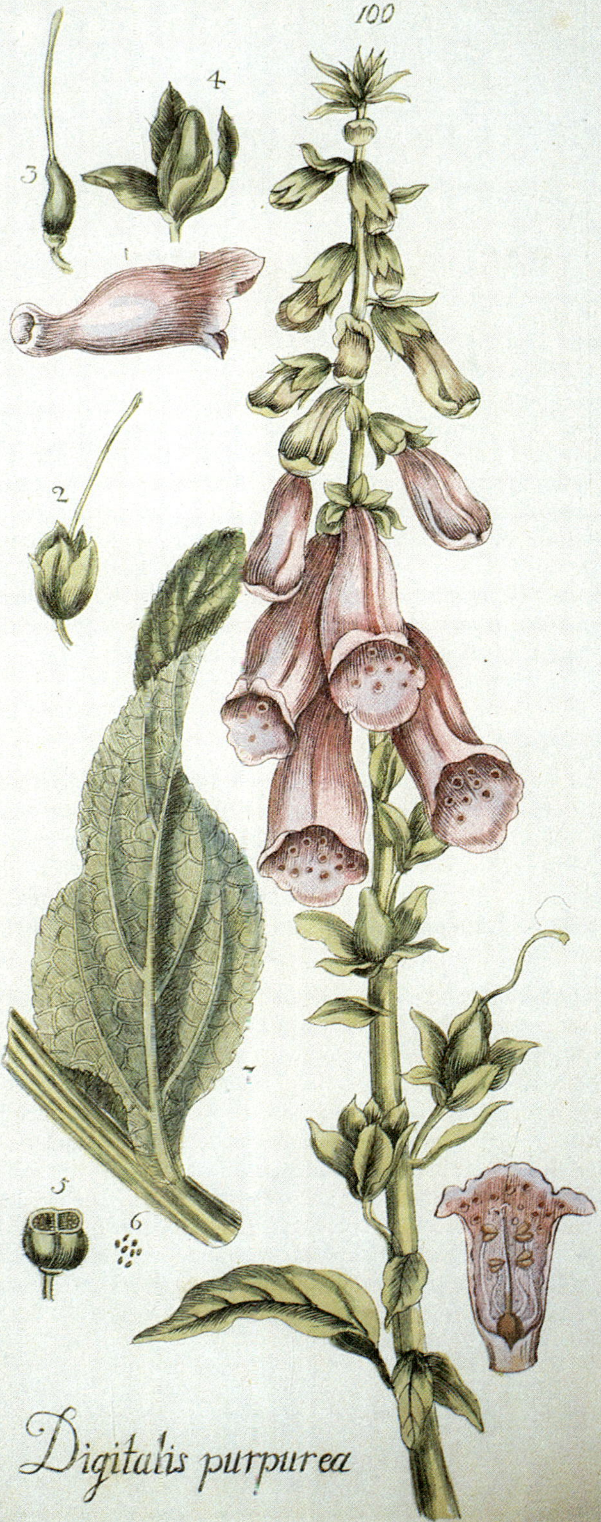

Digitalis purpurea

Equisetum arvense

Schachtelhalm, Acker-Schachtelhalm, Zinnkraut

Droge: Equiseti Herba (Herba Equiseti), Schachtelhalmkraut; auch die frische Pflanze wird verarbeitet.

Zubereitungen: Spezialpräparate, Tee (Dekokt), Teemischungen (Species urologicae u. a.), Frischpflanzensaft.

Indikationen: *Innerlich* bei rheumatischen Erkrankungen, zur Ausschwemmung stoffwechselbedingter Ödeme, Erkrankungen der Harnorgane (Blasenschwäche, Blasenentzündung, Bettnässen, Reizblase), zur Blutstillung bei Magengeschwüren und anderen Blutungen, bei zu starken Regelblutungen, chronischer Bronchitis, brüchigen Fingernägeln u. a. Als Adjuvans in der Behandlung der Tuberkulose. *Äußerlich* in Form von Hand-, Fuß-, Sitz- und Vollbädern bei Rheumatismus, neuralgischen Zuständen, Frostbeulen, bei Durchblutungsstörungen, chronischen Ekzemen, und bei der verbreiteten Parametropathia spastica, häufig mit Kreuzschmerzen, der Frau.

Wirkstoffe: Kieselsäure (z. T. in wasserlöslicher Form) in erster Linie, ferner Saponine, Flavonoide u. a.

Eigenschaften: Schachtelhalm hat eine gewebsfestigende, leistungssteigernde und stoffwechselanregende Wirkung. Letztere prägt sich vor allem in der Resistenzsteigerung des Bindegewebes aus. Sie begründet u. a. die Indikation der Pflanze bei Stoffwechselleiden. Auch wird über einen deutlichen Anstieg der Leukozyten berichtet. Die diuretische Wirkung ist etwas umstritten. Sie hängt wohl weitgehend vom Ausgangsmaterial der Pflanze und der Art ihrer Verarbeitung ab.

Botanik: Der Schachtelhalm ist eine blütenlose, eine Gefäß-Sporen-Pflanze aus der Familie der Schachtelhalmgewächse (Equisetaceae). Es gibt einen fruchtbaren, sporentragenden und einen sterilen, unfruchtbaren Sproß. Ersterer erscheint im März/April. Er ist astlos, hohl, ohne Blattgrün, und trägt oben die spindelförmige Sporenähre. Der Sommer ist die Zeit für den sterilen Sproß. Er sieht aus wie ein winziges, grünes Tannenbäumchen mit ineinander „geschachtelten" Stengelgliedern (Schacht hier wahrscheinlich im Sinne von Schaft, Stiel). Das ist der eigentliche Schachtelhalm, der die Droge liefert. Die kieselsäurehaltigen Ästchen wurden früher als Scheuerkraut, zum Putzen von Zinn (Zinnkraut!) u. a. verwendet. Die Pflanze ist häufig an Wegrändern, Bahndämmen und auf Äckern (lat. arvensis = ackerbewohnend). Die botanische Bezeichnung Equisetum könnte als „Pferdeschwanz" gedeutet werden (lat. equus = Pferd, saeta = Borste, starkes Haar). — Alte Arzneipflanze.

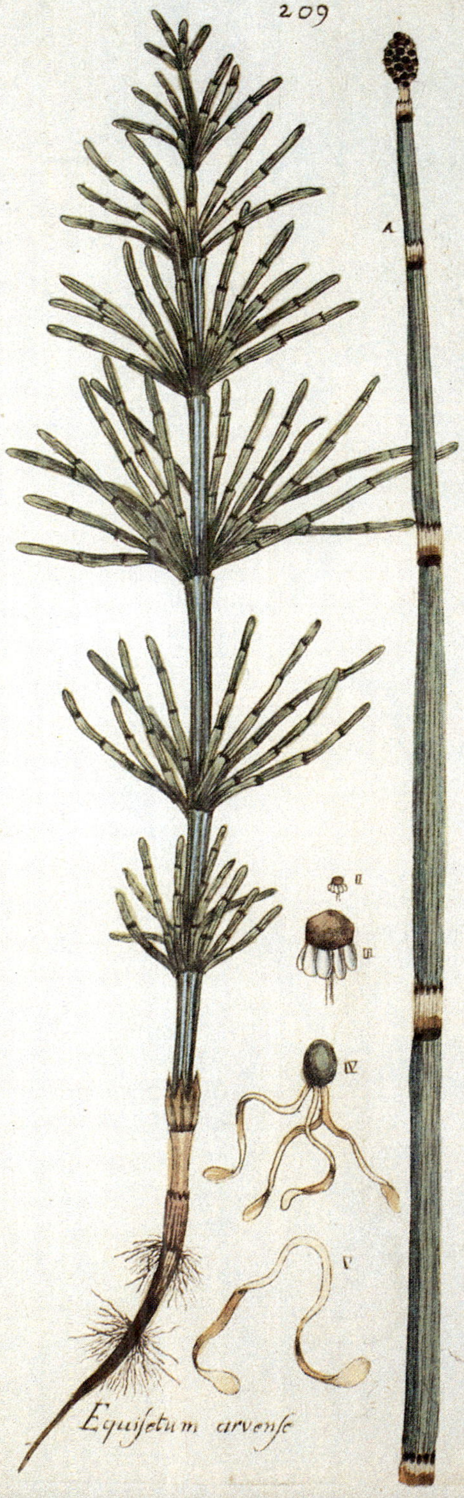

Equisetum arvense

Euphrasia rostkoviana

Augentrost, Gemeiner oder Wiesen-Augentrost

Droge: Euphrasiae Herba (Herba Euphrasiae), Augentrostkraut; die Droge wird getrocknet und frisch verarbeitet.

Zubereitungen: Tee (Aufguß), meist zur äußerlichen Anwendung für Augenumschläge und Augenbäder; Spezialpräparate.

Indikationen: *Äußerlich* bei Blepharitis, Konjunktivitis, Gerstenkorn, frischen Augenverletzungen mit Rötung, Schwellung und Sehstörungen, auch bei skrofulösen Augenerkrankungen der Kinder, überanstrengten Augen (zur „Augenstärkung"), bei Lichtscheu und Tränen der Augen (auch in Verbindung mit Fließschnupfen). — Zur Unterstützung der äußerlichen Applikation *innerlich* Tee verabreichen oder entsprechende Spezialpräparate verwenden.

Wirkstoffe: Bitterstoffe, Gerbstoffe, ätherisches Öl, Harze und glykosidische Substanzen wie Aucubin (= Rhinanthin) u. a.

Eigenschaften: Pharmakologische Daten fehlen. Aus der praktischen Erfahrung haben sich antiphlogistische, resistenzsteigernde, spasmolytische, durchblutungsfördernde und „nervenstärkende" Eigenschaften ergeben.

Botanik: Euphrasia (wörtlich griech. „Frohsinn", wegen der hübschen Blüten mancher Arten) ist ein Halbschmarotzer, d. h. die Pflanze assimiliert zwar selbständig, entzieht aber mit ihren Saugwurzeln vor allem den Gräsern der Umgebung anorganische Salze. Verringerter Heu- und Milchertrag sind die Folge. Der Augentrost ist häufig auf Wiesen, trockenen Hügeln und in lichten Wäldern. In großen Verbänden findet man ihn in den Bergen. Auffällig ist die Pflanze durch ihre kleinen weißen Rachenblüten — sie ist ein Rachenblütler (Scrophulariaceae) — mit gelbem Schlundfleck und violetten Längsadern auf der Ober- und der dreiteiligen Unterlippe. Die gezähnten Blätter sind gegenständig, und der aufsteigende Stengel ist leicht behaart. Die ganze Pflanze ist zierlich, sie erreicht eine Höhe von 10 bis 20 cm. Die Artbezeichnung rostkoviana geht auf den deutschen Arzt Rostkovius zurück. — Alte Arzneipflanze. Schon im „Gart der Gesundheit", Mainz 1485, wird sie als „augendroist" genannt.

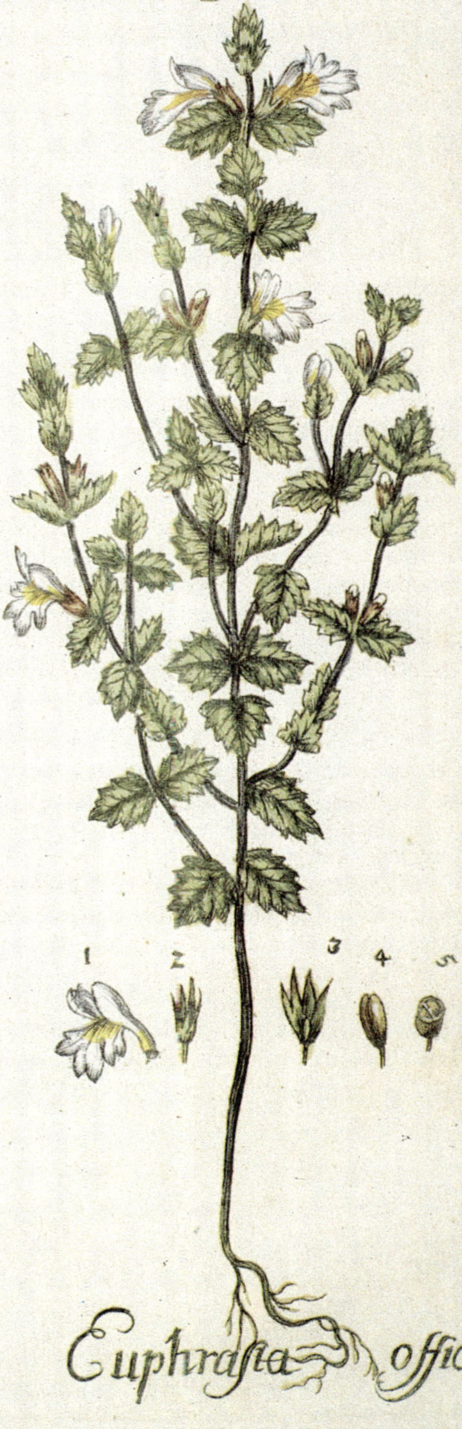

Euphrasia offic:

Foeniculum vulgare

Fenchel

Droge: Foeniculi Fructus (Fructus Foeniculi), Fenchelfrüchte.

Zubereitungen: Tee (Infus) und Extrakt; Fenchelhonig, Fenchelsirup, Fenchelwasser; Spezialpräparate.

> ***Indikationen:*** Vor allem in der Kinderpraxis bei Husten, Bronchitis, Verdauungsstörungen und Blähungen; Fenchelwasser (Aqua Foeniculi) zu Augenspülungen (in den Apotheken vorrätig).

Wirkstoffe: Ätherisches Öl (Oleum Foeniculi); Hauptbestandteile sind das süß schmeckende Anethol und das für das Öl charakteristische bitter und kampferartig schmeckende Fenchon.

Eigenschaften: Fenchel bzw. das ätherische Öl wirkt sekretolytisch, spasmolytisch, karminativ, appetitanregend, beruhigend und antibakteriell. Nebenwirkungen sind nicht bekannt. — Fenchel ist u. a. Bestandteil des Brustpulvers (Pulvis Liquiritiae compositus) und des Pulvis Magnesio cum Rheo, milder Abführmittel für die Kinderpraxis, und der Species laxantes, eines bekannten Abführtees. Alle drei Zubereitungen sind alte Apotheker-Rezepte. In diesen erhöht der Fenchel die Verträglichkeit der laxierenden Komponenten durch seine entkrampfende Wirkung.

Botanik: Der Fenchel ist eine alte Arzneipflanze. Er gehört zur großen Familie der Doldengewächse (Apiaceae/Umbelliferae), die vielfach ätherisches Öl enthalten und als Arznei- und Gewürzpflanzen weit verbreitet sind. Zu ihnen zählen neben dem Fenchel vor allem Kümmel (Carum carvi), Koriander (Coriandrum sativum), Anis (Pimpinella anisum), Petersilie (Petroselinum crispum), Liebstöckel (Levisticum officinale) u. a. Die Heimat des Fenchels sind die Mittelmeerländer. Besonders in Süddeutschland wird er seit dem frühen Mittelalter angebaut. Als zweijährige Staude bildet er eine vielköpfige Rübe aus und im zweiten Jahr bis 1,5 m hohe Blütenstände (Dolden). Die gelben Blüten sind klein, die unverwechselbaren Früchte eiförmig-länglich mit fünf stark hervortretenden Rippen und etwa 1 cm Länge. Vielfach gefiederte Blätter, die sich in lange fadenförmige Enden auflösen, stehen an bläulich bereiften Stengeln. Die Bezeichnung foeniculum geht sicher auf lat. fenum = Heu zurück (wegen der heuartig erscheinenden Blätter).

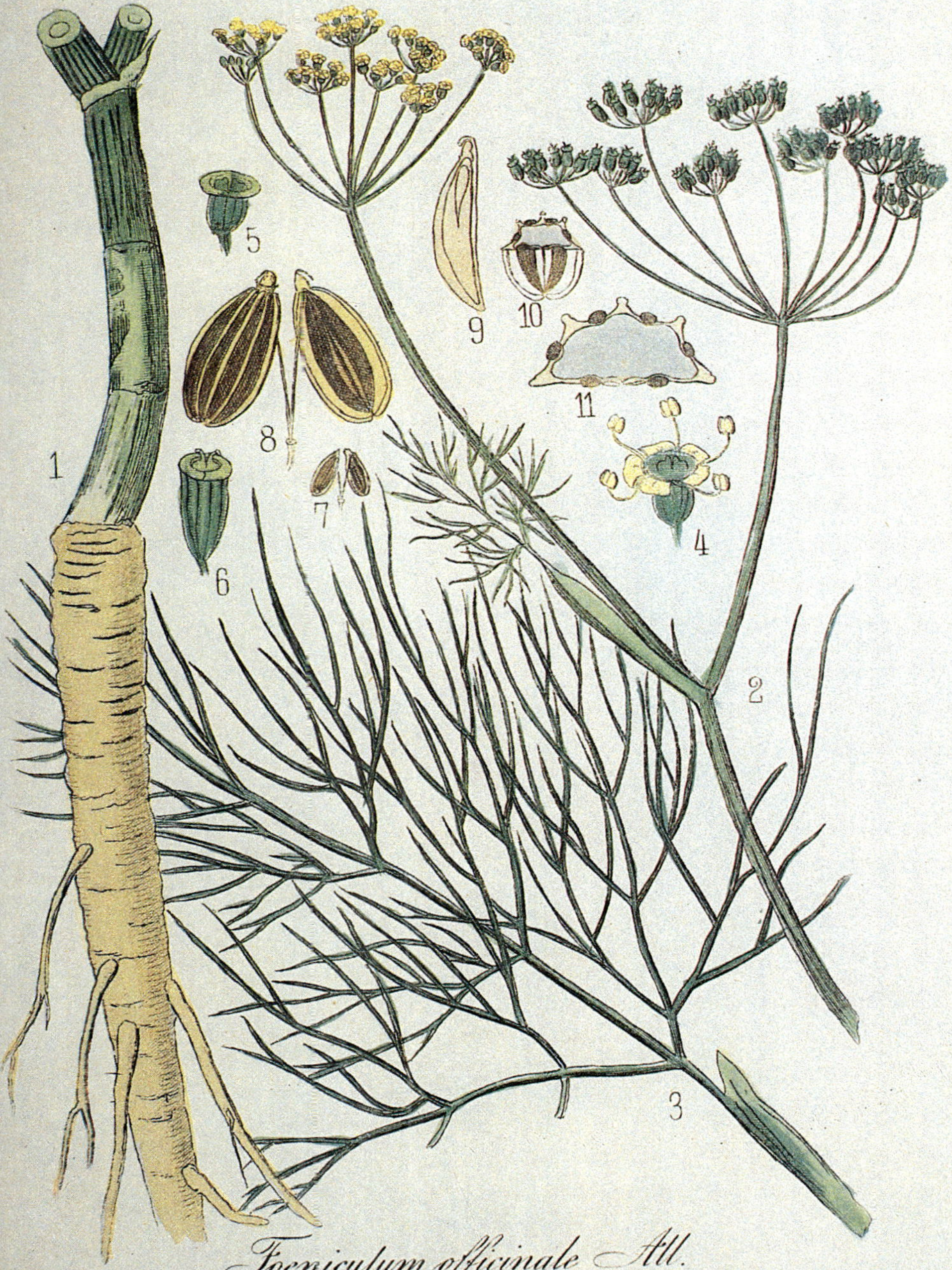

Foeniculum officinale All.

(Anethum Foeniculum L.)

Gentiana lutea

Gelber Enzian, Magenwurz, Bitterwurz

Droge: Gentianae Radix (Radix Gentianae), Enzianwurzel (ohne Fermentation rasch getrocknet). Als Lieferanten von Radix Gentianae kommen auch Gentiana pannonica (Brauner Enzian), Gentiana purpurea (Purpurner Enzian) und Gentiana punctata (Gefleckter Enzian) in Frage.

Zubereitungen: Tee (Dekokt), Tinktur (Tinctura Gentianae), Extrakt (Extractum Gentianae fluidum). Spezialpräparate, bittere Tonika, Apertifs.

Indikationen: Als Amarum bei Anorexie, Dyspepsie, chronischer Gastroenteritis, Meteorismus, Völlegefühl, Übelkeit, Brechreiz, Leber- und Gallebeschwerden, ,,Verdauungsschwäche" und in der Rekonvaleszenz. — Bei empfindlichem Reizmagen mit Übersäuerung ist Radix Gentianae nicht angezeigt.

Wirkstoffe: Die Qualität von Radix Gentianae wird an ihrem ,,Bitterwert" gemessen, der durch die Bitterstoffe, unabhängig von ihrer chemischen Natur, bestimmt wird. Der für Gentiana charakteristische Bitterstoff ist Gentiopikrin (Gentiopikrosid). In geringen Mengen kommt Amarogentin, der bitterste bekannte Naturstoff, u. a. vor. Schließlich sind noch gelbe Farbstoffe, Gerbstoff, Schleim und größere Mengen eines vergärbaren Zuckers anzuführen. — Enzianschnaps enthält keine Bitterstoffe, ist also kein Amarum.

Eigenschaften: Bitterstoffe zeichnen sich durch das physiologische Merkmal ,,bitter" aus. Sie wirken in erster Linie reflektorisch, z.T. auch direkt. Gentiana-Bitterstoffe verursachen eine Zunahme der Speichel-, Magensaft- und Gallensaftsekretion, verbunden mit einer Hyperämie der Schleimhäute, Schwellung der Mukosa, Beschleunigung der Magenentleerung und Förderung der Resorption der Nahrungsstoffe.

Botanik: Der Gelbe Enzian ist ein stattliches Gewächs (Familie der Gentianaceen) der Alpen und Voralpen. Seltener trifft man ihn in den Vogesen, im Schwarzwald und auf der Schwäbischen Alb an. Die Pflanze hat einen hohlen, nicht selten über 1 m hohen Stengel mit bläulich-grünen, stark bogennervigen und kreuzgegenständigen Blättern, die die aus ihren Achseln entspringenden zahlreichen goldgelben (lat. luteus) Blüten wie eine Schale umschließen. Blütezeit ist Mai/Juni. Die kräftige, rübenartige Wurzel ist 6 bis 7 kg schwer und etwa 1 m lang.

202

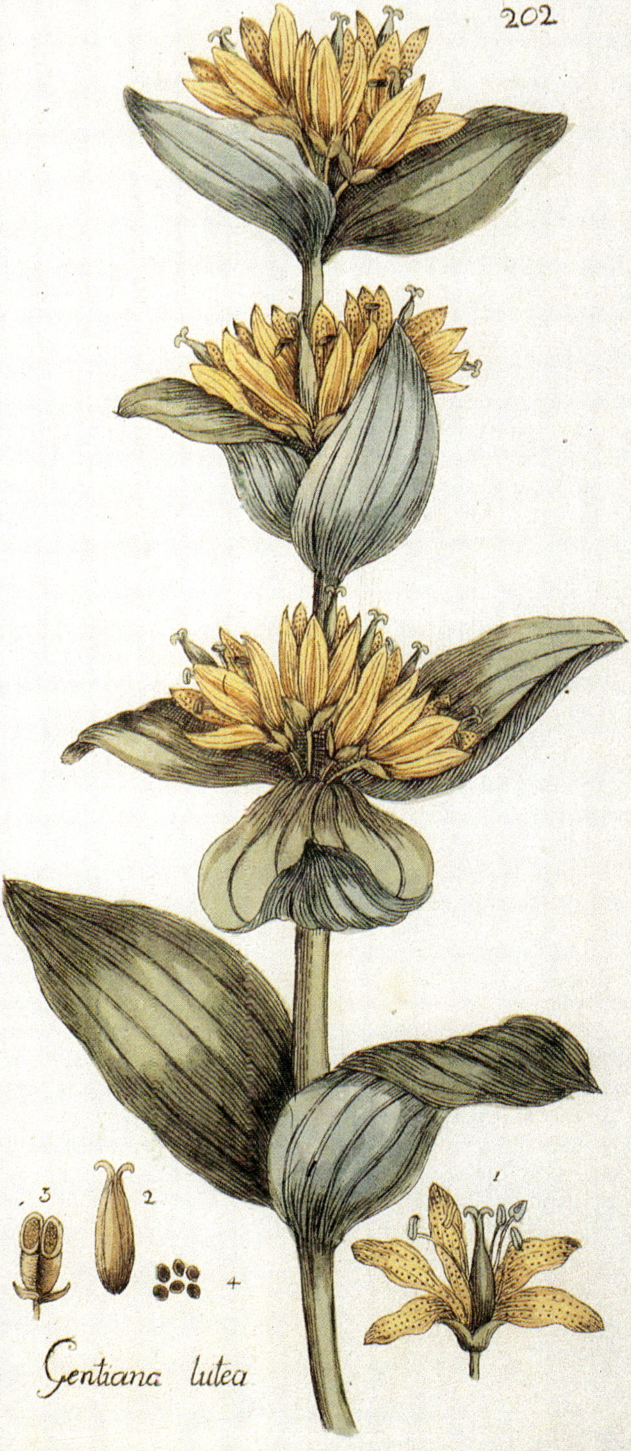

Gentiana lutea

Ginkgo

Ginkgo biloba, Zweilappiger (lat. biloba) Ginkgo (wegen der gelappten Blätter), ostasiatischer Fächerblattbaum, Ginkgo

Droge: Ginkgo Folium (Folia Ginkgo), Ginkgo-Blätter.

Zubereitungen: Aus den Blättern hergestellte Extrakte in Form standardisierter Spezialpräparate; oral und parenteral anzuwenden; auch stehen Infusionslösungen zur Verfügung.

Indikationen: 1. *Periphere* arterielle Durchblutungsstörungen, wie arteriosklerotische Angiopathien, diabetische Gefäßschäden mit Gangrängefahr, Nikotinschäden, Endangiitis obliterans, Claudicatio intermittens, Morbus Raynaud sowie andere hormonal und nerval bedingte Gefäßschäden, Angiolopathien, angiopathisch bedingte trophische Störungen. 2. *Zerebrale* Mangeldurchblutung und Mangelernährung, auch infolge Gefäßsklerose mit und ohne psychische Ausfallserscheinungen. Ginkgo soll über längere Zeit genommen werden. Die Verträglichkeit ist gut.

Wirkstoffe: Für die Wirksamkeit der Zubereitungen ist ein chemischer Komplex verantwortlich, der neben den gefäßwirksamen Flavonoiden Querzetin, Isorhamnetin und Kämpferol die für Ginkgo charakteristischen Verbindungen Bilobalid und die Ginkgolide A, B, C enthält.

Eigenschaften: Gefäßerweiterung und Durchblutungssteigerung vor allem im Bereich der tieferliegenden mittleren und kleinen Arterien, Erhöhung der Strömungsgeschwindigkeit im terminalen Strombahngebiet; Reizwirkung auf die Ausbildung eines Kollateralkreislaufs bei Strombahnhindernissen; zerebralnutritive Wirkung. — Ginkgo führt nicht zu einer ungünstigen Beeinflussung des Kohlenhydratstoffwechsels und kann unbedenklich auch Diabetikern gegeben werden.

Botanik: Ginkgo biloba — es gibt keinen eigentlich deutschen Namen — stammt aus Ostasien, wo er als „lebendes Fossil", als Tempelbaum u. a. noch eine Heimstatt hatte. Gattung und Familie (Ginkgoaceae) sind längst ausgestorben. In frühen Erdzeiträumen auf der Nord- und Südhalbkugel der Erde heimisch, war er im ausgehenden Tertiär, vor etwa 70 Millionen Jahren, auch in Mitteleuropa verbreitet. Entwicklungsgeschichtlich steht Ginkgo mit freibeweglichen Spermatozoiden vor den Nadelhölzern, zu denen er oft fälschlicherweise gerechnet wird. Er ist seit etwa 200 Jahren in Europa ein beliebter Zierbaum und wird heute wieder in Ostasien kultiviert. Der Name Ginkgo ist japanischen Ursprungs.

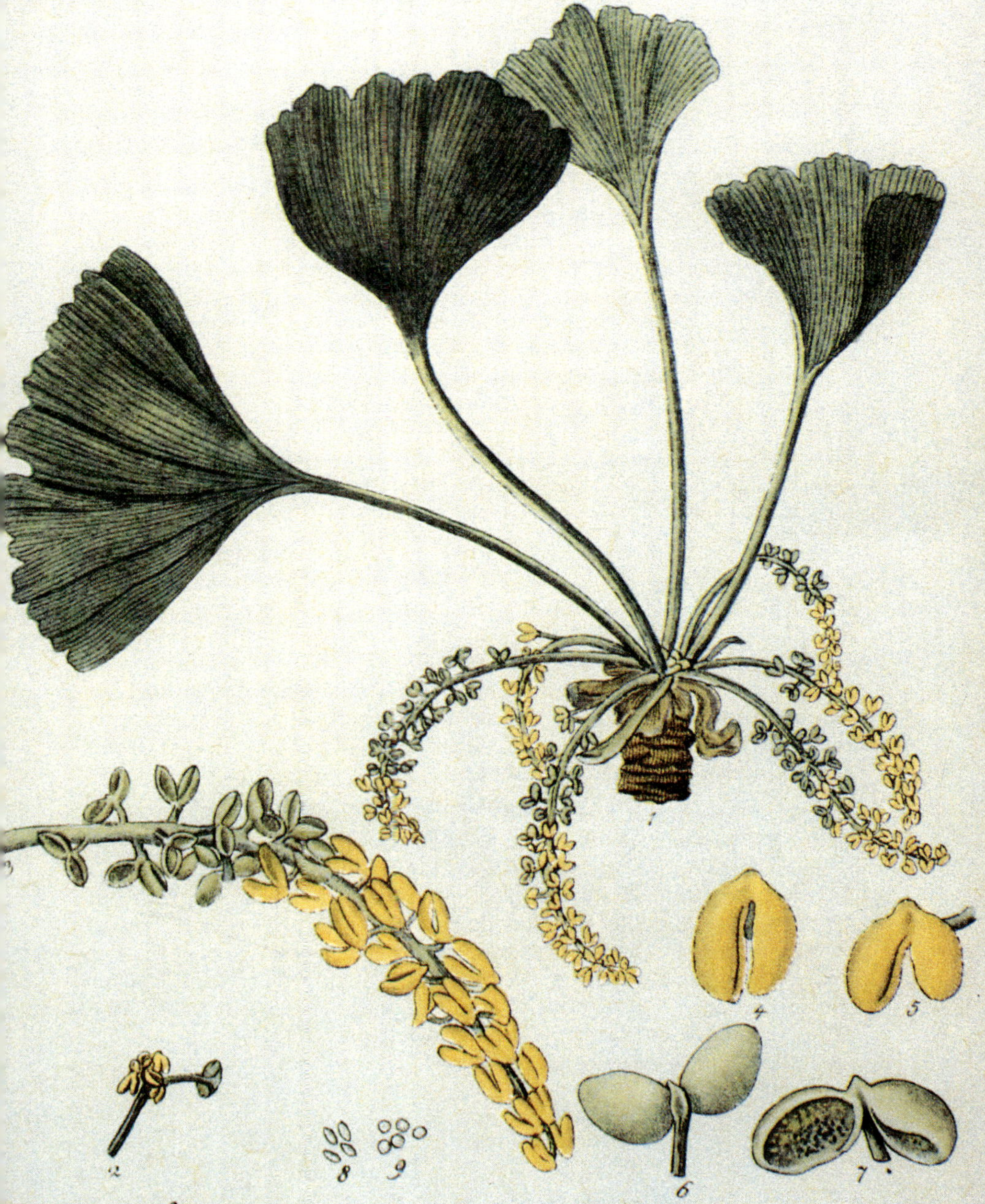

Salisburia adiantifolia. Mas.

Glycyrrhiza glabra

Süßholz

Droge: Liquiritiae Radix (Radix Liquiritiae), Süßholzwurzel, Lakritzenwurzel. Liquiritia officinalis ist ein alter Name der Pflanze, den man für die Drogenbezeichnung beibehalten hat.

Zubereitungen: Tee; aus der frischen Wurzel durch Auskochen und Eindicken erhaltener Saft (Succus Liquiritiae, Lakritze, Bärendreck), Spezialpräparate. Salmiakpastillen sind Succus Liquiritiae mit Ammoniumchlorid; Pulvis Liquiritiae compositus („Brustpulver") ist ein mildes Laxans vor allem in der Kinderpraxis, es enthält neben Süßholz Sennesblätter, Fenchel, Schwefel und Zucker.

Indikationen: Husten, Bronchialkatarrh; Ulcus ventriculi, Gastritis; Geschmackskorrigens (z. B. in zahlreichen Teemischungen).

Wirkstoffe: Hauptwirkstoff Glycyrrhitin, ein Triterpensaponin (kaum hämolysierend), stark süß schmeckend (40 bis 50 mal süßer als Rohrzucker); Flavonoide (Liquiritin, Isoliquiritin u. a.), ß-Sitosterin, Bitterstoffe u. a.

Eigenschaften: Süßholzwurzel wirkt sekretolytisch, expektorierend, entzündungshemmend, spasmolytisch und diuretisch; Glycyrrhitin hat eine corticoide Wirkung, in der Ulcus-Therapie (Succus) kann es bei längerer Verabreichung hoher Dosen (bis 40 g auf 100 ml Wasser über den Tag verteilt) zum Bild einer Desoxycorticosteron-Überdosierung mit Hypokaliämie, Kochsalzrentention, Ödemen u. a. kommen. Während der Kur wird deshalb eine salzarme Kost empfohlen. — Der Succus wird auch in der Tabak- und Kautabakindustrie verwendet, ferner bei der Bierherstellung (besonders von Porter und Ale) und schließlich in Ostasien zu Tinten und Tuschen.

Botanik: Glycyrrhiza glabra ist ein Schmetterlingsblütler (Fabaceae/Papilionaceae). Die Heimat der Pflanze reicht von Südeuropa bis Zentralasien. Sie wird zum Teil noch wild gesammelt, in Spanien, Italien, Südfrankreich und Rußland kultiviert. Der Süßholzstrauch wird bis mannshoch, hat kräftige Wurzeln, deren 2 bis 4 cm dicke Ausläufer meterweit im Boden fortkriechen. In den Blattachseln bilden sich ährenartige Blütenstände mit 20 bis 30 vorwiegend violett gefärbten Blüten. Die reifen Hülsen sind lederartig glatt (= lat. glaber). Die Blätter sind unpaarig gefiedert. Die geschälten Wurzeln sind zitronengelb gefärbt, der Bruch ist faserig und grobsplitterig. — Alte Arzneipflanze. Die Bezeichnung Glycyrrhiza (griech.) bedeutet wörtlich Süßwurzel.

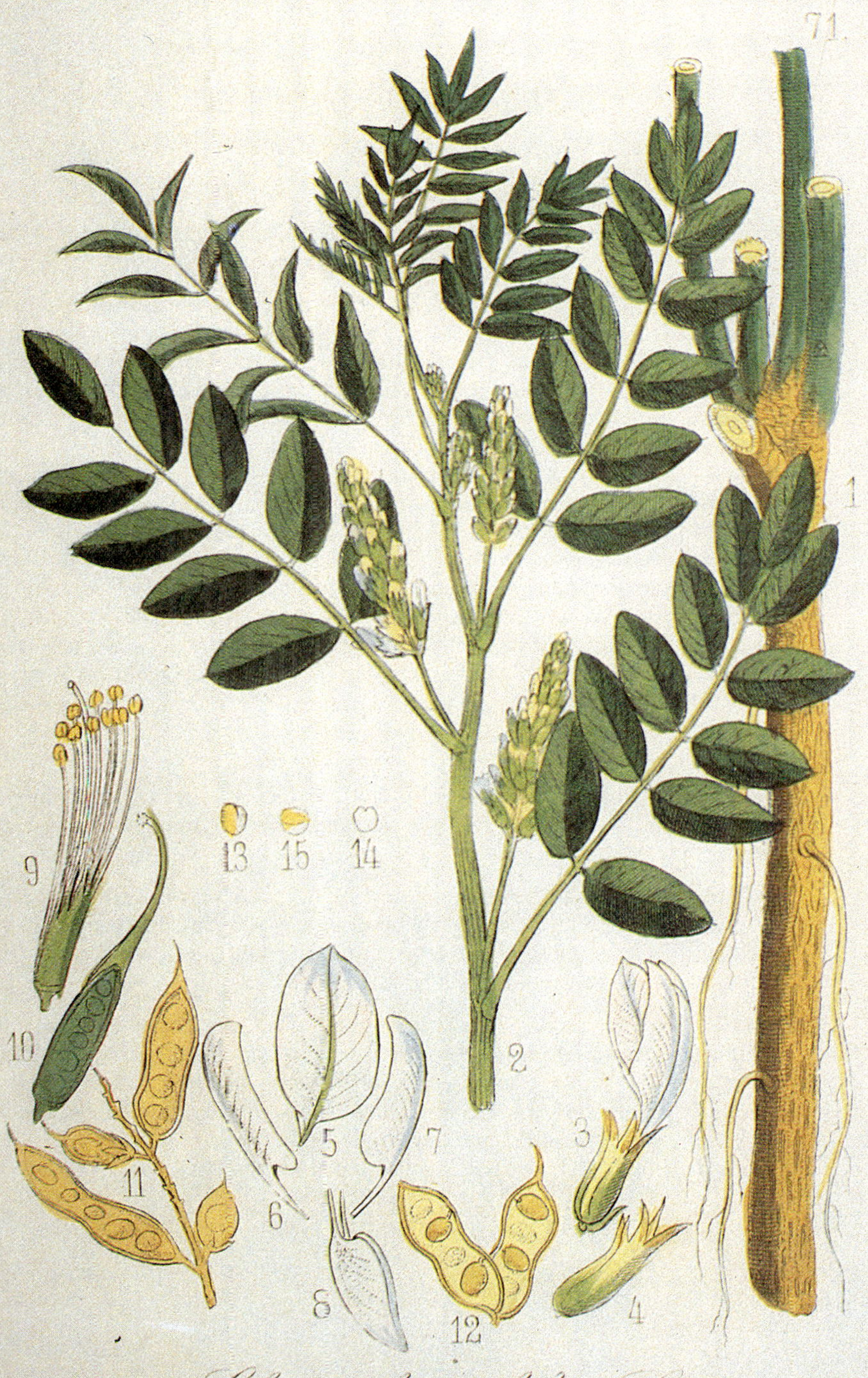

Glycyrrhiza glabra L.

Hamamelis virginiana

Hamamelis, Virginischer Zauberstrauch (Zaubernuß), Hexenhasel

Droge: Hamamelidis Folium (Folia Hamamelidis), Hamamelisblätter; Hamamelidis Cortex (Cortex Hamamelidis), Hamamelisrinde.

Zubereitungen: Extractum Hamamelidis virginianae fluidum, Hamamelis-Fluidextrakt; Extractum Hamamelidis virginianae corticis fluidum, Hamamelisrinden-Fluidextrakt; Aqua Hamamelidis, Hamamelis-Destillat (aus frischen Blättern und Zweigen, fälschlicherweise auch als Hamamelis-Extrakt bezeichnet); meist zur *äußerlichen* Anwendung in Form von Salben, Suppositorien und Puder; das Destillat wird auch *innerlich* verabreicht.

Indikationen: Venenerkrankungen (Hämorrhoiden, Varizen, Ulcus cruris, Phlebitis), Haut- und Schleimhautaffektionen, Verbrühungen, Verbrennungen leichteren Grades, Dekubitus, Brustwarzenentzündung, Analfissuren, Sportverletzungen (Quetschungen, Verstauchungen, Prellungen, Blutergüsse); zur Pflege und zum Schutze trockener, rissiger Haut, Pruritus senilis, bei Sonnenbrand, zur Säuglingspflege, Trockenmassage (Puder), Körper- und Fußpflege; Nasen- und Zahnfleischbluten (Destillat unverdünnt als Tamponade oder zum Spülen); Hamamelis-Präparate werden auch in der Kosmetik gebraucht.

Wirkstoffe: Hamamelitannin-Gerbstoffe, ferner ätherisches Öl, Flavonglykoside, Saponine u.a.; die Gerbstoffe sind im Destillat naturgemäß nicht enthalten.

Eigenschaften: Je nach Zubereitung und Applikation vorwiegend auf das Venensystem gerichtet; ferner granulationsfördernd, entzündungshemmend, durchblutungssteigernd, gefäßabdichtend, tonisierend (Haut), schmerzlindernd, juckreizlindernd, kühlend und blutstillend.

Botanik: Die Heimat des Hamamelis-Strauches ist der Osten Nordamerikas (virginiana = Virginia). Seine Höhe erreicht 5 bis 7 m. Die gelben Blüten öffnen sich spät im Herbst. Sie sind klein und fadenförmig und stehen oft an blattlosen Zweigen in Gesellschaft der vorjährigen haselnußähnlichen Früchte. In unseren Breiten läßt sich Hamamelis gut kultivieren. — In der indianischen Volksmedizin war die Pflanze seit je ein viel gebrauchtes und hochgeschätztes Mittel.

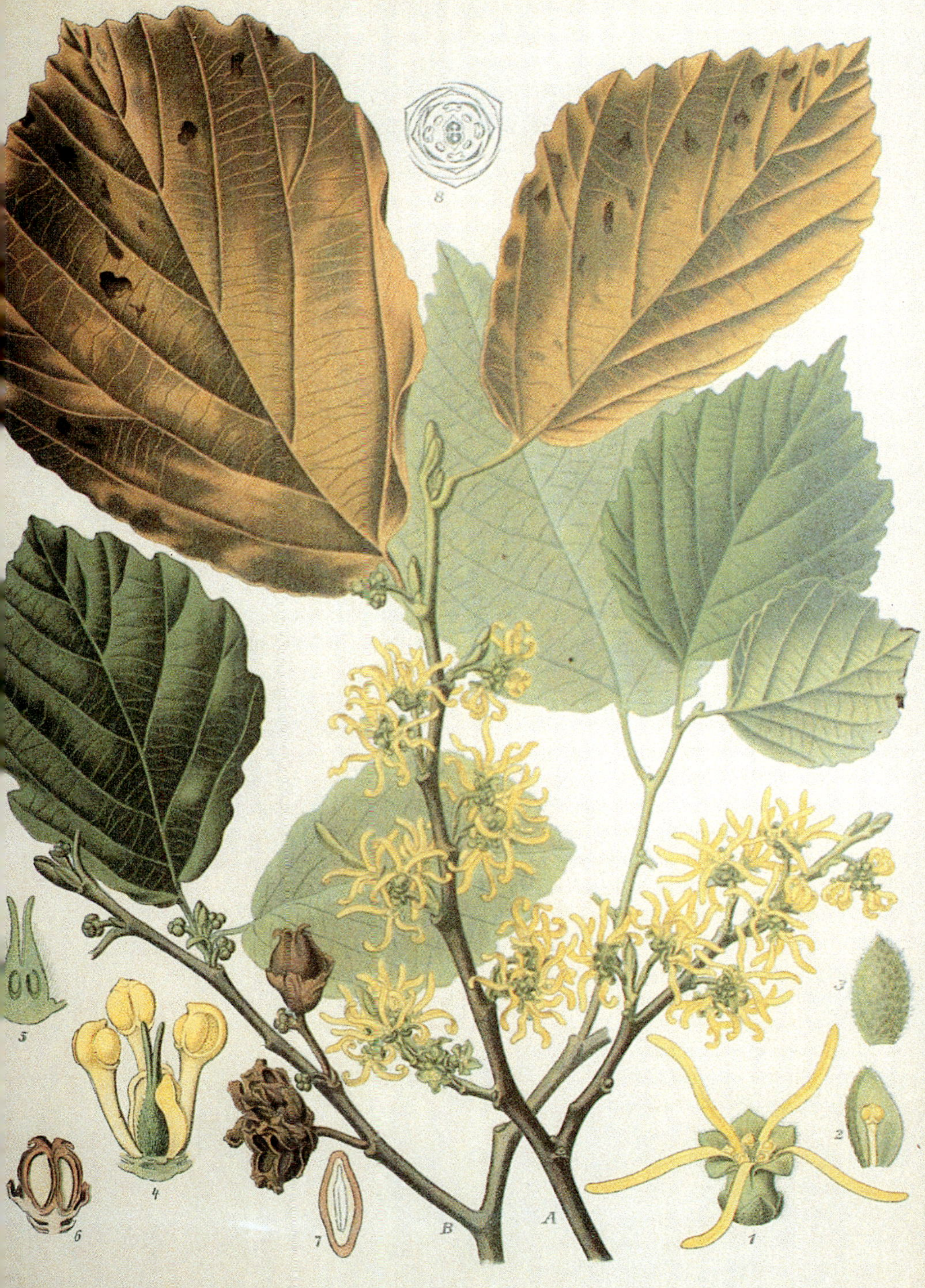

Hamamelis virginiana L.

Haronga madagascariensis

Haronga

Droge: Harongae Cortex (Cortex Harongae), Haronga-Rinde, und Harongae Folium (Folia Harongae), Haronga-Blätter.

Zubereitungen: Auszüge in Form von Tinkturen und Extrakten (Spezialpräparate).

Indikationen: Gastrointestinale Beschwerden, denen keine faßbaren organpathologischen Veränderungen zugrundeliegen; Dyspepsien, Meteorismus, Flatulenz, Aufstoßen, Völlegefühl, gastrointestinaler Symptomenkomplex; Intoleranz gegen süße und schwer verdauliche, fettreiche Kost; Hauterkrankungen gastrointestinaler und hepatischer Genese. — Die klinischen Befunde haben einen stimulierenden Effekt auf die exokrine Pankreasfunktion, eine Steigerung der Magensaft- und säureproduktion sowie des Gallenflusses ergeben. — Zur enzymfreien Therapie von Verdauungsstörungen.

Wirkstoffe: Der Gesamtkomplex an Inhaltsstoffen. Bisher wurden Anthrazenderivate, Leukoanthozyane, hyperizinähnliche Verbindungen, Flavonoide, l-Epicatechin, Phytosteroide u.a. angegeben.

Eigenschaften: In experimentellen Untersuchungen über die Wirkung des Gesamtextraktes auf die Magen-, Leber- und Pankreastätigkeit wurde festgestellt, daß sowohl die Menge als auch der HCl-Gehalt und die Pepsinaktivität zunahmen. Ebenso erhöhte sich die Menge des Darmsaftes. Bei Anlegen akuter Gallen- und Pankreasfisteln wurde eine gesteigerte Gallen- und Pankreassaftproduktion beobachtet. Die spezielle pankreotrope Wirkung der Pflanze ist einmal über den indirekten Weg der Sekretin- und Pankreozyminaktivierung infolge Normalisierung der reduzierten Magensaft- und säureproduktion zu erklären, zum anderen über einen direkten humoralen oder nervalen Weg durch Anregung der noch reaktionsfähigen sezernierenden Drüsenzellen.

Botanik: Haronga ist auf Madagaskar und in Zentralafrika heimisch. Als Arzneipflanze hat sie erst in jüngerer Zeit Bedeutung erlangt. Sie ist immergrün, hat zarte Blätter und doldig angeordnete Infloreszenzen. Charakteristisch sind die kugeligen Früchte. Haronga gehört zur Familie der Johanniskrautgewächse (Hypericaceae). Als Strauch oder Baum erreicht sie 12 m Höhe. — Haronga ist ein afrikanischer Name.

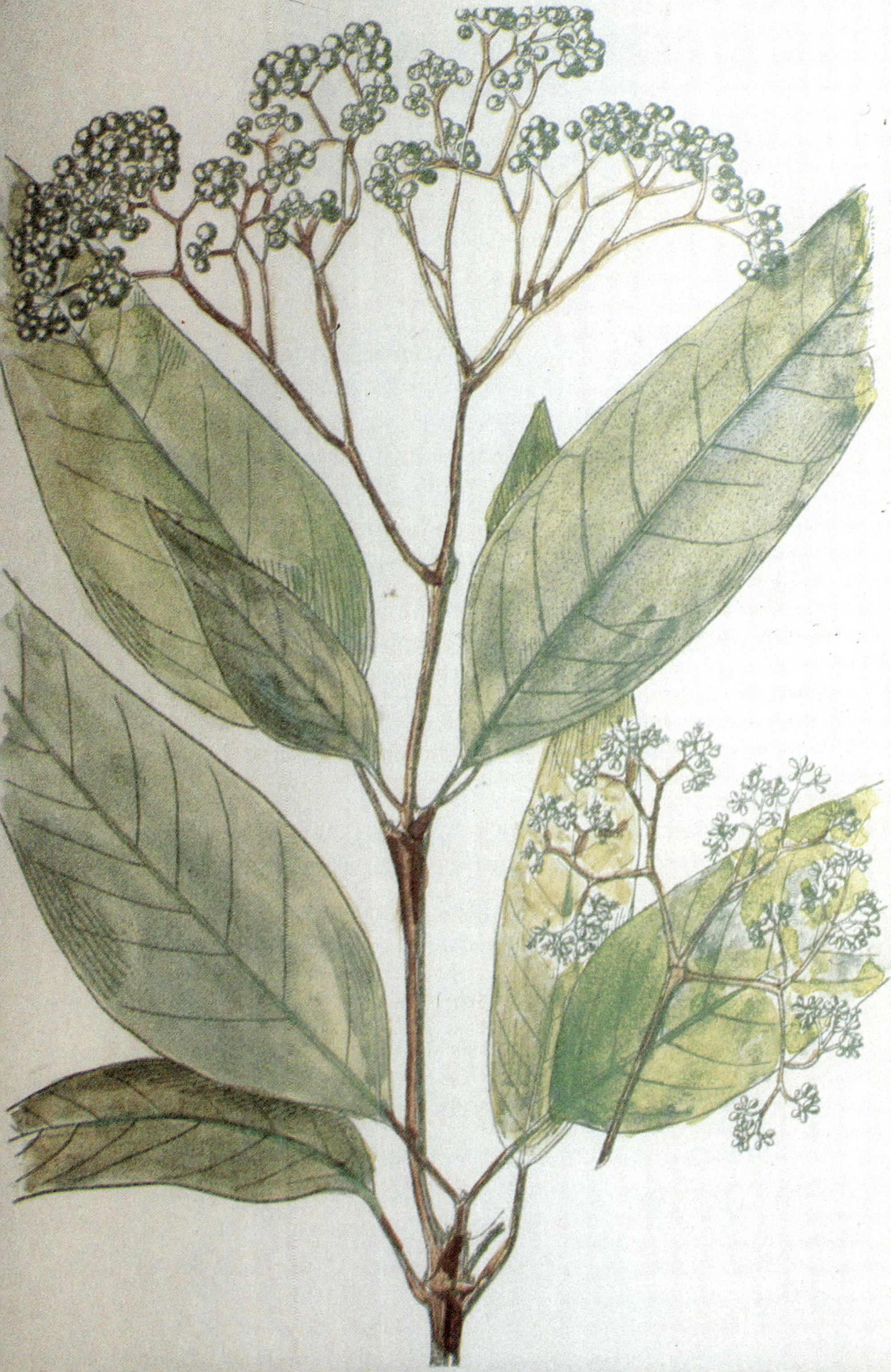

Humulus lupulus

Hopfen

Droge: Lupuli Strobuli (Strobuli Lupuli), Hopfenzapfen, bzw. Lupuli Glandulae (Glandulae Lupuli), Hopfendrüsen, die allgemein als Lupulin (Hopfenmehl) bezeichnet werden.

Zubereitungen: Selten als Tee oder Extrakt (Extractum Lupuli), beides Zubereitungen aus Hopfenmehl; Hopfenmehl kann ohne Präparation messerspitzenweise genommen werden; die Droge ist Bestandteil zahlreicher Teemischungen und Spezialpräparate — sie sind zu bevorzugen — in verschiedenen Arzneiformen (Tropfen, Dragees u. a.).

Indikationen: Allgemeine Nervosität, Unruhezustände, leichte Schlafstörungen, sexuelle Übererregbarkeit, Appetitlosigkeit, nervöse Magenbeschwerden.

Wirkstoffe: Harze mit den Hopfenbittersäuren Humulon und Lupulon, ätherisches Öl, Mineralstoffe, Gerbstoffe, Flavonoide, oestrogenartige Hormone (vor allem im frischen Zustand) u. a.

Eigenschaften: Hopfen ist ein leichtes Sedativum und hat eine dämpfende Wirkung auf die Sexualsphäre, er wirkt appetitfördernd und bis zu einem gewissen Grade antibiotisch. — Hopfenmehl ist im frischen Zustand ein gelbgrünliches, später goldgelb bis braungelb werdendes, klebriges Pulver von stark bitterem und würzig-aromatischem Geschmack. Alte Droge hat einen widerlichen käse- oder baldrianartigen Geruch und ist unwirksam. — Nebenwirkungen sind nicht bekannt.

Botanik: Die Heimat des Hopfens ist Osteuropa. Seit dem 8. Jahrhundert ist er über ganz Mitteleuropa verbreitet. In allen Ländern der gemäßigten Zone wird er heute angebaut (Hopfengärten). Und zwar nur die weiblichen Pflanzen zur Verwendung in der Bierbrauerei und seit dem 19. Jahrhundert auch in der Medizin. Der Hopfen ist zweihäusig und wird vegetativ vermehrt. Die wildwachsende Form ist in feuchtem Gebüsch, in Flußauen, an Hecken und Zäunen ziemlich häufig. Er ist eine kletternde Pflanze, die sich rechtsdrehend an Bäumen und Sträuchern emporwindet. Sie hat 3- bis 5-lappige, scharf gesägte Blätter. Die weiblichen Hopfenblüten entwickeln ohne Bestäubung charakteristische Fruchtzapfen, Strobuli Lupuli, aus denen sich im getrockneten Zustand aus den Deckblättchen Drüsenschuppen, Glandulae Lupuli, das erwähnte Hopfenmehl oder Lupulin, abklopfen lassen. — Der Hopfen gehört zu den Maulbeergewächsen (Moraceae). Die Etymologie von Humulus ist nicht geklärt, der Artname lupulus wird mit lat. lupus (Wolf) in Verbindung gebracht (weil der Hopfen andere Pflanzen umschlingt?).

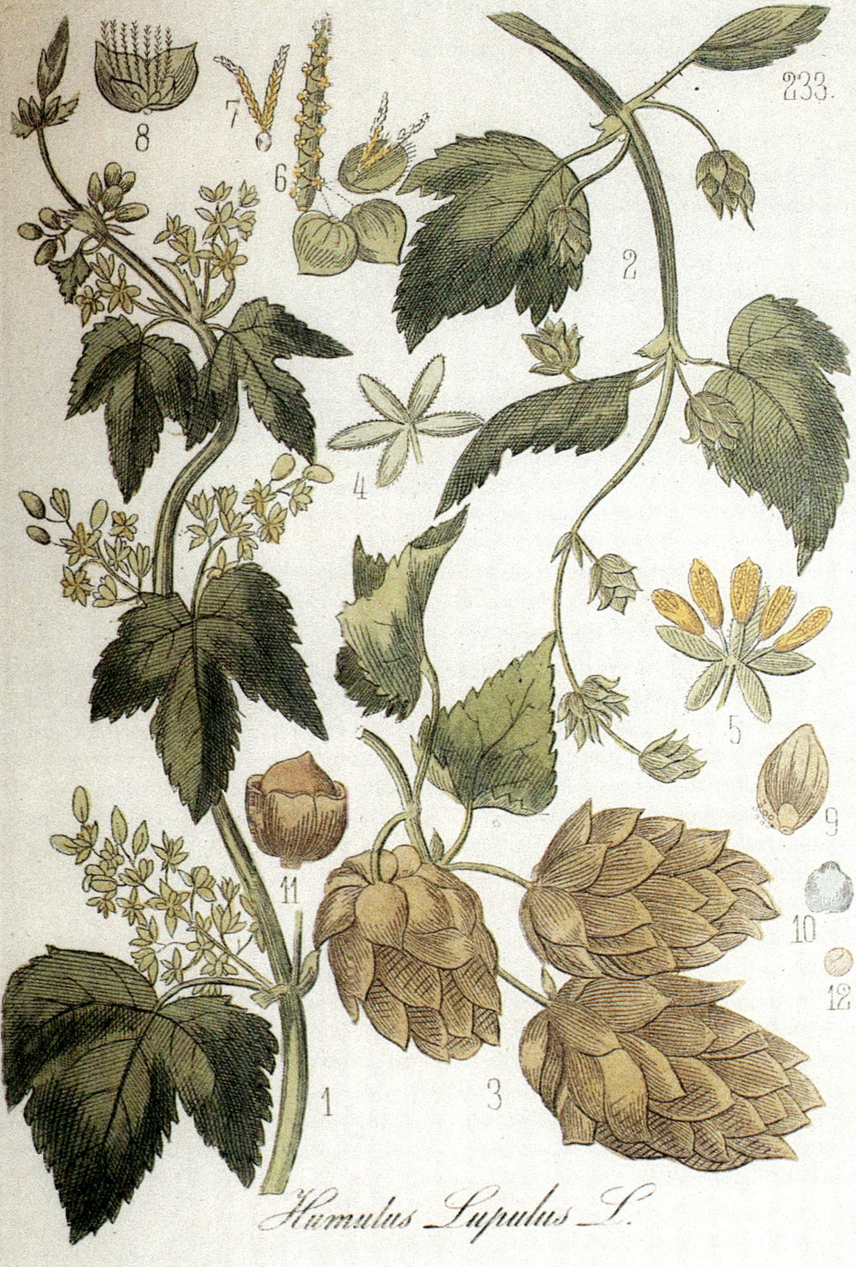

Humulus Lupulus L.

Hypericum perforatum

Johanniskraut, Echtes Johanniskraut, Hartheu, Getüpfeltes Hartheu

Droge: Hyperici Herba (Herba Hyperici), Johanniskraut.

Zubereitungen: Als Tee (Infus) und in Form von Spezialpräparaten; äußerlich als Johanniskrautöl (Oleum Hyperici), auch in Form von Spezialpräparaten (Ölkapseln).

Indikationen: Appetitlosigkeit, Magen-Darm-Katarrhe, Leber- und Gallebeschwerden, Durchfall; nervöse Unruhe, Depressionen, seelische Verstimmung, Konflikt- und „Streß"-situationen, Melancholie, klimakterische Unruhezustände, hormonelle Unterfunktion, Schlafstörungen, Leistungsabfall bei labilen Herz- und Kreislaufverhältnissen; das Öl zur *äußerlichen* Anwendung in Form von Ölverbänden bei alten Wunden, Brandwunden, Ulcera cruris, Furunkeln und Geschwüren, Pyodermien u.a., zur Einreibung bei Rheumatismus, Gicht, Neuralgien und Blutergüssen. Die immer wieder erwähnte Medikation von Johanniskraut bei Enuresis nocturna ist umstritten.

Wirkstoffe: In erster Linie das rot gefärbte Hypericin, weitere rote Dehydroanthrone (Iso- und Protohypericin), sowie verschiedene Flavonoide, wie Hyperosid, Rutin und Quercitrin; ätherisches Öl, Bitter- und Gerbstoffe u.a.

Eigenschaften: Johanniskraut wirkt wundheilungsfördernd, entzündungswidrig und sekretionsanregend, ferner spasmolytisch, antidiarrhoeisch, herz-und kreislaufstützend sowie sedativ, antidepressiv, stimmungsaufhellend und angstlösend. — Die Hypericine haben eine photodynamische (lichtsensibilisierende) Wirkung, die bei den Fertigpräparaten kaum auftritt. Jedoch soll man während der Medikation eine längerdauernde starke Sonnenbestrahlung (ebenso künstliche Höhensonne) meiden. Der Hypericismus, wie die Lichtkrankheit heißt, wurde zuerst beim Weidevieh beobachtet. Hier können die Erscheinungen, vor allem bei hellfarbenen Tieren, dramatische Formen annehmen.

Botanik: Das Johanniskraut — es blüht um „Johanni" — ist eine stattliche, im Wuchs etwas sperrige Pflanze von 60 bis 100 cm Höhe. Auffallend sind die eirund-länglichen Blätter, die auf Grund ihrer Harz- und Ölbehälter im durchscheinenden Licht punktiert („perforiert") erscheinen, ferner die zur Blütezeit in Trugdolden stehenden, goldgelben, sternförmigen Blüten mit zahlreichen gebündelten Staubgefäßen. Die Blumenkronblätter enthalten die erwähnten roten Hypericin-Farbstoffe, die schon beim Zerquetschen mit den Fingern austreten. — Der Name Hypericum ist griechischen Ursprungs (hypereikon, das ist eine Pflanze mit außerordentlichen Heilkräften [nach Meinung der alten Ärzte]?).

45

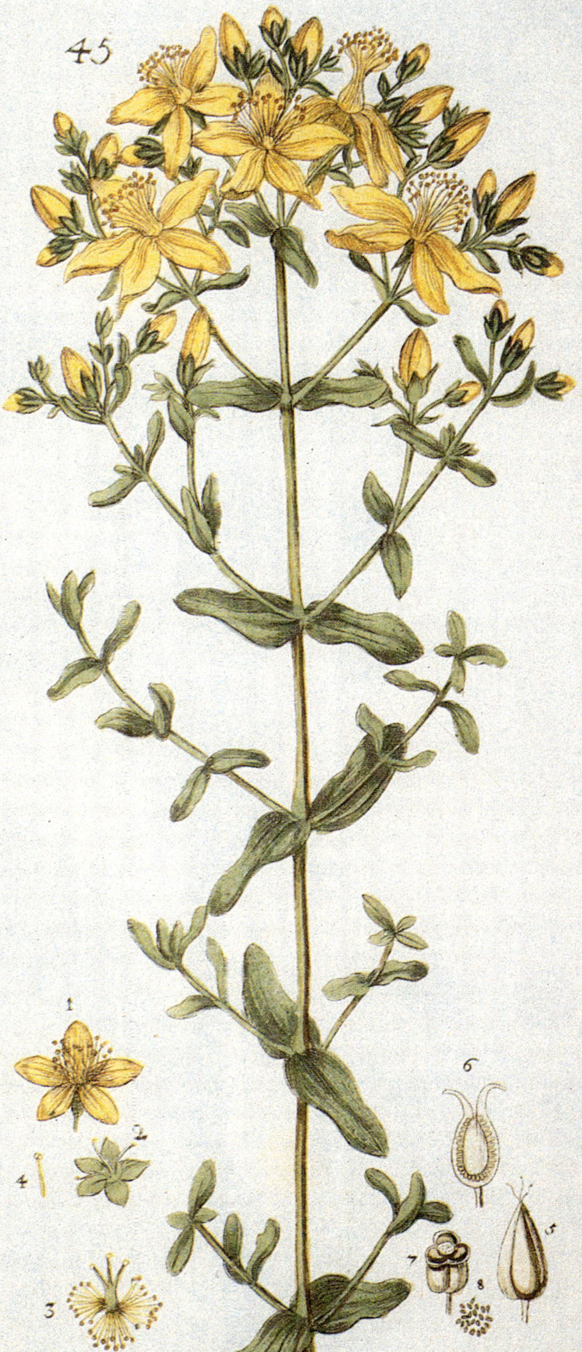

HYPERICVM PERFORATVM

Juniperus communis

Wacholder

Droge: Juniperi Fructus (Fructus Juniperi), Wacholderbeeren mit einem Mindestgehalt von 1% ätherischem Öl.

Zubereitungen: Spezialpräparate zu *innerlichem* Gebrauch, als Tee (Infus), in Form von Teemischungen (Species diureticae u. a.), als Wacholdersaft oder -sirup (Succus bzw. Sirupus Juniperi), auch werden die ganzen, unverarbeiteten Beeren bis zu 10 g täglich, gut gekaut, eingenommen; *äußerlich* das Öl zu Einreibungen als Spiritus (Spiritus Juniperi), Salbe und Liniment sowie als Badezusatz.

Indikationen: Chronische Arthrosen und Gicht, neuralgisch-rheumatische Erkrankungen, Myogelosen, Blasenentzündung, Appetitlosigkeit, Gastropathien (Dyspepsie, Flatulenz u. a.), Neigung zu Erkältungskrankheiten und zur Durchführung von ,,Frühjahrskuren" im Sinne einer ,,Blutreinigung" (hier besonders als Saft/Sirup, der auch in der Kinderpraxis sehr beliebt ist); *äußerlich* bei Rheumatismus, Neuralgien, Hautkrankheiten und zu Bädern.

Eigenschaften: Die Beeren schmecken terpentinartig-harzig-süß. Sie wirken harntreibend, desinfizierend, magenstärkend, appetitanregend und stoffwechselfördernd. Das ätherische Öl, dem die Hauptwirkung der Beeren zugeschrieben wird, hat einen lokal reizenden und durchblutungsfördernden Effekt. Es ist ein Diuretikum, das direkt am Nierenparenchym angreift. Bei entzündlichen Zuständen der Niere sowie bei Nephrosen ist es *kontraindiziert* wie auch alle Zubereitungen aus den Beeren. Eine längere Verabreichung soll auch bei Nierengesunden die Grenze von 6 Wochen nicht überschreiten. In der Gravidität ist ebenfalls *Vorsicht* geboten. Wacholder kann Uteruskontraktionen hervorrufen.

Botanik: Der Wacholder, ein Zypressengewächs (Cupressaceae), ist in ganz Europa anzutreffen. Er steigt bis in die baumlosen Zonen hinauf. Man findet ihn als Unterholz in Wäldern, auf Heiden und trockenen, mageren Hängen. Der säulenförmige Strauch oder Baum wird bis etwa 10 m hoch und erreicht ein Alter von mehreren hundert Jahren. Er ist zweihäusig (es gibt männliche und weibliche Exemplare der Pflanze), hat spitze, harte, nadelförmige, in dreizähligen Quirlen angeordnete Blätter und unscheinbare Blüten. Aus den weiblichen entwickeln sich innerhalb von zwei Jahren blauschwarze Beeren. Der Name Wacholder ist nach dem althochdeutschen Wortstamm als ein Baum zu deuten, der ,,wach", frisch und immergrün ist. Die Ableitung der botanischen Bezeichnung Juniperus ist umstritten. — Die Beeren werden auch als Gewürz und zur Herstellung von Spirituosen (Gin, Genever, Steinhäger) verwendet.

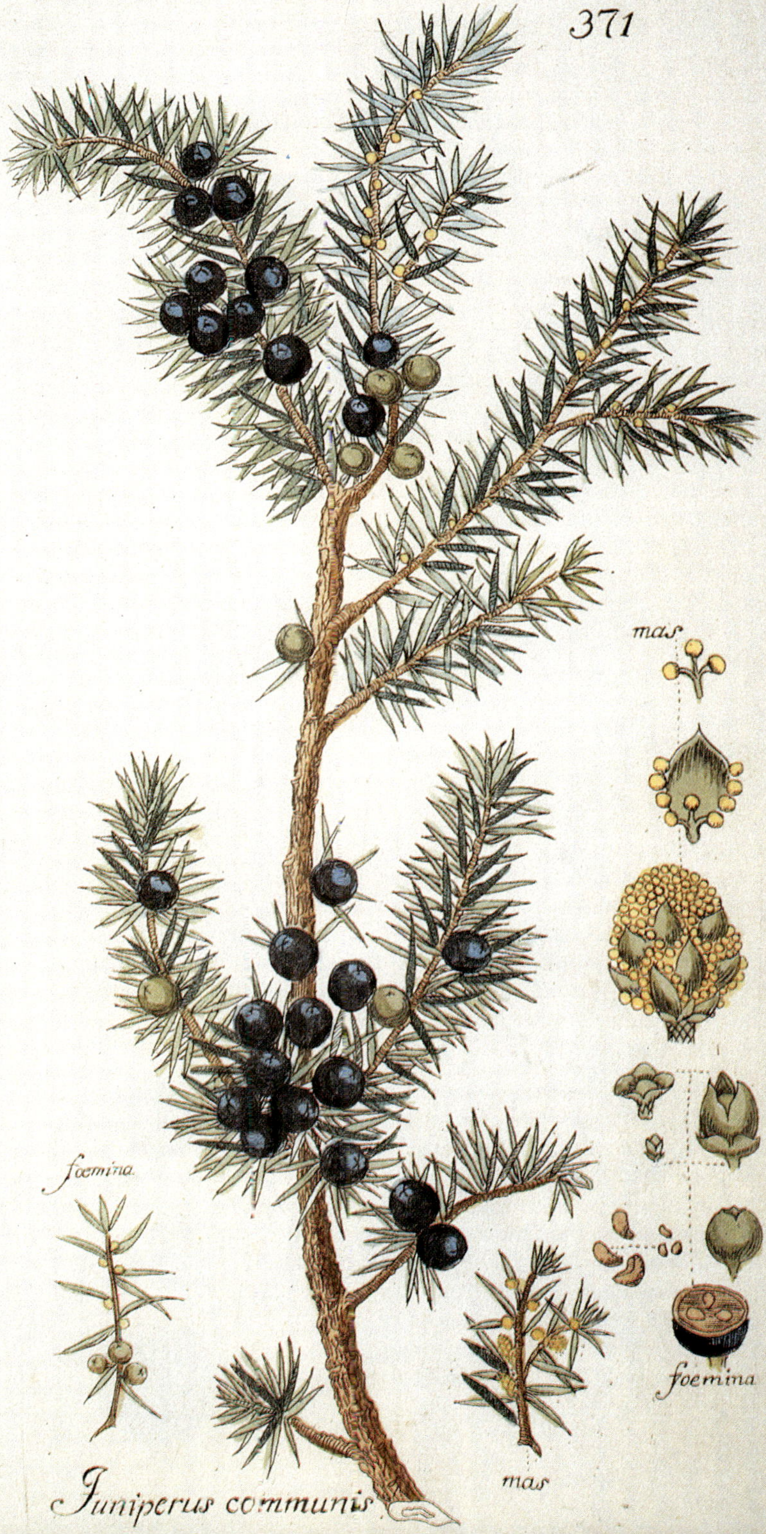
mas
foemina
foemina
mas
Juniperus communis

Linum usitatissimum

Lein, Flachs

Droge: Lini Semen (Semen Lini), Leinsamen; die Samen sind glatt, braun, länglich-eiförmig und nur wenige Millimeter groß.

Zubereitungen: Ohne weitere Verarbeitung *innerlich* der ganze oder gequetschte Samen in Apfelmus, Milch oder Honig sowie als Abkochung zur Schleimbildung (den Samen kalt ansetzen und aufkochen); *äußerlich* ebenfalls der ganze oder gequetschte Samen bzw. Leinsamenmehl oder Preßkuchen (Seminis Lini Placenta) in Form heißer, hyperämisierender Umschläge (Kataplasmen).

Indikationen: *Innerlich* bei chronischer Obstipation, zur unterstützenden Behandlung bei Husten, Heiserkeit, Magen- und Darmkatarrhen, Katarrhen der Nieren- und Harnwege, bei Hämorrhoidalbeschwerden und Gallenblasenentzündungen; *äußerlich* in Form heißer Umschlage (s. o.) bei Geschwüren, Furunkeln, eitrigen Abszessen, Entzündungen, Schwellungen, Magen-Darm-Störungen, Koliken, Rheumatismus und Menstruationsbeschwerden.

Wirkstoffe: Schleim, Eiweiß, reichlich fettes, rasch trocknendes Öl, cyanogene Glykoside, Zellulose, Mineralstoffe u. a.

Eigenschaften: Leinsamen hat, abhängig von den verschiedenen Zubereitungsformen, entzündungshemmende, krampflösende, schmerzstillende, ,,zerteilende'' und abführende Wirkungen. Er ist angenehm im Geschmack, völlig reizlos und unschädlich. Der Anteil an cyanogenen Glykosiden ist unbedenklich, da unter normalen physiologischen Bedingungen keine Blausäure freigesetzt wird oder diese gegebenenfalls durch den körpereigenen Entgiftungsmechanismus ihre Toxizität verliert. Als Stuhlregulans wirkt Leinsamen nur durch den Akt der Füllung. Daher ist er für den Dauergebrauch bei Darmträgheit in besonderer Weise geeignet. — Die Quellungszahl ist (mindestens) 4, d. h. 1 g Leinsamen soll nach Quellung in Wasser ein Volumen von 4 ml einnehmen.

Botanik: Der Lein ist eine uralte Kulturpflanze (lat. usitatissimum = sehr gebräuchlich). Wild wachsend kommt er nicht vor. Die Heimat seiner Ahnen sind sicher die Mittelmeerländer. Er diente vermutlich in ältesten Zeiten zunächst als Faserpflanze (Linum von griech./lat. linea, hier als Faser verstanden). Inzwischen gibt es zwei Zuchtformen, eine, die bevorzugt Fasern, eine andere, die größere Quantitäten Öl liefert. Frisches Leinöl gibt ein gutes Speiseöl (Linol-und Linolensäure) ab, das auch für die Diätpraxis Bedeutung hat. Ansonsten spielt das Öl in der Technik eine große Rolle. Der Lein wird über 1/2 m hoch, hat einen dünnen, aufrechten Stengel mit schmalen, lanzettlichen Blättern. Die himmelblauen, zarten Blüten haben je fünf Blumenkron-, Kelch- und Staubblätter. Die Familie des Leins sind die Leingewächse (Linaceae).

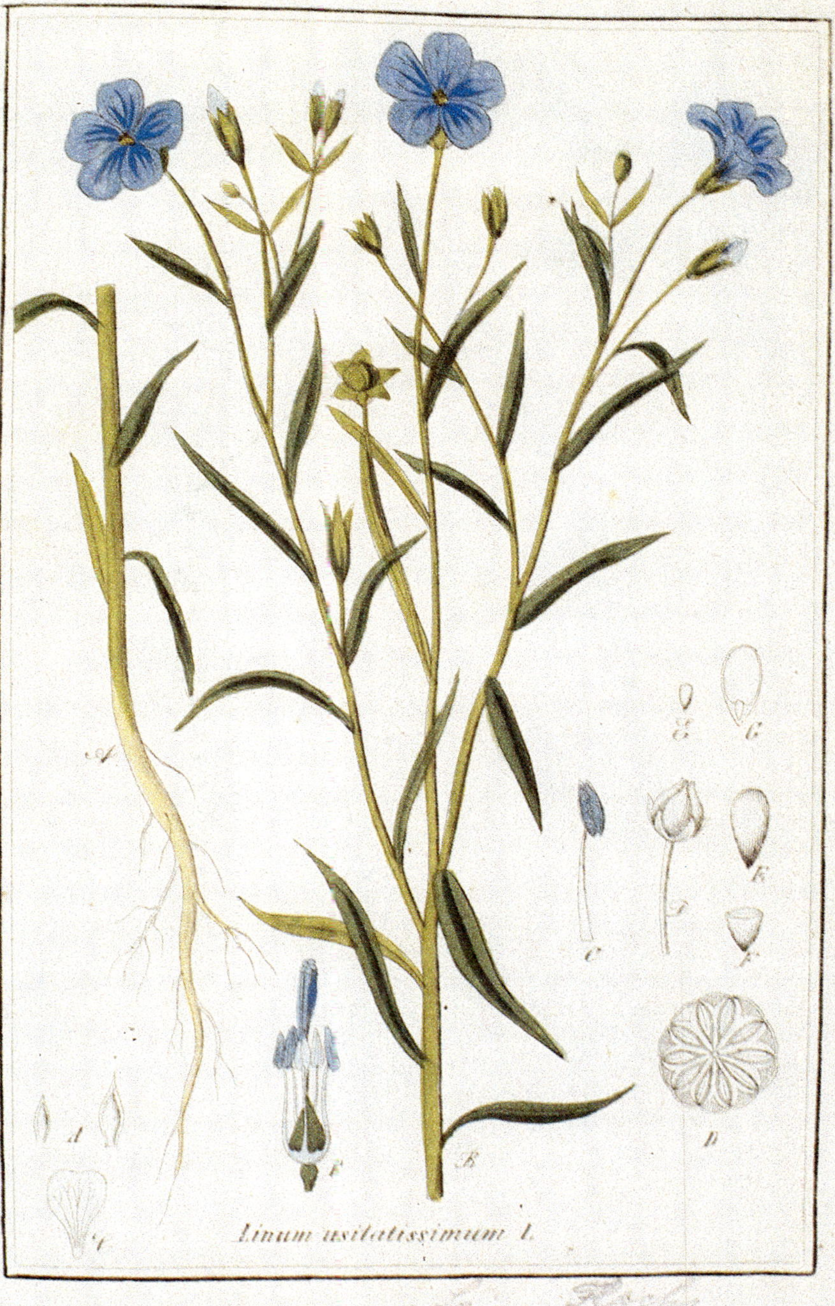

Lein Flachs

Lycopus

Lycopus virginicus, Virginischer Wolfsfuß (Wolfstrapp), *Lycopus europaeus,* Ufer-, Gemeiner Wolfsfuß (Wolfstrapp), Europäischer Wolfsfuß

Droge: Es werden die frischen, blühenden Pflanzen (ohne Wurzel) verarbeitet (Herba Lycopi recens).

Zubereitungen: Spezialpräparate (Tropfen, Tabletten, Frischsaft).

Indikationen: Die Lycopus-Arten sind Spezifika bei Hyperthyreosen leichteren Grades mit tachykarden Störungen, Übererregbarkeit, Unruhe und Reizbarkeit, Schweißneigung und Schlaflosigkeit; ferner sind die Pflanzen angezeigt bei vegetativer Dystonie mit thyreoidaler Beteiligung, Hyperhydrosis thyreoidaler Genese, prämenstrueller Mastodynie und bei klimakterischen Beschwerden.

Wirkstoffe: Es wird ein Gemisch von Derivaten der Dehydrodikaffeesäure und der Hydroxydihydrokaffeesäure angenommen, das früher als Lithospermsäure bezeichnet wurde. Die Wirkstoffe sind ziemlich instabil, was bei der Aufbereitung berücksichtigt werden muß.

Eigenschaften: Beide Lycopus-Arten sind therapeutisch als gleichwertig zu betrachten. Sie haben eine thyreostatische, aber keine strumigene Wirkung, hemmen die Thyreotropinstimulierung der Schilddrüse, senken deren Jodspeicherungsfähigkeit bei leichten Hyperthyreosen und senken den Grundumsatz. — Lycopuspräparate müssen individuell dosiert werden, die Ansprechbarkeit ist verschieden, wie die Erfahrungen zeigen auch regional (Nord-, Süddeutschland). Auch ist eine längere Verabreichung erforderlich. Die Verträglichkeit der Zubereitungen ist gut.

Botanik: Lycopus virginicus ist heimisch in Nordamerika (Artbezeichnung in Anlehnung an Virginia). Die Pflanze wächst vorzugsweise auf feuchten Böden, vor allem in Uferwaldungen. Die europäische Art, Lycopus europaeus, siedelt sich ebenfalls gern an stehenden oder langsam fließenden Gewässern an. Beide sind Lippenblütler (Lamiaceae/Labiatae). Blattform — gegenständig und tief gesägt — und Blütenstand — kleine, weiße Blüten in dichten Scheinquirlen in den Blattachseln — sind ähnlich. Abweichend sind die auffallend violett gefärbten Blattunterseiten der amerikanischen Art. Die Höhe der Pflanzen beträgt etwa 1 m. Lycopus (griech. = Wolfsfuß) heißen die Pflanzengattungen wahrscheinlich wegen der tief eingeschnitten, zehenförmigen Blätter. — Im Bild Lycopus europaeus.

XIV. 1

64. Labiatae.

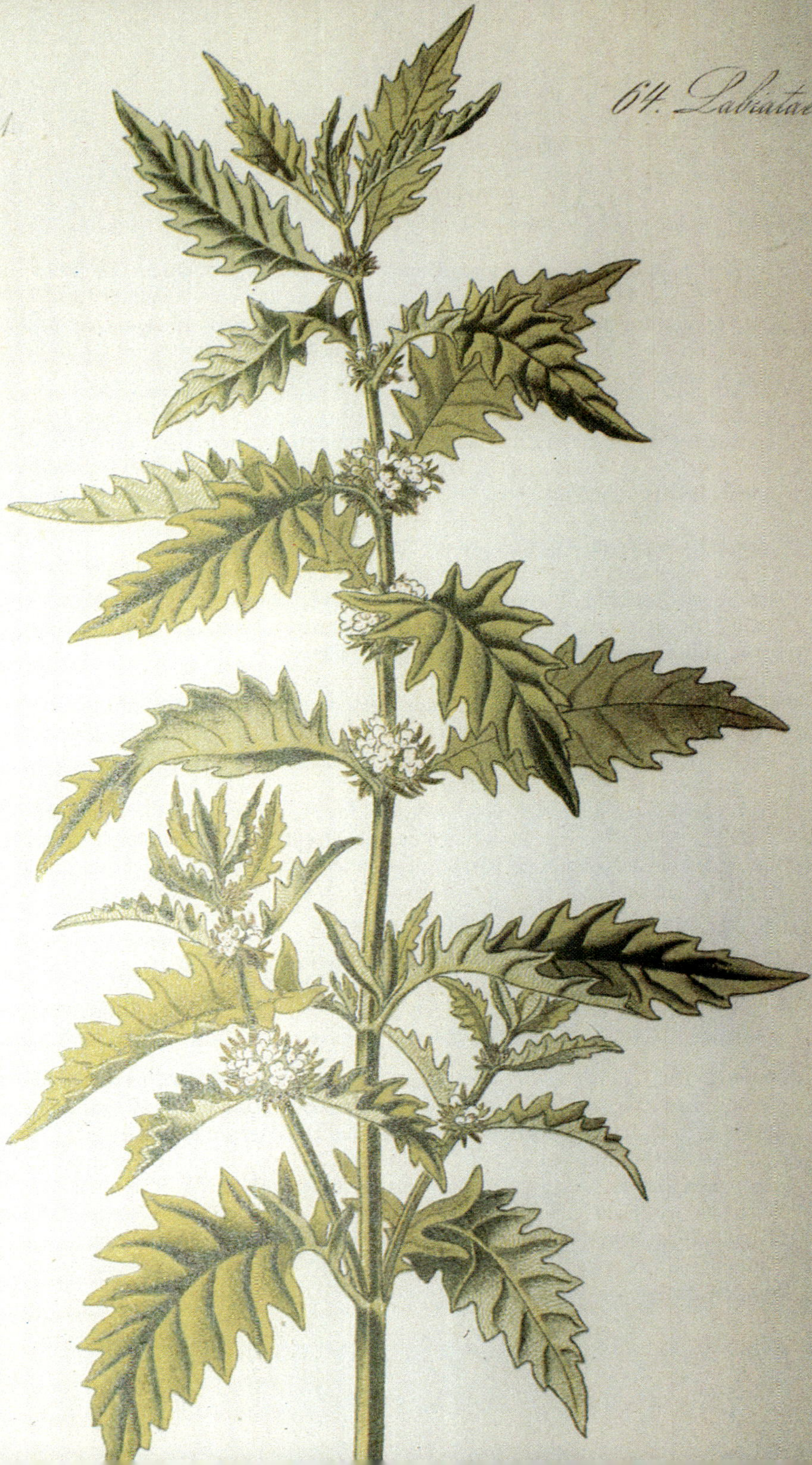

Matricaria chamomilla

Kamille, Echte Kamille

Droge: Chamomillae Flos (Flores Chamomillae), Kamillenblüten. Die Blüten haben einen hohlen Blütenboden, den typischen aromatischen Kamillengeruch und würzig-bitteren Geschmack. Sie müssen rasch getrocknet und vor Licht und Feuchtigkeit geschützt aufbewahrt werden. Bei längerer Lagerung erleiden die Blüten starke Wirkstoffverluste.

Zubereitungen: Vielfach *innerlich* als Tee (Infus), Tinktur (Tinctura Chamomillae) und Extrakt (Extractum Chamomillae fluidum), wie auch Spezialpräparate; zur *äußerlichen* Anwendung in Form von Salben, Spülungen, Dampfinhalationen, Bädern, Umschlägen.

Indikationen: Wunden, Geschwüre, Hämorrhoiden, Mastitis, Intertrigo, Erkrankungen des Magen-Darm-Traktes (Gastritis, Enteritis u. a.) und der Gallenwege (Spasmen), Blähungen, Dysmenorrhoe, Entzündungen der Mundhöhle, des Rachens, Kehlkopfes, der Bronchien, der Nase und Nebenhöhlen u. a., Entzündungen der Haut und Schleimhäute.

Wirkstoffe: Das ätherische Öl (Oleum Chamomillae) ist der Hauptträger der Wirkung. Es ist dickflüssig und blau gefärbt. Die blaue (= span. azul) Farbe hat dem wichtigsten Bestandteil des Öls, dem Chamazulen, den Namen gegeben. Chamazulen entsteht bei der Aufbereitung der Droge aus Proazulen, einer farblosen Vorstufe. Chamazulen ist ein Kohlenwasserstoff mit einem Cyclopentanocycloheptanring. Weiterer Bestandteil des Öls ist α-Bisabolol, dem vor allem der fungizide und antipeptische Effekt zugeschrieben wird. Flavonglykoside und Kumarine schließlich tragen zum Wirkungsbild der Droge nicht unwesentlich bei.

Eigenschaften: Die Kamille hat vor allem antiphlogistische, spasmolytische, granulationsfördernde und karminative Wirkungen. Diese sind seit langer Zeit bekannt. Hinzu kommen nach neueren Untersuchungen entgiftende, fungistatische bzw. fungizide, desodorierende und antipeptische Eigenschaften.

Botanik: Die Kamille gehört zur großen Familie der Korbblütler (Asteraceae/Compositae). Sie wächst in ganz Europa als Ackerunkraut, an Wegrändern, auch auf Brachfeldern und Schuttplätzen. Ähnlich ist die Falsche oder Geruchlose Kamille (Matricaria inodora), die an den gleichen Standorten anzutreffen, aber therapeutisch wertlos ist. Die Gattungsbezeichnung Matricaria von lat. matrix (= Mutter, Gebärmutter) weist auf alten Gebrauch der Pflanze hin. Die Kamille wurde schon in der Antike bei Menstruationsbeschwerden benutzt. Zu Chamomilla von griech. chamai melon = niedriger Apfel: frische Blüten riechen nach Äpfeln.

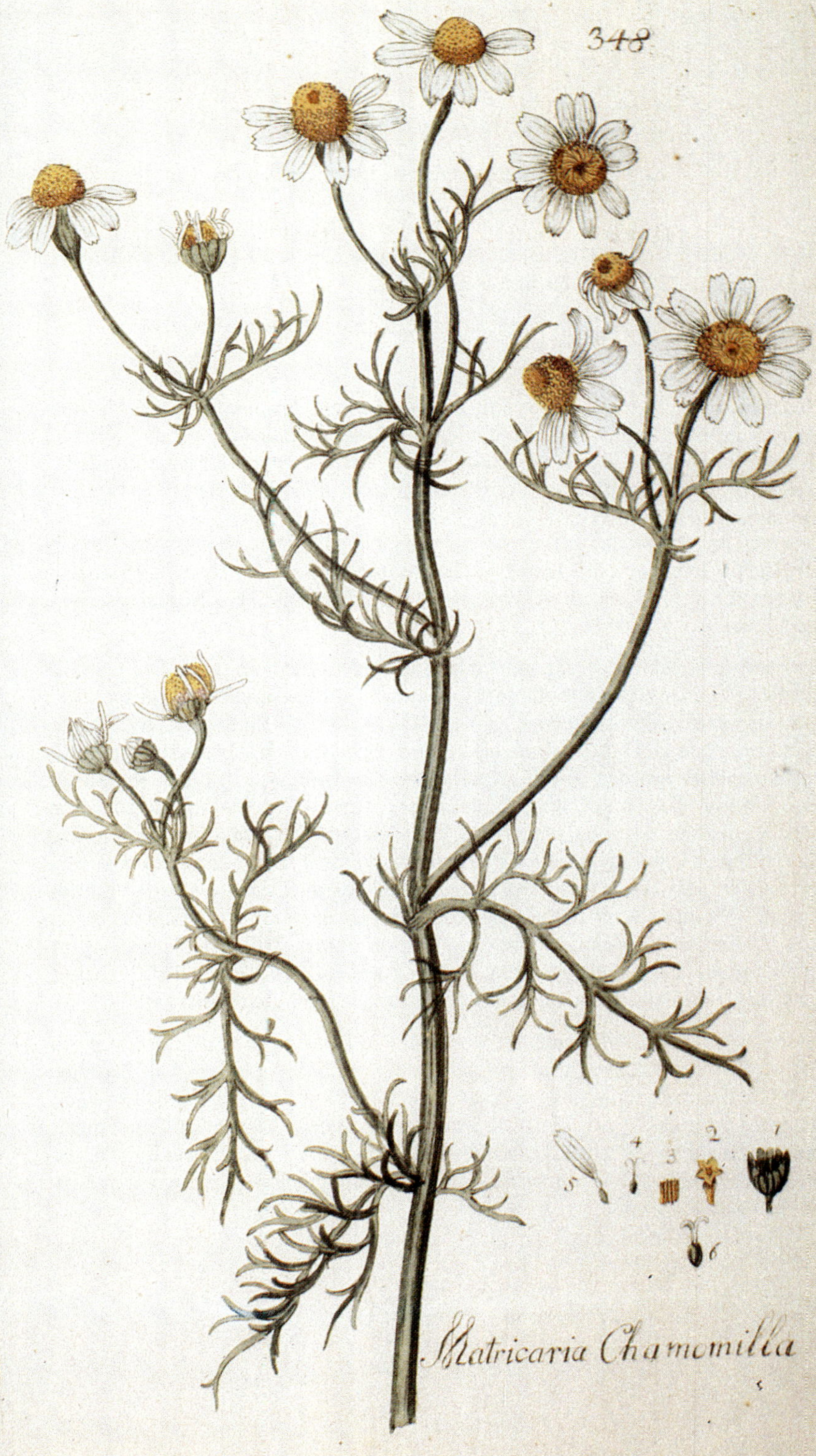

Matricaria Chamomilla

Melilotus officinalis

Echter Steinklee, Gelber Steinklee, Honigklee

Droge: Meliloti Herba (Herba Meliloti), Steinkleekraut; die gleiche Droge liefert auch der Hohe Steinklee, Melilotus altissimus.

Zubereitungen: Spezialpräparate, auch zur parenteralen Applikation (i.v., i.m.).

Indikationen: Variköser Symptomenkomplex, Thromophlebitis, postthrombophlebitisches Syndrom, Thromboseprophylaxe, Ulcus cruris, lymphatische Stauungen nach operativen Eingriffen, nächtliche Wadenkrämpfe und Brachialgien, posttraumatische und postoperative Wundschmerzen.

Wirkstoffe: In erster Linie Kumarin (Benzo-α-pyron), in der frischen Pflanze in glykosidischer Bindung als Melilotosid; ferner Melilotin, ein Kumarinderivat, und Flavone.

Eigenschaften: Melilotus-Extrakte haben neben hämodynamischen und lymphokinetischen Effekten antiphlogistische und antiödematöse Eigenschaften. Kumarin fördert den zentripetalen Lymphfluß und die Makrophagentätigkeit. Durch die gesteigerte Aufnahme und den proteolytischen Abbau rückgestauter Plasmaproteine werden eiweißreiche Ödeme vermindert. Mit der Reduktion dystopen Eiweißes ist auch eine Senkung des Wasser- und Elektrolytgehaltes im Gewebe meßbar. Flavone steigern die Kapillarresistenz und setzen gleichzeitig die Gefäßpermeabilität herab. In feuchtem, verdorbenen Steinkleekraut wird Kumarin in toxisches Dikumarol umgebildet, das durch kompetitive Verdrängung des Vitamins K zu diffusen inneren Blutungen führt und schließlich zum Tode. Diese Beobachtungen haben zur Einführung des Dikumarols in die Antikoagulantien-Therapie beigetragen. Kumarin selbst ist gut verträglich. Es besitzt keine Kontraindikationen, auch Nebenwirkungen sind nicht bekannt.

Botanik: Melilotus officinalis ist verbreitet auf sonnigen Unkrautfluren, an Weg- und Ackerrändern, in Steinbrüchen und auf Schuttplätzen. Der Steinklee gehört zur Familie der Schmetterlingsblütler (Papilionaceae), wird bis 1 m hoch, hat einen kantigen, aufsteigenden Stengel, 3-zählige Blätter und in langen, lockeren Trauben stehende gelbe Schmetterlingsblüten (Bienenweide). Die getrocknete Pflanze riecht nach Waldmeister (Kumarin). — Alte Arzneipflanze seit der Antike.

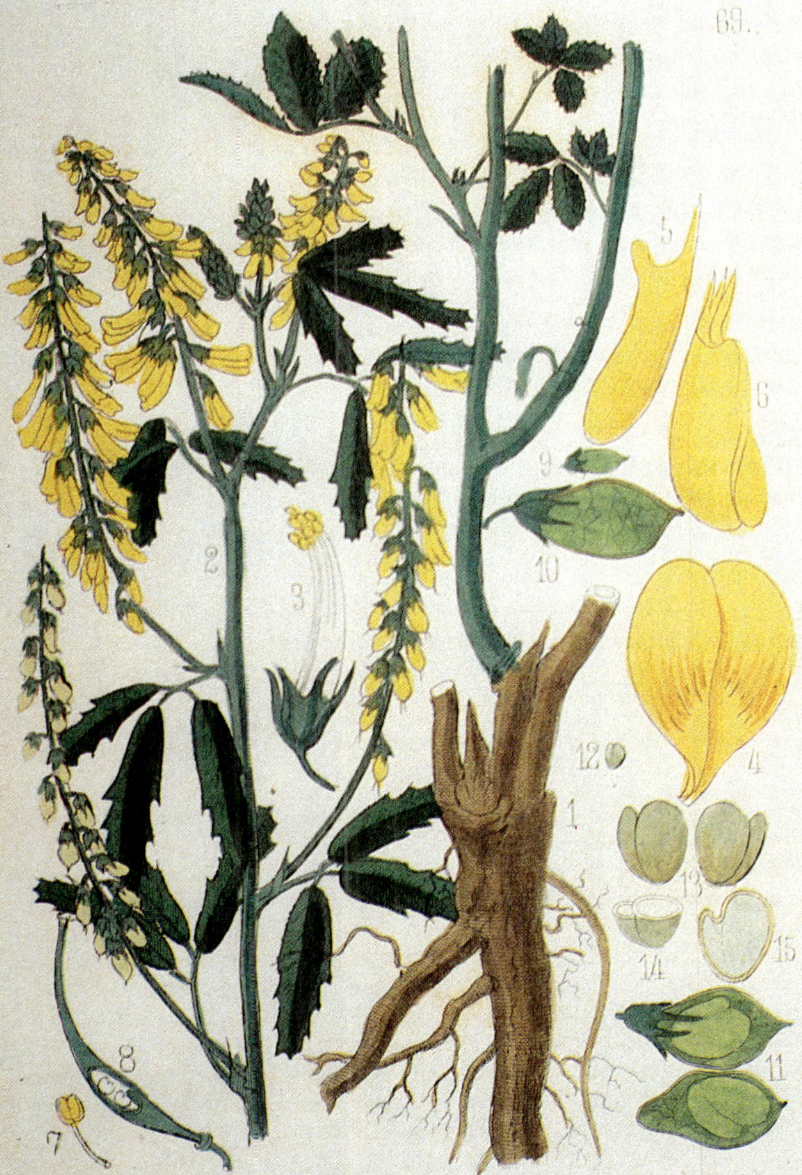

Melilotus officinalis Desr. M. Petitpierrana Rchb.

Melissa officinalis

Melisse, Zitronenmelisse

Droge: Melissae Folium (Folia Melissae), Melissenblätter; Mindestgehalt an ätherischen Ölen 0,05%. Die Blätter verlieren im Laufe der Zeit an Wirksamkeit, sie sollen nicht älter als ein Jahr sein.

Zubereitungen: Spezialpräparate; als Tee (Aufguß); Karmelitergeist (Spiritus Melissae compositus), Zitronell-Spiritus (Spiritus Citronellae/Spiritus Melissae) enthalten kein Melissenöl, sondern das ähnliche Zitronell-Öl (Oleum Citronellae/Oleum Melissae indicum) aus Zitronellgras (Cymbopogon nardus). Der landläufige ,,Melissengeist" dagegen enthält neben ätherischen Ölen anderer Pflanzen auch Anteile an Melissenöl. Alle diese spirituösen Zubereitungen werden *innerlich* und *äußerlich* gebraucht.

Indikationen: Nervöse Erregbarkeit, Unruhe, Schlafstörungen, nervöse Herzbeschwerden und Magenirritationen, grippale Infekte, Kopfschmerzen, Migräne, Dysmenorrhoe und klimakterische Beschwerden sowie sonstige nervöse ,,Unpäßlichkeiten", *äußerlich* zu Einreibungen bei Nervenschmerzen, Rheumatismus, Muskelkater, Zahnschmerzen, Zahnfleischentzündungen u. a.

Wirkstoffe: Hauptwirkstoff der Melisse ist das ätherische Öl, Oleum Melissae, mit den Komponenten Citronellal, Citral, Citronellol, Linalool und Geraniol; ferner Triterpensäuren, Rosmarinsäure, Flavonoide, Gerbstoffe u. a.

Eigenschaften: Melisse ist vorwiegend ein Nervinum, ein ,,Phyto-Tranquillizer". Sie wirkt sedativ, spasmolytisch und antibakteriell.

Botanik: Melisse ist ein Lippenblütler (Lamiaceae/Labiatae) von aromatischem, zitronenartigen Geruch und Geschmack. Sie hat eiförmige, schwach behaarte und am Rande gekerbte Blätter. Die Lippenblüten sind weiß, sie stehen in den oberen Blattachseln. Die Pflanze erreicht eine Höhe von etwa 50 cm. Seit der Antike ist sie in medizinischem Gebrauch. Beheimatet ist die Melisse in den Ostprovinzen des Mittelmeergebietes. Erst seit dem Mittelalter wird sie diesseits der Alpen als Heilpflanze, Gewürz- und Duftkraut angepflanzt. Als einer der ersten hat Paracelsus im 16. Jh. nachdrücklich auf den therapeutischen Wert der Melisse hingewiesen, später im 17. Jh. waren es die Karmeliter. Heute ist die Pflanze ein verbreitetes, viel gebrauchtes Arzneimittel in zahlreichen Zubereitungen. Ihr Name Melissa (griech. = Biene) deutet daraufhin, daß sie schon frühzeitig als ,,Bienenfutterpflanze" gegolten hat.

226

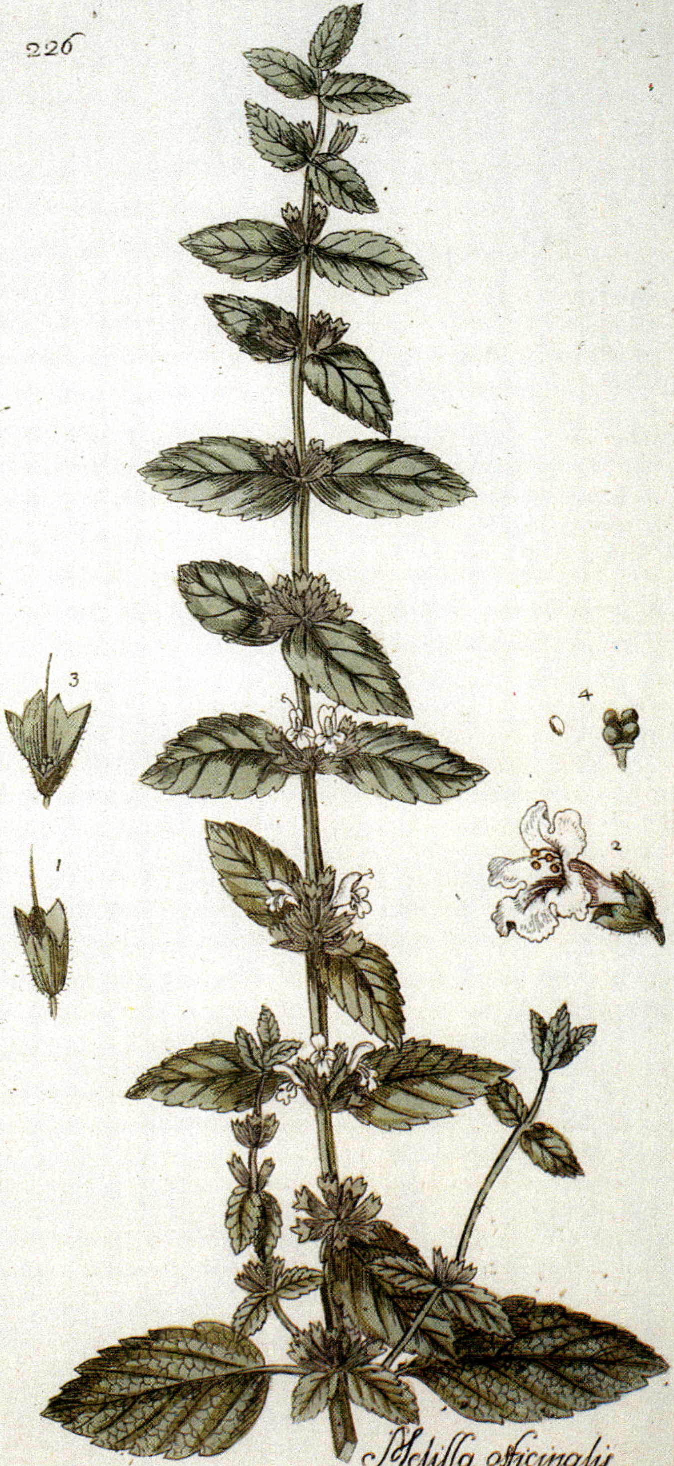

Melissa officinalis

Mentha piperita

Pfefferminze

Droge: Menthae piperitae Folium (Folia Menthae piperitae), Pfefferminzblätter.

Zubereitungen: Meist als Tee (Aufguß), auch aus frischen Blättern, die besonders aromatisch sind; ferner wird das ätherische Öl und dessen Hauptbestandteil Menthol in verschiedenen Zubereitungsformen therapeutisch genutzt; Spezialpräparate.

Indikationen: Appetitlosigkeit, Dysfunktionen im Leber-Galle-Bereich, akute und chronische Magen-Darm-Katarrhe, Gärungszustände, Blähungen, Übelkeit, Leibschmerzen und Erbrechen. — *Äußerliche* Anwendung von Pfefferminzöl- und Menthol-Präparaten bei Migräne, Neuralgien, Juckreiz und Schnupfen in Form von Einreibungen, Salben und Balsamen.

Wirkstoffe: Ätherisches Öl, Oleum Menthae piperitae, mit dem Hauptbestandteil Menthol (Mentholum), Gerb- und Bitterstoffe, Flavonoide, Triterpensäuren u. a.

Eigenschaften: Die Wirkung der Pfefferminzblätter weicht wegen der Begleitstoffe etwas von der des ätherischen Öls bzw. des Menthols ab. Sie ist bei Übereinstimmung der Grundrichtung der Komponenten physiologischer und umfassender. Als Ganzes wirkt die Pfefferminze, abhängig von der Konzentration der Wirkstoffe, spasmolytisch, choleretisch und cholekinetisch, antiphlogistisch, antiseptisch und antibakteriell. Bei der äußerlichen Anwendung des Menthols wird besonders sein kühlender und anaesthesierender Effekt auf Haut und Schleimhäute offenbar. *Säuglingen und Kleinkindern darf Menthol in keiner Form verordnet werden.* Es besteht u. a. Erstickungsgefahr.

Botanik: Die Pfefferminze (minze/mentha ist griech./lat. Ursprungs, lat. piper = Pfeffer) kommt als botanisches Individuum in der Natur nicht vor. Sie ist ein Bastard verschiedener Elternteile und wird deshalb vegetativ vermehrt, um die Aufspaltung in die — wirkstoffärmeren — Grundarten zu verhindern. „Vorfahren" sind die Wasserminze, Mentha aquatica, und die Grüne Minze, Mentha spicata. Aus der Vereinigung haben sich verschiedene Formen der Pfefferminze entwickelt, die nach Habitus, Geschmack und Ölgehalt differieren. Mutterland der Pfefferminze ist England. Kulturen finden sich heute in allen Ländern der gemäßigten Zone. — Die Pfefferminze ist ein Lippenblütler (Lamiaceae/Labiatae) mit ästigen Stengeln und oberirdischen Ausläufern. Die etwa 50 cm hohe Staude hat auffallend rot-violett gefärbte Teile oder ist auch rein grün. Violette Blüten stehen in dichten Scheinähren an den Zweigenden. Die ganze Pflanze riecht stark nach Menthol.

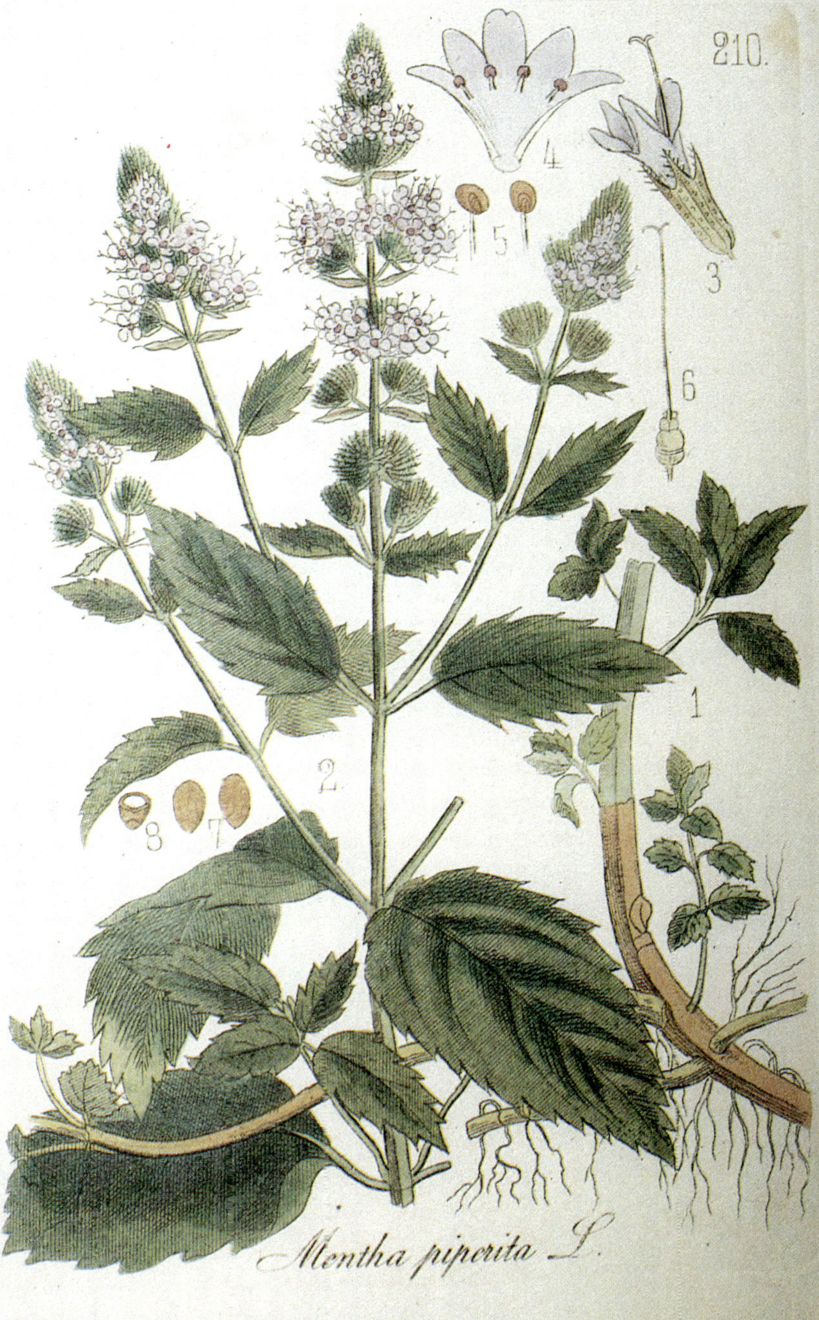
210.
1
2.
3
4
5
6
7
8
Mentha piperita L.

Panax ginseng

Ginseng

Droge: Ginseng Radix (Radix Ginseng), Ginseng-Wurzel. Neben Panax ginseng ist als Lieferant der Wurzel auch die amerikanische Panax quinquefolius zugelassen. Die Droge kommt je nach Präparierung als Roter oder Weißer Ginseng in den Handel. Die ,,menschenähnliche'' (= chinesisch gin-seng) Wurzel ist möhrenförmig, ca. 2 cm dick, mehr oder weniger verzweigt und bis 20 cm lang.

Zubereitungen: Standardisierte Spezialpräparate.

Indikationen: Zur Steigerung psychischer, physischer und geistiger Leistungsfähigkeit; als Tonikum, Roborans und Aphrodisiakum; in der Geriatrie zur Revitalisierung; bei Streß-Situationen u. a. Die Wirkung der Ginseng-Extrakte ist zum Teil noch umstritten. Doch lassen neuere pharmakologische und klinische Prüfungen daran kaum noch Zweifel, wenn auch die Erwartungen sicher nicht zu hoch geschraubt werden dürfen. Voraussetzung für einen therapeutischen Effekt sind in erster Linie eine qualitativ einwandfreie Droge aus ,,echten'' Ginseng-Wurzeln und eine galenisch zuverlässige Herstellung der Extrakte. Ginseng-Wurzel unterliegt vielen Verfälschungen.

Wirkstoffe: Die Hauptwirkung wird Saponinen zugeschrieben, die sich aus mindestens 10 Einzelverbindungen, Panaxosiden oder Ginsenosiden, zusammensetzen. Von diesen sind im wesentlichen Panaxadiol und Panaxatriol zu nennen. Ferner wurden Phytosterole, Aminosäuren, Mineralstoffe, Vitamine des B-Komplexes, organische Säuren u.a. festgestellt.

Eigenschaften: Ginseng-Extrakte haben eine blutdruckregulierende, cholesterinsenkende, gonadotrope, gefäßerweiternde und allgemein eine vitalisierende, aktivierende, zentralstimulierende Wirkung. Nachgewiesen wurde ferner eine Anregung und Förderung der RNS- und Proteinsynthese sowie des Kohlenhydratstoffwechsels der Leber und des Abbaus an Fettgewebe.

Botanik: Panax ginseng ist eine uralte Pflanze Ostasiens. Sie wird heute in Nordchina, Südrußland, in Korea und Japan kultiviert. In der chinesischen Volksmedizin spielte sie seit ältesten Zeiten eine beherrschende Rolle als ,,Allheilmittel'' (= Panax). Wie der amerikanische Ginseng ist Panax ginseng ein Efeugewächs, eine Araliacee. Die Ginseng-Pflanzen sind Stauden mit ahornförmig geteilten Blättern und einfachen efeuähnlichen Blütendolden.

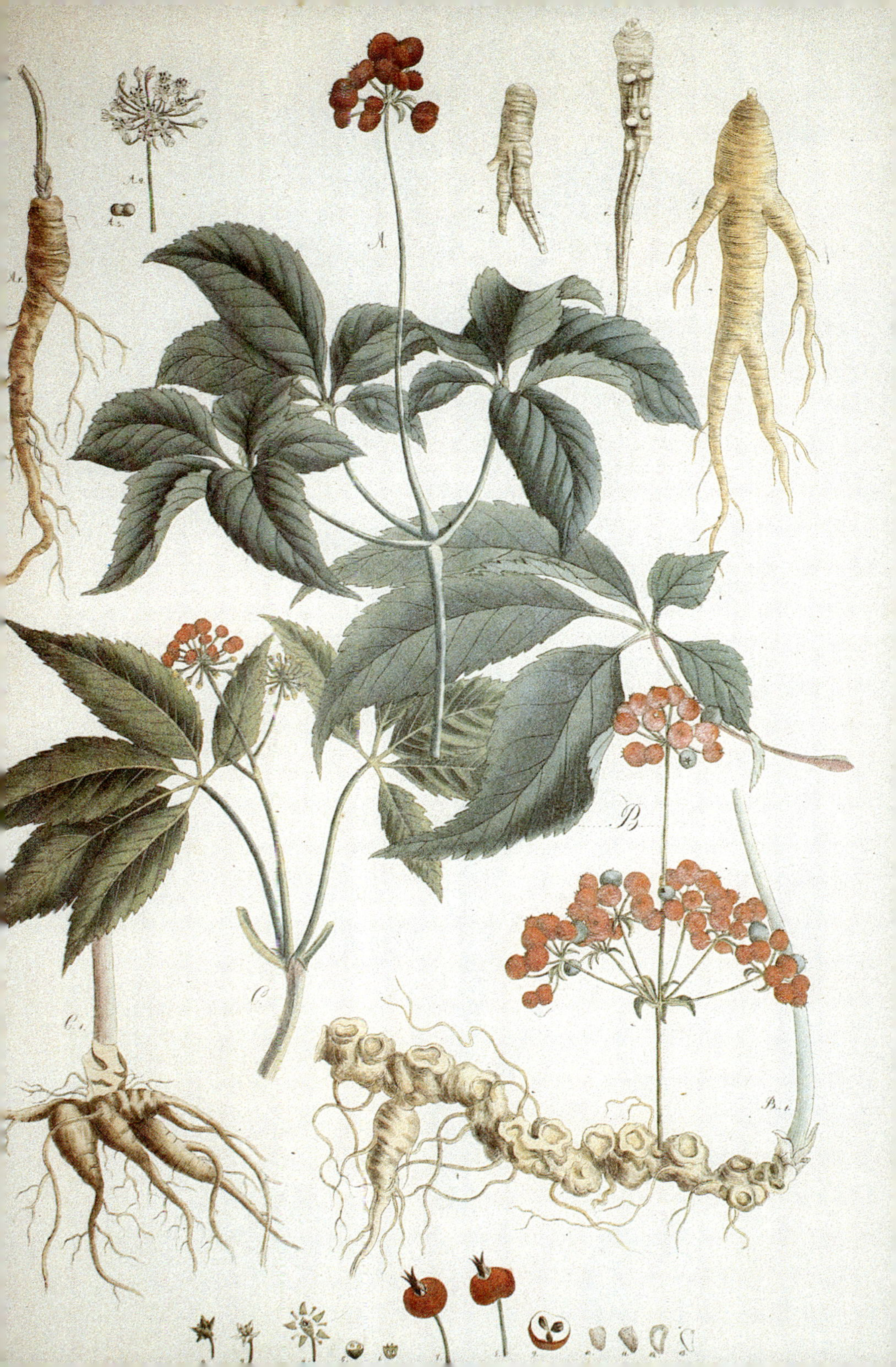

Papaver somniferum

Schlafmohn

Droge: Opium, das ist der durch Anschneiden unreifer Mohnkapseln gewonnene, an der Luft getrocknete Milchsaft.

Zubereitungen: Opii Extractum (Extractum Opii), Opium-Extrakt (20% Morphin); Opii Tinctura (Tinctura Opii), Opium-Tinktur (1% Morphin); ferner als Reinalkaloide: Morphin (Morphium), Codein und Papaverin in verschiedenen Arzneiformen (Tabletten, Lösungen, Ampullen u. a.).

Indikationen: Opium-Zubereitungen vor allem bei schweren Durchfällen; Morphin ist *das* Schmerzmittel schlechthin, schwere Gallen- und Nierensteinkoliken, heftige Wundschmerzen stehen im Vordergrund; Codein bei akutem und chronischem Reiz- und Krampfhusten; Papaverin bei Spasmen der Gallenwege, des Magen-, Darm- und Urogenitaltraktes.

Wirkstoffe: Opium enthält über 30 Alkaloide. Morphin ist das wichtigste. Von den weiteren Alkaloiden haben lediglich Codein und Papaverin praktische Bedeutung. An Nebenstoffen im Opium sind Eiweiß, Harze, Kautschuk, Zucker, Enzyme u. a. zu nennen.

Eigenschaften: Die Wirkung des Opiums ist von der des Morphins verschieden. Sie ergibt sich aus den synergistischen und antagonistischen Eigenschaften der Gesamtalkaloide. Opium wird vor allem zur Ruhigstellung des Darmes benutzt. Morphin hat zentral-analgetische, zentral-beruhigende und hypnotische Wirkungen. Das peripher angreifende Papaverin vorwiegend spasmolytische. Ihm fehlen narkotische Effekte. Morphin wirkt bereits in therapeutischen Dosen euphorisierend, die Suchtgefahr ist groß (Rauschgift). Antidot bei drohender Atemlähmung (akute Vergiftung) sind Allyl-Normorphin und Weckamine. Codein wirkt ähnlich wie Morphin. Sein analgetischer Effekt ist aber geringer wie auch die euphorisierende Wirkung. Es wird vorrangig zur Dämpfung des Hustenzentrums verwendet.

Botanik: Die Heimat des Schlafmohns ist der Orient. Er wird heute in der Türkei, in Indien, Jugoslawien, Rußland und anderen Ländern angebaut. Die Pflanze wird bis 1,50 m hoch, hat weiße bis violette Blüten und große gelappte Blätter. Die Mohnkapseln bergen zahlreiche kleine Samen (Ölgewinnung). Der Schlafmohn (lat. somnifer = schlafbringend) ist im Orient seit der Antike Arznei- und Genußmittel. Der einheimische Klatschmohn (Papaver rhoeas) enthält kein Morphin. — Papaver ist ein alter römischer Name. Seine Herkunft ist nicht gesichert.

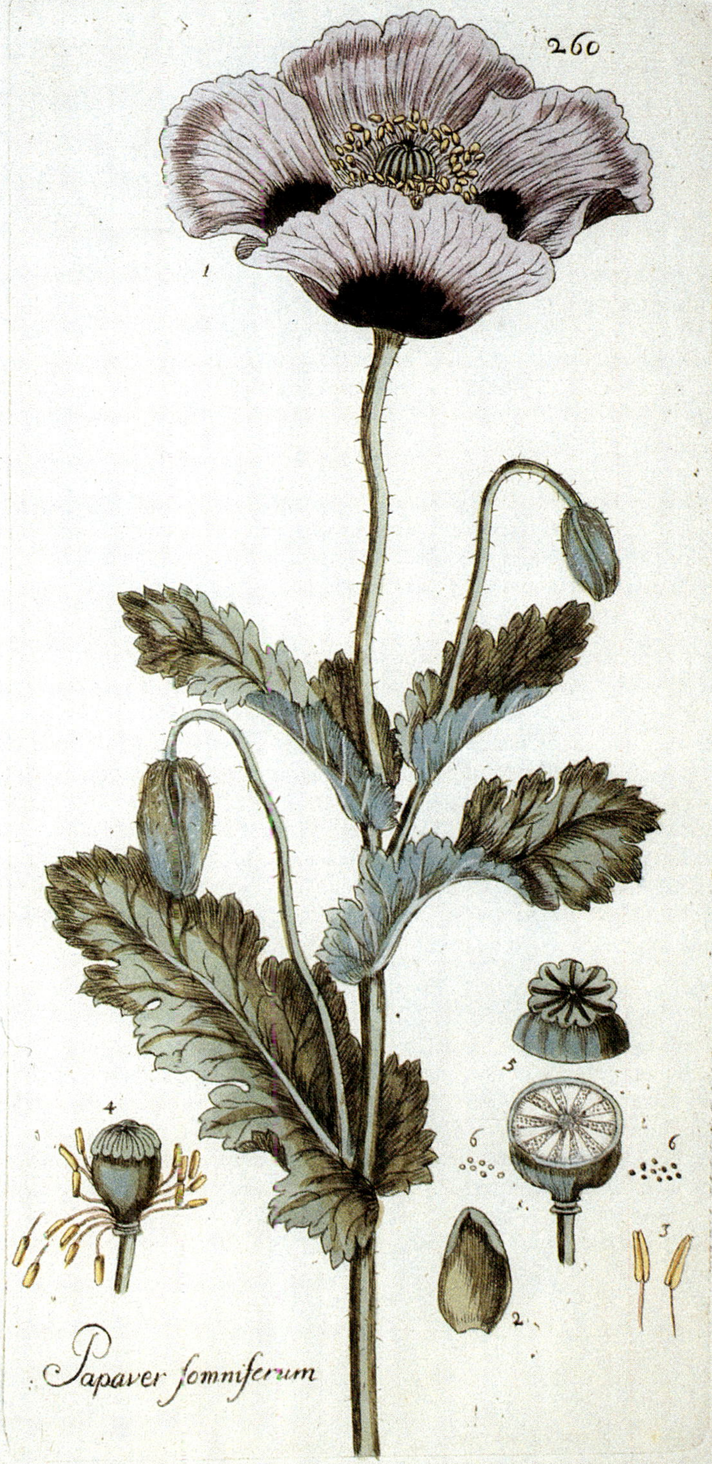

Papaver somniferum

Passiflora incarnata

Passionsblume, Fleischfarbene (lat. incarnatus) Passionsblume

Droge: Passiflorae Herba (Herba Passiflorae), Passionsblumenkraut.

Zubereitungen: Spezialpräparae; am günstigsten scheinen Frischpflanzenzubereitungen zu wirken.

Indikationen: Angst, Unruhe, depressive und neurotische Zustände, Einschlafstörungen, Schlaflosigkeit infolge nervöser Unruhe und Reizbarkeit, klimakterische Erregungszustände, vegetativ-nervale Alterationen im Säuglings- und Kindesalter.

Wirkstoffe: Das chemische Bild der Pflanze ist erst in seinen Umrissen zu zeichnen. Es werden neben Flavonoiden in geringen Mengen vorkommende Alkaloide der Harman-Reihe angegeben. Sie zählen zu den Indolalkaloiden, die sich vom Tryptophan ableiten. Ferner wurden Sterine, Gerbstoffe, Aminosäuren u.a. aufgefunden.

Eigenschaften: Durch ihre beruhigenden, schmerz- und krampfstillenden Wirkungen ist die Passiflora ein bewährtes Tagesdesativum. In dieser Eigenschaft fördert sie auch die Schlafbereitschaft und behebt leichtere Schlafstörungen. Über die pharmakologischen Zusammenhänge liegen noch keine näheren Angaben vor. — Passiflora-Auszüge sollen hoch dosiert und kurmäßig genommen werden. Sie benötigen bis zum vollen Wirkungseintritt einige Tage Anlaufszeit, eignen sich daher weniger zur Dämpfung akuter Erregungszustände. Sie sind jedoch durchaus geeignet, in vielen Fällen im Laufe der Zeit die Rolle mancher Tranquillantien zu übernehmen, Einsicht und Geduld des Patienten vorausgesetzt. Passiflora-Präparate sind völlig nebenwirkungsfrei. Auch bei längerer Verabreichung besteht keine Gewöhnungs- und Suchtgefahr.

Botanik: Die Fleischfarbene Passionsblume ist im südlichen Nordamerika und Mexiko heimisch. Sie läßt sich in wärmeren Gegenden Süd- und Südwestdeutschlands gut kultivieren. Die merkwürdige, bizarre Blüte hat der Pflanze den Namen gegeben. Ersten spanischen Missionaren erschienen die Blütenteile gleichnishaft als die Marterwerkzeuge der Passion Jesu. Die Gattung Passiflora in der Familie der Passionsblumengewächse (Passifloraceae) umfaßt etwa 400 Arten. Die Früchte der meisten sind eßbar. Bei uns bekannt geworden ist die Maracuja. Ihr Saft zählt zu den wohlschmeckendsten der Tropen. — Im Bild eine „Passions-Blum" aus „Neues Blumenbuch" der Maria Sibylla Merian, Nürnberg 1680.

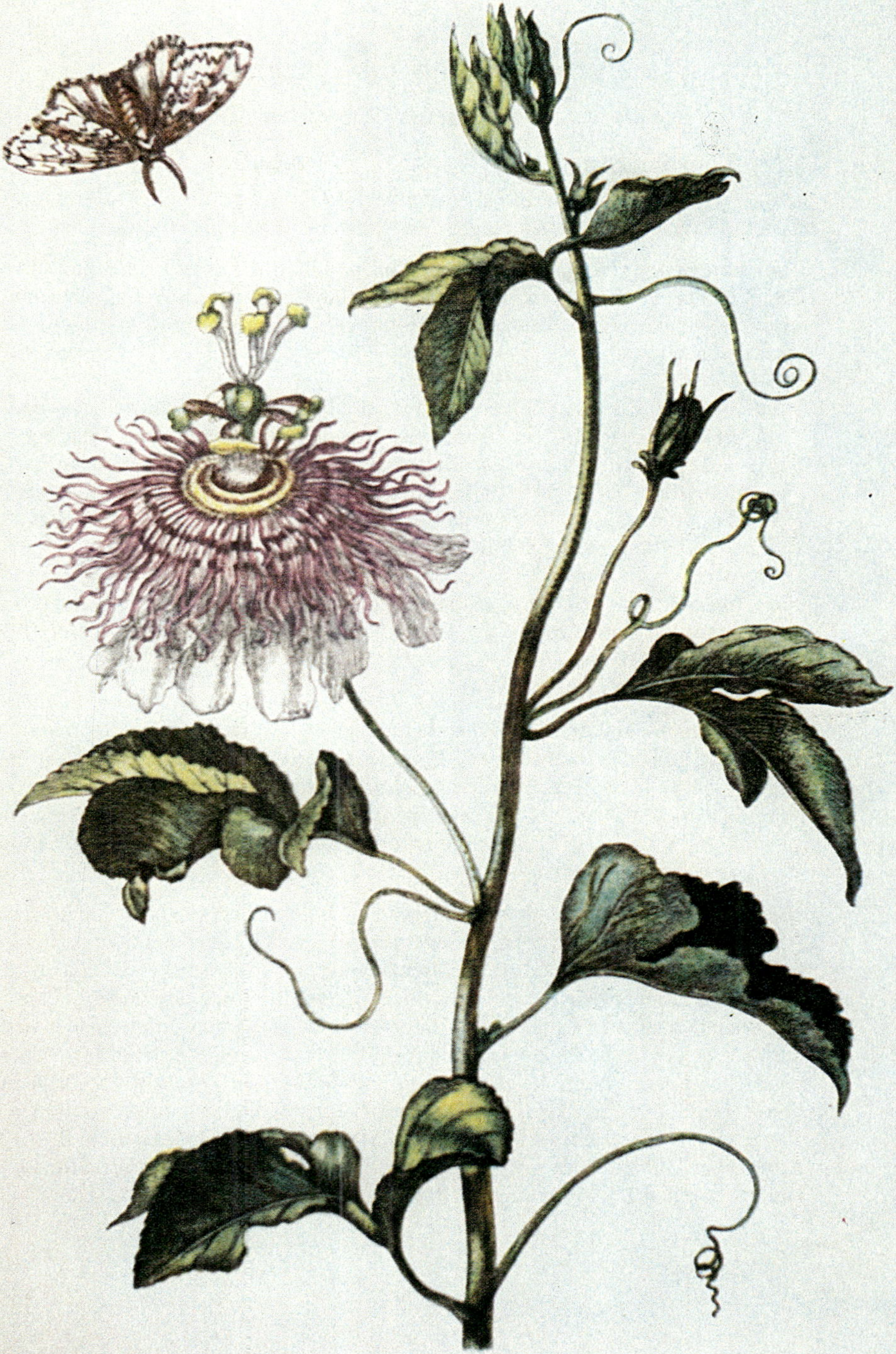

11

Pinus mugo ssp. pumilio

Latschenkiefer, Bergkiefer, Krummholz, Legföhre

Droge: Oleum Pini pumilionis, Latschenkiefernöl; es wird durch Wasserdampfdestillation aus den frischen Nadeln und jüngeren Zweigspitzen gewonnen.

Zubereitungen: Spezialpräparate (meist in Kombination mit anderen ätherischen Ölen) in Form von Salben, Balsamen, Inhalationen, Nasentropfen, alkoholischen Lösungen, Aerosolen und Badeextrakten, auch das pure ätherische Öl wird gebraucht.

Indikationen: Zu Inhalationen und Einreibungen bei entzündlichen Prozessen der Luftwege (Husten, Bronchitis, Laryngitis, Tracheitis und Pharyngitis) und Asthma; in Form von Bädern, Umschlägen und Einreibungen bei rheumatischen und neuralgischen Erkrankungen, schlecht heilenden Wunden, Perniones, Ulcera cruris u.a. sowie bei Erschöpfungszuständen, Übererregbarkeit, Vasolabilität, Durchblutungsstörungen u.a.

Wirkstoffe: Ätherisches Öl; es enthält über 50% α- und β-Phellandren und etwa gleiche Mengen Bornylazetat (der Träger des typischen „Fichtennadelgeruchs") sowie α- und β-Pinen.

Eigenschaften: Oleum Pini pumilionis ist eine dünnflüssige, farblose bis hellgelbe, angenehm balsamisch riechende Flüssigkeit. Das Öl wirkt expektorierend, antiseptisch und hyperämisierend. Latschenkiefernöl wird ähnlich angewendet wie Terpentinöl, ist diesem aber hinsichtlich seiner Verträglichkeit überlegen. Vor allem Inhalationen von Terpentinöl können zu schweren Nierenschädigungen führen. Terpentinöl wird (aus Terpentin) von verschiedenen anderen Pinus-Arten gewonnen.

Botanik: Die Pinus-Art mit niederliegendem Stamm und bogig aufsteigenden Ästen, das „Krummholz", ist die eigentliche Latschen- oder Bergkiefer (Pinus mugo). Die aufrecht, als Baum wachsende Unterart, auch Spirke genannt, wird seit einiger Zeit als eigene Art, Pinus uncinata, geführt. Von der Kiefer mit spitzen, blaugrünen Nadeln und nach unten hängenden Zapfen unterscheidet sich die Latschenkiefer durch stumpfe, dunkelgrüne Nadeln und Zapfen, die in beliebiger Richtung an den Zweigen stehen. Latschenkiefern kommen vor allem in den Alpen vor, wo sie als Krummholzgürtel oft die obere Baumgrenze bilden, ferner in den Mittelgebirgen und auf den Mooren der Voralpenlandschaft. Ihre männlichen Blüten sind von goldgelber Farbe, die weiblichen unscheinbar, violett. Familie: Kieferngewächse (Pinaceae).

XXI, 8.

5. Coniferae.

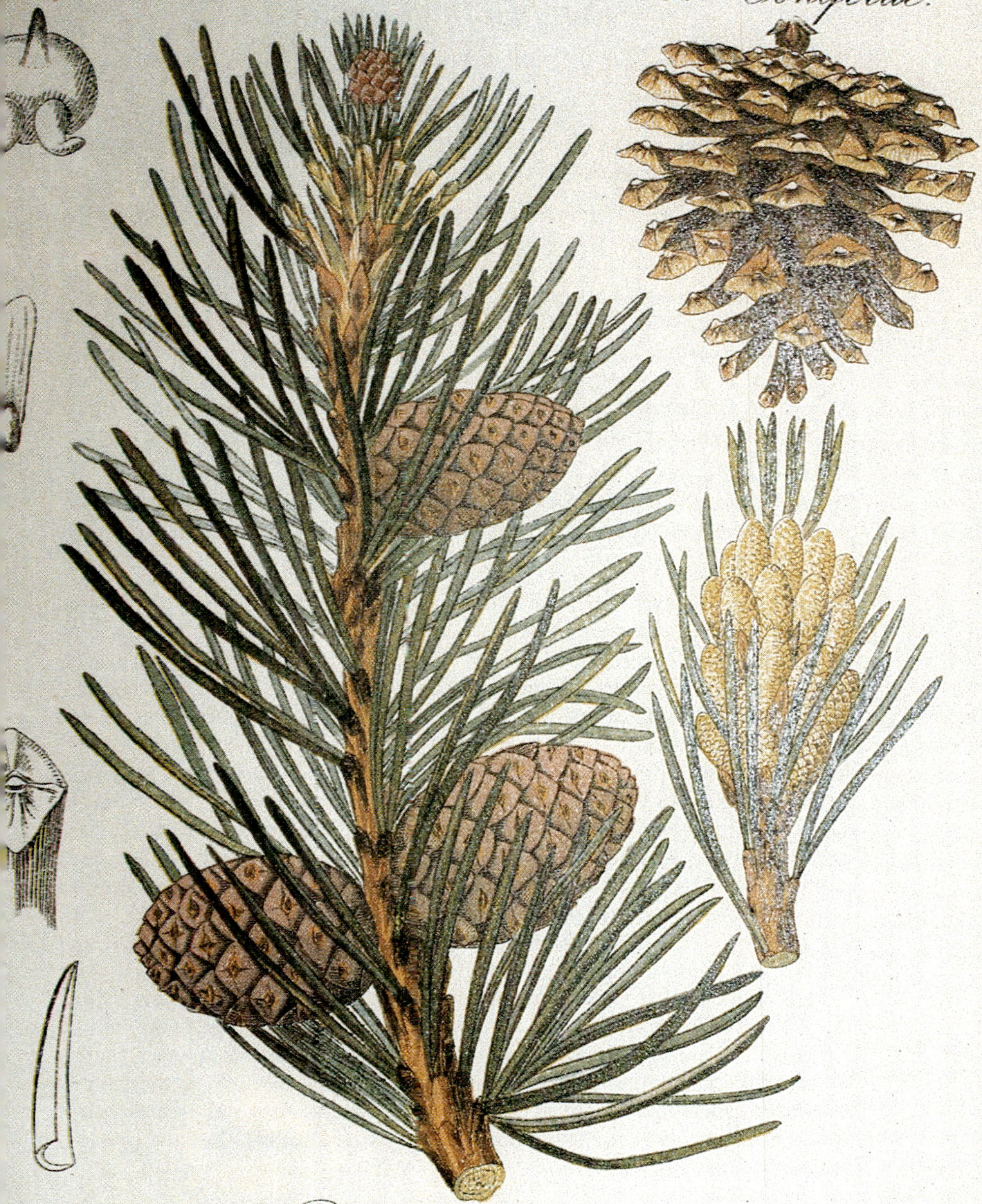

88. Pinus Mughus. Scop.

Krummholz.

Plantago lanceolata

Spitzwegerich

Droge: Plantaginis Herba (Herba Plantaginis), Spitzwegerichkraut; Plantaginis Folium (Folia Plantaginis), Spitzwegerichblätter.

Zubereitungen: Spezialpräparate (Sirup, Pastillen, Saft); auch als Tee (Infus) und Fluidextrakt (Extractum Plantaginis fluidum).

> ***Indikationen:*** Erkrankungen der Atemwege, Husten, Bronchitis, Keuchhusten, Asthma; der Sirup (Sirupus Plantaginis) wird vor allem in der Kinderpraxis verordnet.

Wirkstoffe: Schleimstoffe, Gerb- und Bitterstoffe, Aucubin (ein Iridoidglykosid, dem eine antibiotische Wirkung zugesprochen wird), Kieselsäure, ein Senföl u.a.

Eigenschaften: Der Spitzwegerich ist seit langer Zeit ein bewährtes und viel gebrauchtes Expektorans mit antibakterieller und adstringierender Wirkung. Gute Verträglichkeit.

Botanik: Der Spitzwegerich ist ein auf Wiesen und Weiden, an Wegrändern und auf Schuttplätzen weit verbreiteter Vertreter der einheimischen Wegerichgewächse (Plantaginaceae), zu denen vor allem noch der Große (Plantago major) und der Mittlere Wegerich (Plantago media) gehören. Die Blätter der Pflanzen sind in einer grundständigen Rosette angeordnet, aus deren Mitte verschieden hohe Stengel mit dichten, kugeligen oder walzenförmigen Blütenähren emporsteigen. Zur Blütezeit ragen aus den Blüten an dünnen, feinen Fäden zahlreiche Staubbeutel hervor. Wenn diese drei Wegericharten auch wegen ihrer Ähnlichkeit in der Umgangssprache kaum unterschieden werden, tragen die Blätter doch charakteristische Merkmale, die in ihren botanischen Namen zum Ausdruck kommen. Plantago lanceolata (lat. lanceola = kleine Lanze) hat lange, schmale (lanzettförmige) Blätter, Plantago major große, gestielte, breit-eiförmige, an eine Fußsohle (= lat. planta) erinnernde. Die Blätter des Mittleren Wegerich sind wieder kleiner, breit elliptisch und kaum gestielt. Alle drei Arten haben stark hervortretende Blattrippen. Hinsichtlich ihrer arzneilichen Verwendung sollten sie nicht verwechselt werden. Die Hustendroge stammt vom Spitzwegerich. — Die meisten Plantago-Arten enthalten mehr oder weniger Schleim, der wie bei den ausländischen Arten, Plantago psyllium, P. ovata und P. indica, in größeren Mengen vor allem in den Samen lokalisiert ist. In steigendem Maße werden diese als unschädliche, nicht zur Gewöhnung führende Abführmittel benutzt (s. Plantago psyllium).

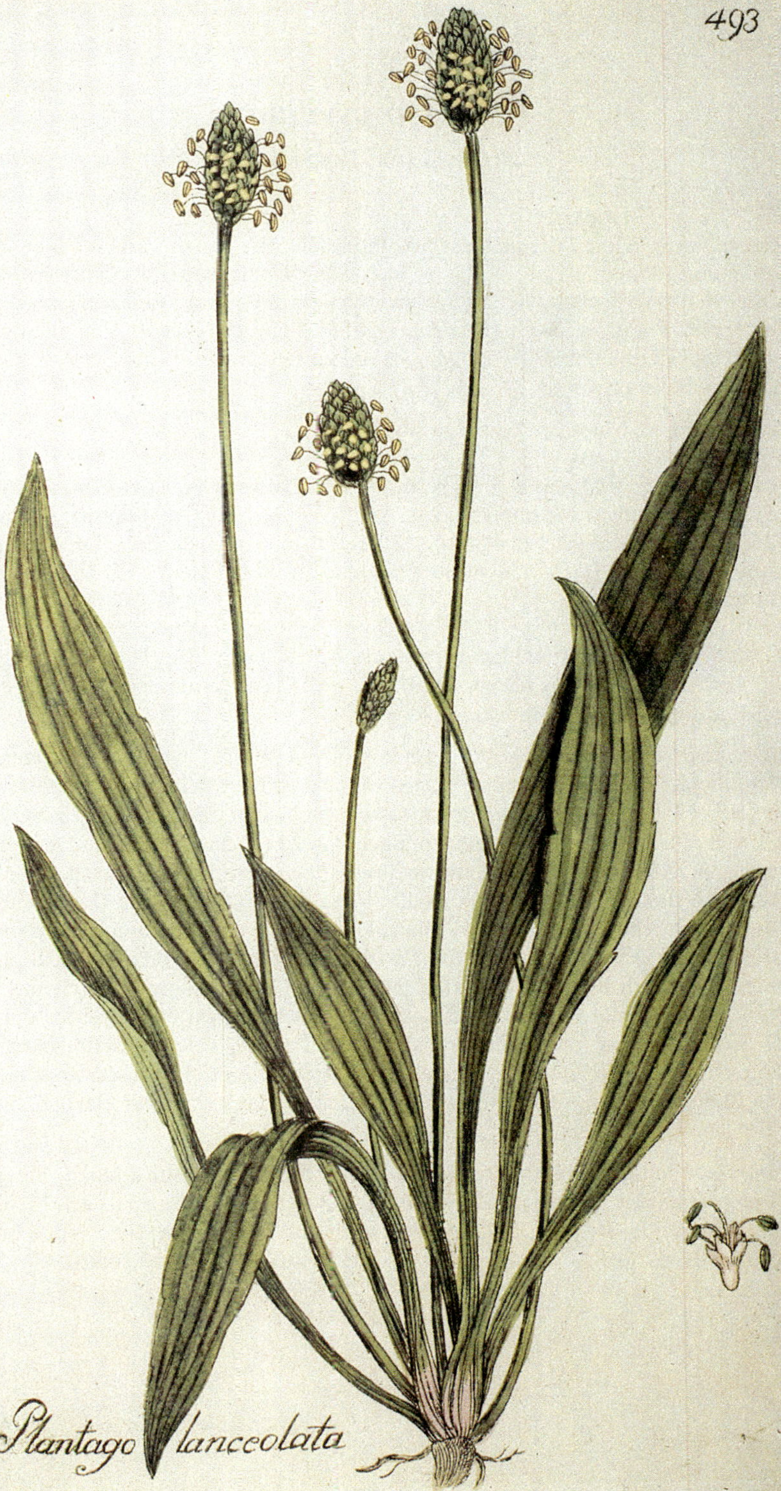

Plantago lanceolata

Plantago psyllium

Flohsamenkraut, Psyllienkraut

Droge: Psyllii Semen (Semen Psyllii), Flohsame (die Samen haben Farbe und Größe von Flöhen, griech. psylla = Floh). Der Name existiert seit der Antike. Außer Plantago psyllium liefern Semen Psyllii noch Plantago indica (Sand-Flohsame) und Plantago ovata (Dispensary of the United States). Von Plantago ovata (Indischer Flohsame) werden auch die Samenschalen, Testae Seminis Plantaginis ovatae, verwendet.

Zubereitungen: Meist Spezialpräparate.

Indikationen: Akute und chronische Obstipation verschiedener Genese, zur Stuhlregulierung bei Hämorrhoiden, Analfissuren, nach Operationen. Gegen die Verordnung in der Schwangerschaft bestehen keine Bedenken. Die Samen sind nebenwirkungsfrei. Sie müssen mit einer größeren Menge Flüssigkeit genommen werden.

Wirkstoffe: In der Samen-Epidermis reichlich Schleim. Die Hydrolyse ergibt Xylose, Arabinose, Rhamnose, Galaktose und Galakturonsäure. Der Schleim von Plantago ovata ist ähnlich aufgebaut.

Eigenschaften: Der Schleim der Samen quillt in Wasser bereits nach wenigen Minuten stark auf. Das Quellvermögen wird durch die Quellungszahl gemessen. Sie ist bei Plantago-psyllium-Samen relativ hoch, nämlich 20, d.h. 1 g Samen soll nach Quellung in Wasser ein Volumen von 20 ml einnehmen. Im Darm bewirken sie dadurch eine Volumenvermehrung, die ihrerseits die Peristaltik anregt und die Entleerung auf physiologische Weise herbeiführt. Keine Gewöhnung. Der Schleim schützt außerdem die Darmschleimhaut vor der ätzenden Wirkung verschiedener Verdauungsprodukte und hat die Fähigkeit, Bakteriengifte und andere Toxine zu binden. Die natürlicherweise im Darm ablaufenden chemisch-physikalischen Prozesse und die Resorption von Nahrungsstoffen werden durch die Schleimbildung nicht beeinträchtigt. Die Passage der Samen im Magen-Darm-Trakt beträgt 6 bis 12 Stunden. — Die Quellungszahl der Samenschalen von Plantago ovata ist 40. Eine Tatsache, die gelegentlich zur Bevorzugung dieser Droge führt.

Botanik: Plantago psyllium und P. indica sind einander sehr ähnlich. Sie gehören, wie auch P. ovata, zu den Wegerich-Gewächsen (Plantaginaceae). Erstere sind heimisch in Spanien, Italien, Frankreich und Nordafrika. Sie werden dort z.T. auch kultiviert. P. ovata dagegen stammt aus Persien und Indien.

59

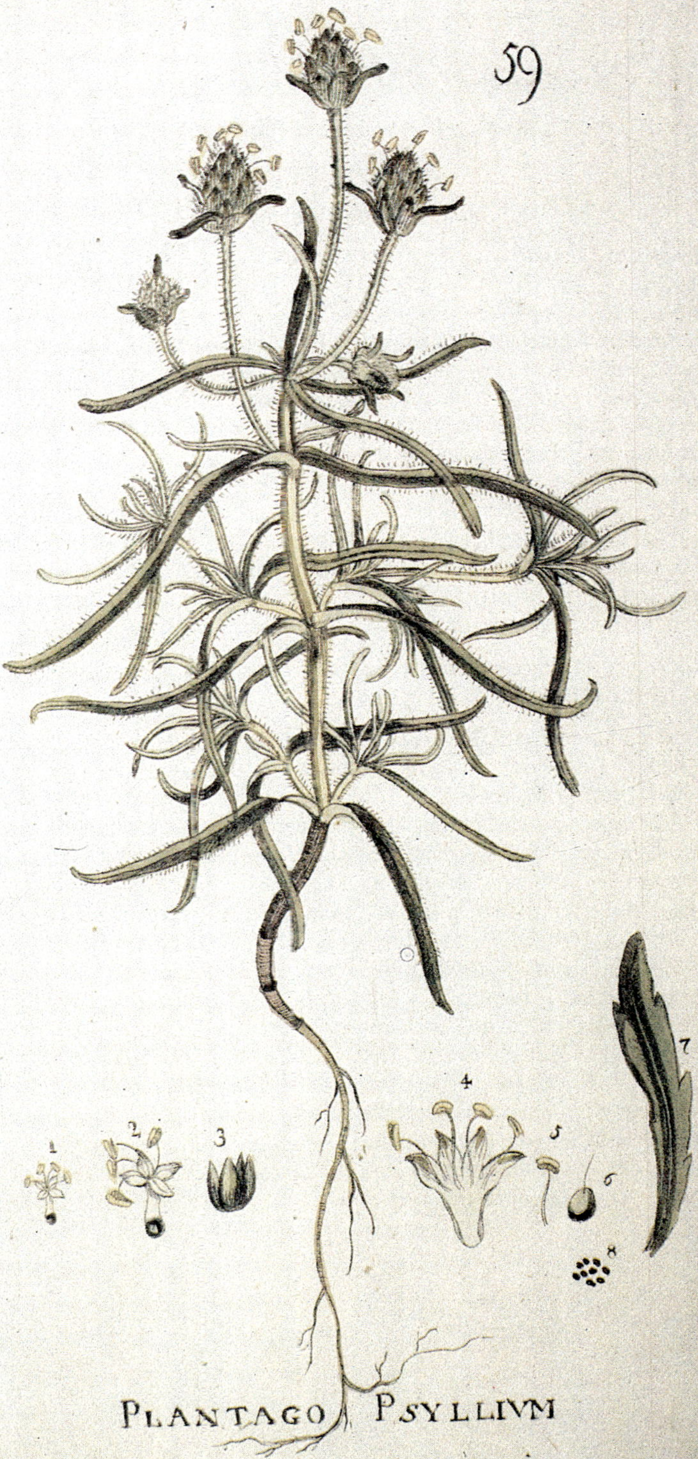

PLANTAGO PSYLLIUM

Potentilla erecta (syn. tormentilla)

Blutwurz, Tormentille, Ruhrkraut

Droge: Tormentillae Rhizoma (Rhizoma Tormentillae), Tormentillwurzel.

Zubereitungen: Tee (Dekokt), Tinktur (Tinctura Tormentillae), seltener Spezialpräparate.

Indikationen: Akute und chronische Entzündungen des Magen-Darm-Traktes, Durchfälle verschiedener Ursache, auch Sommerdiarrhöen, Gärungserscheinungen; Schleimhauterkrankungen des Mundes und des Rachens (Gingivitis, Stomatitis u. a.); schlecht heilende Wunden, Verbrennungen und Erfrierungen.

Wirkstoffe: Vorwiegend Gerbstoffe (Tormentillgerbsäure), Tormentillrot (Phlobaphen der Tormentillgerbsäure, das beim Lagern der Droge entsteht), ein Glykosid Tormentillon u. a. Rhizoma Tormentillae ist die gerbstoffreichste einheimische Droge. Sie übertrifft darin auch die meisten Drogen ausländischer Herkunft, wie die bekannte Radix Ratanhiae (Ratanhia-Wurzel).

Eigenschaften: Die Tormentillwurzel hat adstringierende, hämostyptische, bakteriostatische und bakterizide (?) Wirkungen.

Botanik: Die Blutwurz oder Tormentille ist eine einheimische niedere Staude von 15 bis 30 cm Höhe mit niederliegendem oder aufsteigendem (lat. erectus) Stengel. Sie gehört zur Famile der Rosengewächse (Rosaceae), die die meisten unserer einheimischen Obstsorten, aber weniger Arzneipflanzen liefert. Im Gegensatz zu anderen Potentilla-Arten haben die gelben Blüten der Tormentille meist nur vier Kronblätter, selten fünf. Die dem ästigen Stengel aufsitzenden dreizählig-gefingerten Blätter haben an ihrem Grunde tiefgespaltene Nebenblätter. Die frisch gegrabene Wurzel läuft an Bruch- und Schnittstellen blutrot an (Blutwurz!). Zu dieser Erscheinung paßt auch der Name Tormentill, d. h. Marterkraut von lat. tormentum = Marter, Folter. Tormentill war zur Symbolpflanze auf mittelalterlichen Gemälden geworden, die die Marter Jesu oder das Martyrium von Heiligen darstellten. Die Wurzel ist hart, fast schwarz und höchstens daumengroß. Die Pflanze wächst in der Ebene wie im Gebirge. Sie steht auf trockenen Wiesen, auf Heidegebieten und in lichten Wäldern, auch auf moorigem Grund. — Alte Arzneipflanze, die schon früh den Namen Potentilla trug, was so viel wie „kleine Kraft" von lat. potentia = Kraft bedeutet im Hinblick auf das kleine, heilkräftige Gewächs.

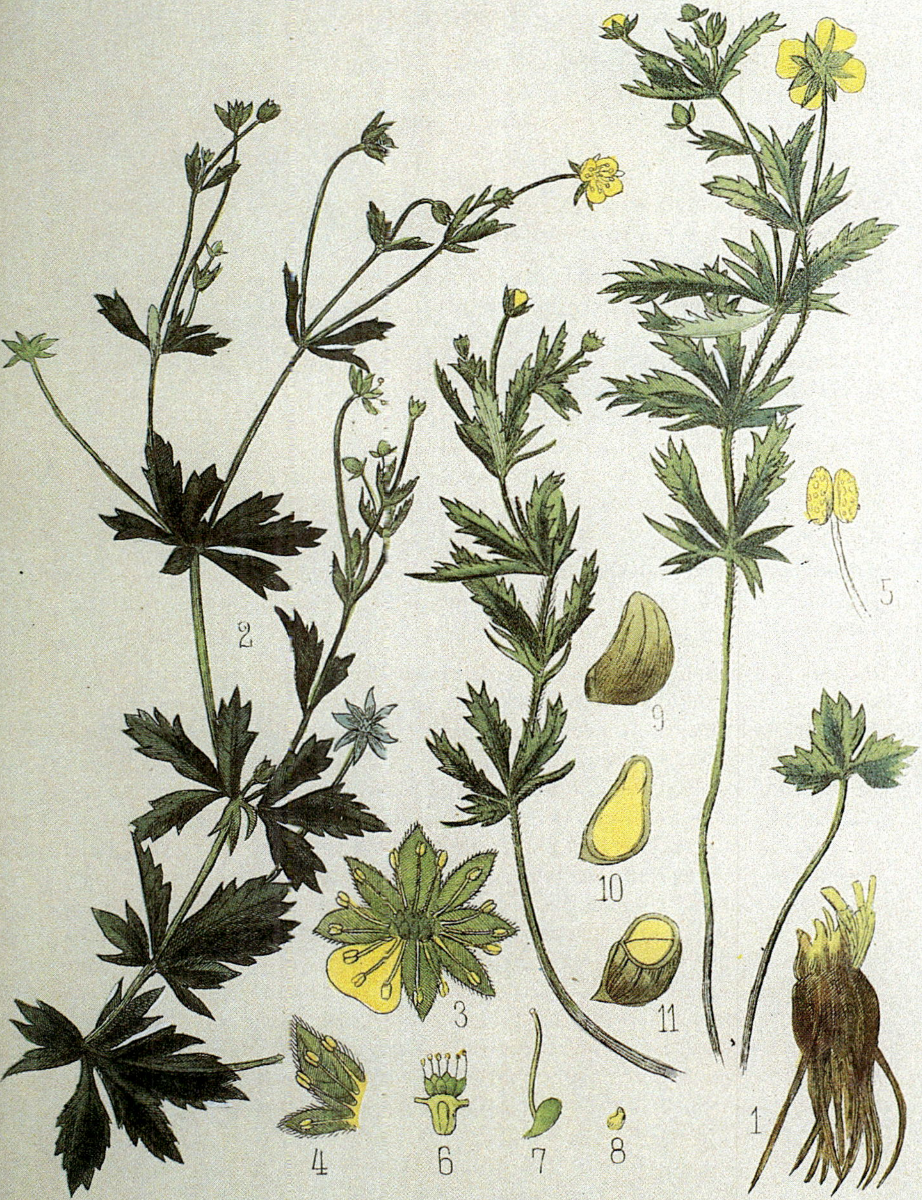

Potentilla Tormentilla Schr.

Primula

Primula veris, Echte Schlüsselblume, Wiesen-Schlüsselblume, Duftende Schlüsselblume, Primel; *Primula elatior,* Hohe Schlüsselblume, Wald-Schlüsselblume, Primel

Droge: Primulae Radix (Radix Primulae), Primelwurzel und -wurzelstock; die Droge stammt von beiden Primelarten.

Zubereitungen: Als Tee (Dekokt), Tinktur (Tinctura Primulae) und Fluid-Extrakt (Extractum Primulae fluidum); Spezialpräparate.

Indikationen: Bronchialkatarrh, chronische Bronchitis, insbesondere Bronchitis sicca, Husten, Keuchhusten und Asthma.

Wirkstoffe: Saponine unterschiedlicher Zusammensetzung; die Wurzeln beider Stammpflanzen enthalten als Hauptsaponin Primulasäure A; die Primula-veris-Droge hat einen typischen Geruch, der durch Hydrolyse aus dem Glykosid Primulaverin entsteht.

Eigenschaften: Primulawurzeln sind bewährte Expektorantien, sie wirken schleimlösend, auswurffördernd und spasmolytisch, schweiß- und harntreibend. — Keine Nebenwirkungen in therapeutischen Dosen.

Botanik: In der Umgangssprache werden beide Primel-Arten meist nicht unterschieden. Sie sind sich tatsächlich recht ähnlich und werden allgemein nur Schlüsselblumen genannt. Primula elatior, die Hohe (lat. elatus) Schlüsselblume blüht etwas früher als Primula veris (lat. ver = Frühling), die Echte. Die Elatior ist vor allem in Mittel- und Süddeutschland häufig. Sie liebt etwas feuchte und schattige Stellen auf Wiesen, in Gebüschen und Laubwäldern. Ihre Blüten sind blaßgelb, meist geruchlos und größer als die der Primula veris, die sich durch dottergelbe Färbung und einen angenehmen Geruch auszeichnen. Primula veris bevorzugt trockene, sonnige Wiesen und lichte Gebüsche. Ihre Verbreitung erstreckt sich durch ganz Europa. Es muß noch erwähnt werden, daß deren Blumenkronröhre bauchig erweitert ist und am Schlund fünf orangefarbene Flecken trägt, die der Elatior fehlen, auch ist deren Kronröhre nicht erweitert. Die Blätter beider Primelarten stehen in grundständiger Rosette. Sie sind eiförmig, anfangs nach rückwärts eingerollt, wellig gezähnt, runzelig und unterseits weiß behaart. Beide Pflanzen erreichen eine Höhe von 30 cm. Der Name Primula kennzeichnet sie als zeitige Frühlingsblüher. Primula ist das Diminutiv von lat. primus = der erste.

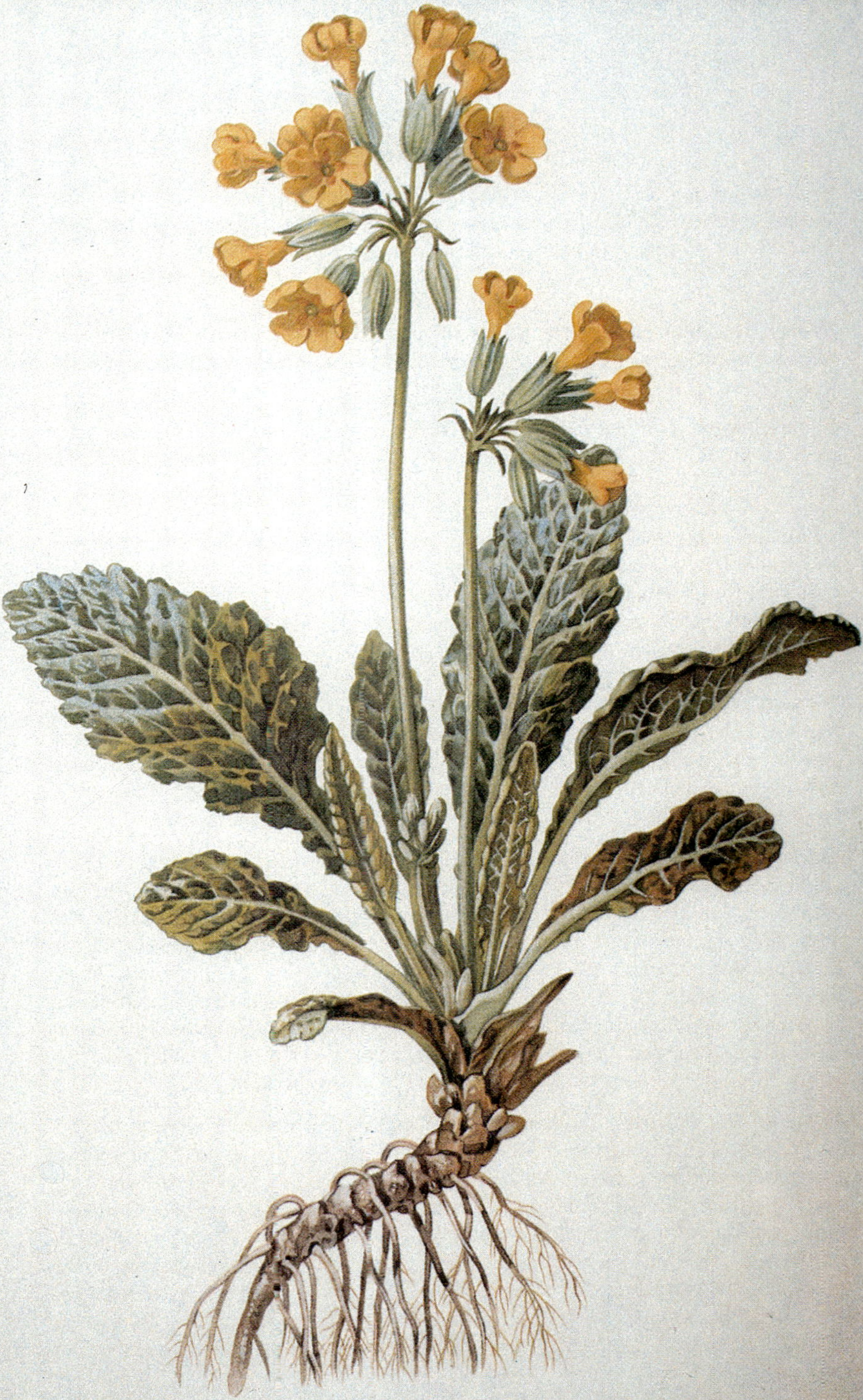

37. *Primula officinalis Jaquin*
Primel (Schlüsselblume)
Primrose — Primvère — Primula

Pulsatilla

Anemone pratensis (Pulsatilla pratensis), Nickende Kuhschelle (Küchenschelle), Wiesen-Küchenschelle; *Anemone pulsatilla* (Pulsatilla vulgaris), Echte Kuhschelle (Küchenschelle), Gemeine Küchenschelle

Droge: Pulsatilla planta tota recens florida, die *frischen* blühenden Pflanzen beider Arten; Herba Pulsatillae, das getrocknete Kraut, ist praktisch wirkungslos.

Zubereitungen: Nur Spezialpräparate (Auszüge aus den ganzen Pflanzen, auch in Kombination mit ähnlich wirkenden, wie Cimicifuga, Vitex agnus-castus u. a.).

Indikationen: Endokrine Störungen, wie Amenorrhoe, Hypomenorrhoe, Dysmenorrhoe, Wehenschwäche, Fluor albus, klimakterische Beschwerden; Zirkulationsstörungen, insbesondere venöse Stasen, Krampfadern, Neigung zu kalten Füßen u. a.; *cave* Schwangerschaft. — Medikation über längere Zeit.

Wirkstoffe: Protoanemonin (= Anemonenkampfer, Pulsatillenkampfer) in den frischen Pflanzen. Es ist sehr labil und geht beim Trocknen der Pflanzen in Anemonin, eine wenig aktive Verbindung, über, diese wiederum beim Lagern in die indifferente Anemoninsäure. Die zahlreichen anderen Inhaltsstoffe (Saponine, Gerbstoffe u. a.) haben für die Therapie keine praktische Bedeutung.

Eigenschaften: Die Wirkung der Pulsatilla-Zubereitungen ist abhängig vom Zustand der frisch geernteten Pflanzen, von der Art ihrer Verarbeitung und der Konzentration der Wirkstoffe. Über den Wirkungsmechanismus lassen sich noch keine exakten Angaben machen. Hypophyse und Hypothalamus werden in diesem Zusammenhang als ,,Schaltstellen" genannt. — Protoanemonin ist ein toxisch wirkender Stoff, der lokal zu schweren Hautschäden führen kann. Intern ruft er heftige Entzündungen, blutige Durchfälle u. a. hervor. In geeigneter Dosierung werden die Zubereitungen jedoch gut vertragen. Beide Pulsatilla-Arten sind alte Arzneipflanzen und werden häufig gebraucht.

Botanik: Die Pflanzen (Hahnenfußgewächse/Ranunculaceae) sind weich behaart, haben zart-fiederteilige Blätter, violette Blüten und gelbe Staubgefäße. Die Blüten der zierlicheren Nickenden Kuhschelle sind glockig hängend und dunkler gefärbt. Ihr Verbreitungsgebiet ist der Norden und der Osten Deutschlands. Häufiger kommt die Echte Kuhschelle mit ihren aufrecht stehenden helleren Blüten vor. Der Fruchtstand beider ist einem lockeren, langhaarigen Wedel vergleichbar. Anemone wird von griech. anemos = Wind abgeleitet, weil die abfallenden Blütenblätter leicht vom Wind verweht werden (?). Pulsatilla kommt von lat. pulsare = schlagen, stoßen, läuten, wohl nach der Glockenform der Blüten.

XI.f

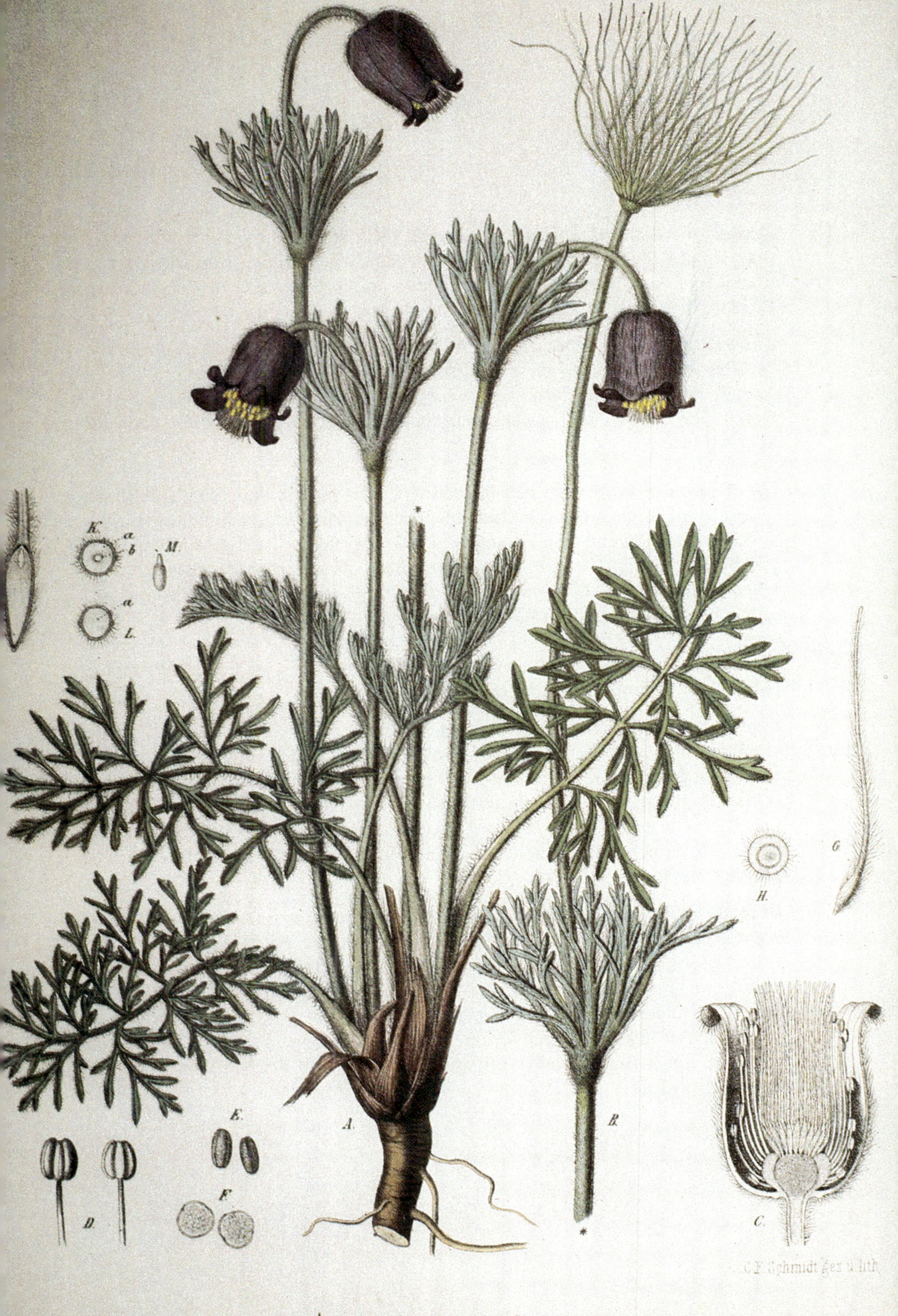

Anemone pratensis. Linn.

Quercus

Eiche

Droge: Quercus Cortex (Cortex Quercus), Eichenrinde; die glatte Rinde jüngerer Stämme und Zweige wird von verschiedenen Eichenarten gesammelt. Hier sind in erster Linie Quercus robur, die Stiel- oder Sommereiche, und Quercus petraea, die Stein-, Trauben- oder Wintereiche zu nennen.

Zubereitungen: Meist nur *äußerlich* in Form von Abkochungen und Extrakten zu Umschlägen, Spülungen und Verbänden, zu Teil- und Vollbädern sowie zu Gurgel- und Mundwässern. Der *innerliche* Gebrauch — Abkochungen — ist wegen des bitteren und zusammenziehenden Geschmacks weniger verbreitet, aber wirksam.

Indikationen: *Äußerlich* bei nässenden Ekzemen und anderen chronischen Hautkrankheiten, auch als Adjuvans, Ulcus cruris, Wundbehandlung (insbesondere Brandwunden, Eiterungen und Geschwüre), Mundschleimhaut- und Zahnfleischentzündungen, Angina tonsillaris, Hämorrhoiden, Analfissuren, Frostbeulen und Schweißfüße. *Innerlich* bei Magen-Darm-Katarrhen, Durchfall, Blutungen und Vergiftungen.

Wirkstoffe: Gerbstoffe, vorwiegend Catechingerbstoffe; bei Lagerung von über einem Jahr nimmt der Gehalt bis zu 50% ab.

Eigenschaften: Die Gerbstoffe wirken adstringierend, antiphlogistisch, hämostyptisch und „gerbend" auf Haut und Schleimhäute. Durch Eiweißfällung entsteht eine gegen bakterielle Angriffe, chemische und mechanische Reize schützende Membran. Kleine Blutkapillaren werden abgedichtet. *Innerlich* genommen hat Cortex Quercus einen Depoteffekt. Die Droge enthält Gerbstoff-Protein-Komplexe, die allmählich freigesetzt werden und bis in tiefere Darmabschnitte hinein zur Wirkung gelangen.

Botanik: Beide Eichenarten werden im allgemeinen nicht unterschieden. Im Südwesten Deutschlands herrscht die Stieleiche (Sommereiche) mit langgestielten Früchten und sitzenden Blättern vor. Sie ist die kräftigste Eiche (lat. robur = Kraft) mit einer Höhe bis 50 m. Die Wintereiche — sie treibt etwa 14 Tage später aus — hat ungestielte, wie in Trauben sitzende Früchte (Eicheln). Dafür aber gestielte Blätter. Die Eichen sind Buchengewächse (Fagaceae). — Alte Arzneipflanzen. Im Mittelalter aber fast ausschließlich zum Gerben von Tierhäuten („Lohe") benutzt.

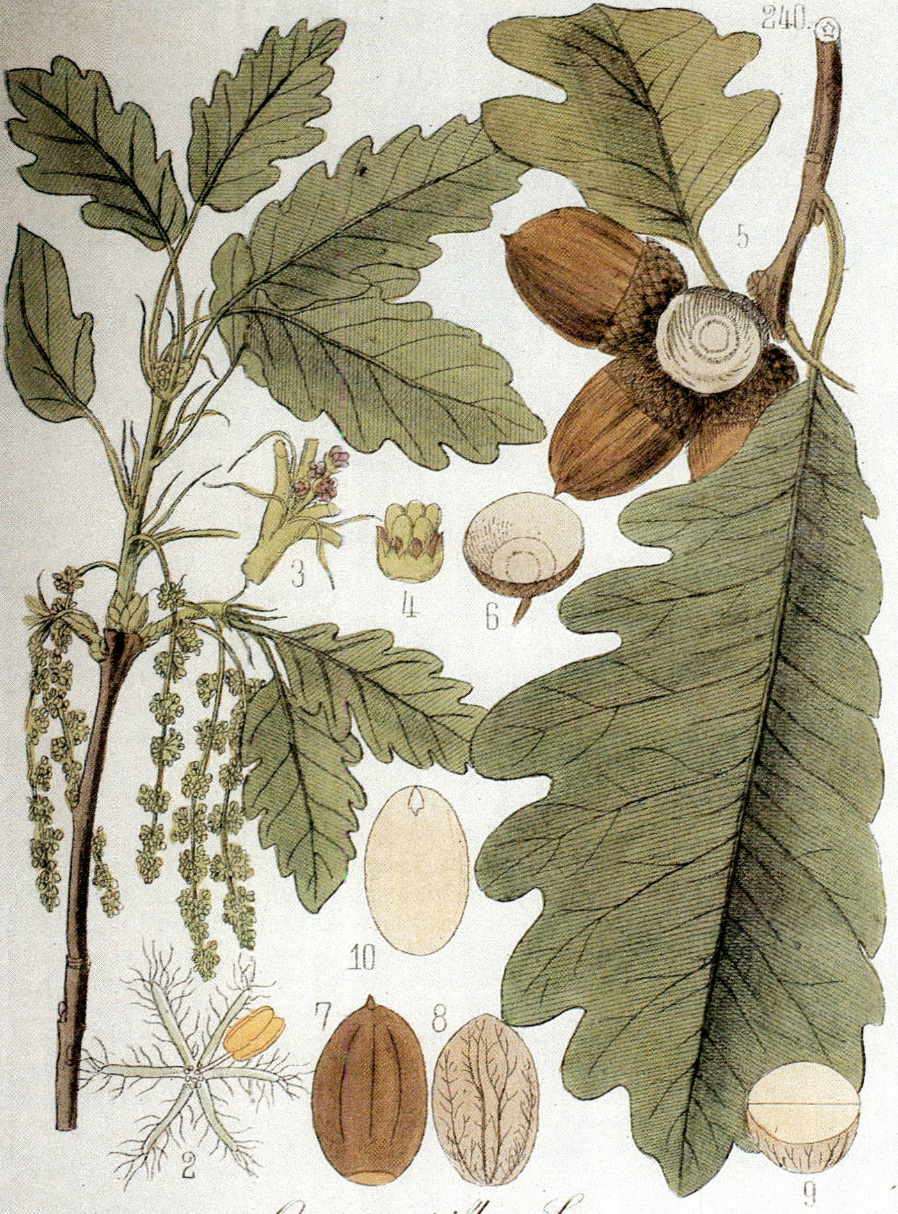

Quercus sessiflora Sm.

Rauwolfia serpentina

Indische Schlangenwurzel

Droge: Rauwolfiae Radix (Radix Rauwolfiae), Rauwolfia-Wurzel.

Zubereitungen: Rauwolfia-Extrakte (Gesamtalkaloide), meist in Form von Kombinationspräparaten zur oralen Anwendung; ferner Reinalkaloide (in erster Linie Reserpin) in Tabletten- und Drageeform sowie auch zur i.v.- und i.m.-Applikation.

Indikationen: Essentielle Hypertonie, Hochdruckkrisen, nervöse Herzbeschwerden, tachykarde Rhythmusstörungen, Angst- und Unruhezustände, Klimakterium und vegetative Dystonie.

Wirkstoffe: Das wichtigste Alkaloid ist Reserpin (erst 1952 isoliert), ferner haben therapeutische Bedeutung Rescinnamin, Raubasin, Ajmalin (das erste isolierte Rauwolfia-Alkaloid, 1928/29), Raupin u.a.; weit über 20 Rauwolfia-Alkaloide sind heute bekannt.

Eigenschaften: Rauwolfia ist eins der wirksamsten pflanzlichen Hypertoniemittel mit betont sedativer Komponente. Die Domäne der Behandlung sind leichtere und mittelschwere Fälle. Die Blutdrucksenkung tritt allmählich ein. Sie ist nicht sehr hoch, jedoch ausreichend, und hält längere Zeit an. Auffällig dabei ist die günstige Beeinflussung subjektiver Beschwerden, wie Kopfdruck, Schwindel, Herzbeklemmung und allgemeiner Unruhe. Voraussetzung für eine erfolgreiche Therapie ist eine Medikation von längerer Dauer. — Die Wirkung der Rauwolfia beruht sowohl auf den zentralen als auch auf den peripheren Angriffspunkten der verschiedenen Alkaloide.

Botanik: Rauwolfia serpentina ist zu Ehren des deutschen Arztes und Botanikers Leonhard Rauwolf (um 1540 bis 1595) benannt worden, der in der Mitte des 16. Jahrhunderts eine Reise nach Asien durchführte und als Ergebnis dieses Unternehmens ein damals viel beachtetes Pflanzenbuch herausgab. Die Artbezeichnung serpentina (lat. serpens = Schlange) weist wohl darauf hin, daß die Wurzel früher gegen Schlangenbisse Verwendung fand. Rauwolfia ist eine uralte indische Arzneipflanze, die schon vor Jahrhunderten als Beruhigungsmittel ihren festen Platz in der Therapie hatte. Der blutdrucksenkende Effekt wurde erst in unserer Zeit entdeckt. Seit der chemischen Aufklärung ihrer Wirkstoffe und den ersten klinischen Erfahrungen ist Rauwolfia ein weltweit verbreitetes Arzneimittel geworden. Botanisch gehört die Pflanze zu den Hundswürgergewächsen (Apocynaceae). Sie wird bis 1 m hoch, hat weiße oder rosafarbene Blüten und eiförmige, purpurfarbene Früchte.

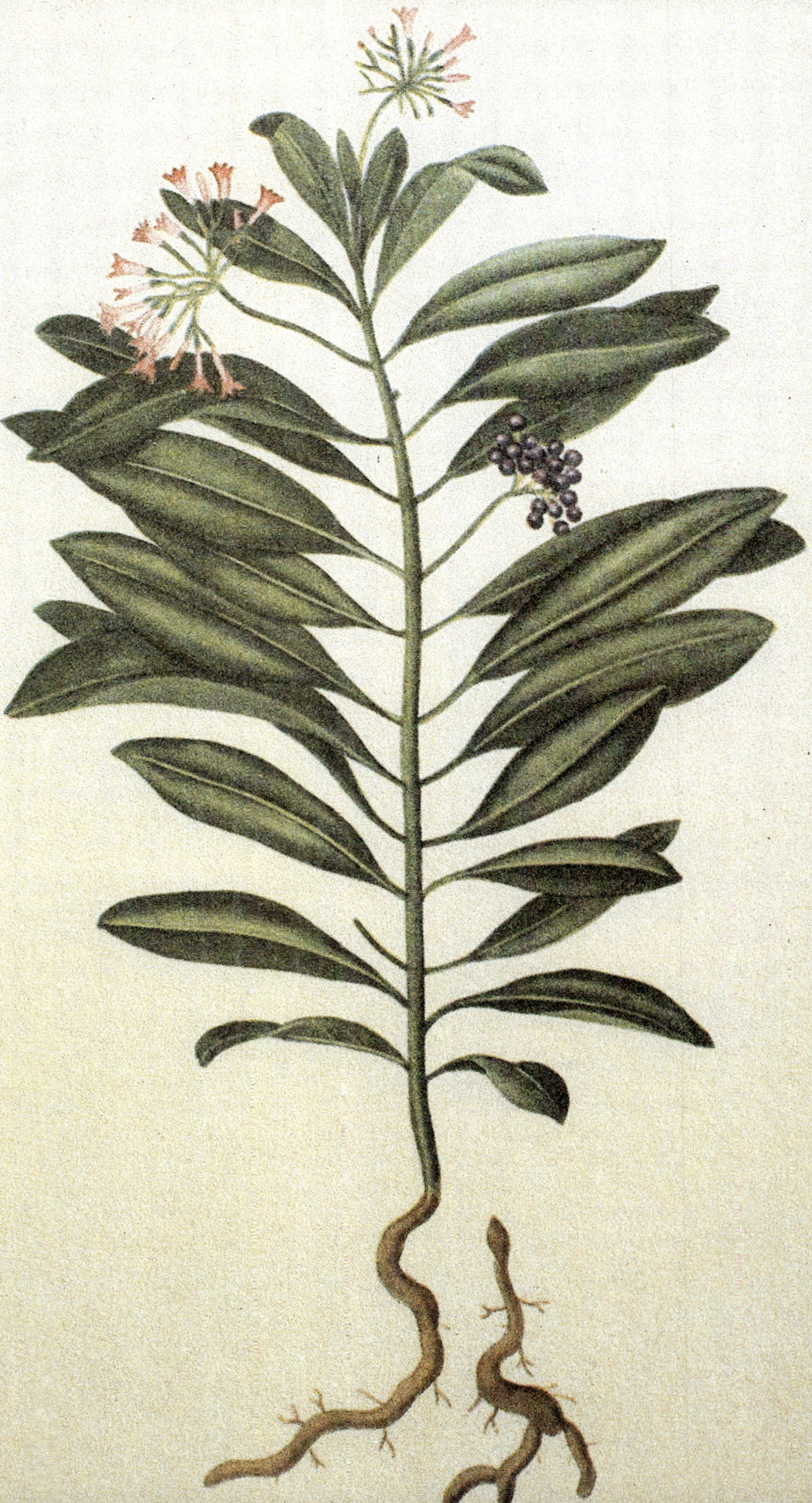

Rhamnus frangula

Faulbaum

Droge: Frangulae Cortex (Cortex Frangulae), Faulbaumrinde. Die Rinde muß vor ihrer Verarbeitung bzw. ihrer arzneilichen Verwendung mindestens 1 Jahr gelagert haben. Frische Rinde kann zu Übelkeit, Erbrechen und blutigen Diarrhöen führen.

Zubereitungen: Spezialpräparate in zahlreichen Kombinationen; auch als Tee (Dekokt), Fluidextrakt (Extractum Frangulae fluidum) und Elixier (Elixir Frangulae), das neben Frangula noch andere Bestandteile enthält.

Indikationen: Chronische Obstipation, spastische Obstipation, Hämorrhoiden; für Kranke zur „Wiedererziehung“ des Darms.

Wirkstoffe: Anthrachinonderivate, vorwiegend in Form von Glucofrangulin A und B sowie Frangulin A und B. Neben wenig freien Anthrachinonen enthält die Droge noch Emodinabkömmlinge, Physcion- und Chrysophanol-Glykoside, ferner Gerb- und Bitterstoffe.

Eigenschaften: Faulbaumrinde gehört zu den mild, aber sicher wirkenden pflanzlichen Laxantien. Ihre Reizwirkung auf den Darm ist gering. In dieser Beziehung steht sie hinter Aloe und Senna. Die abführende Wirkung erstreckt sich bei guter Verträglichkeit auf mehrere Tage. Wie bei allen derartigen Abführmitteln ist jedoch eine Dauermedikation nicht zu empfehlen. Die Verabreichung sollte einige Wochen nicht überschreiten.

Botanik: Der einheimische Faulbaum — wahrscheinlich so genannt nach dem faulig-modrigen Geruch der frischen Rinde — ist ein Strauch, seltener ein Baum aus der Familie der Kreuzdorngewächse (Rhamnaceae). Wir finden ihn in lichten Wäldern, an Ufern, in Hecken und auf Flachmooren. Er erinnert in seinem Habitus an Erlengebüsch, was ihm auch die synonyme botanische Bezeichnung Frangula alnus (lat. alnus = Erle) eingetragen hat. Die elliptischen Blätter laufen spitz zu, sie sind ganzrandig. Die Blüten sind unscheinbar, von grünlichweißer Farbe. Auffälliger sind die Früchte. In unreifem Zustand sind sie grün, später rötlich und zur Reifezeit schwarz. Auch sie wirken abführend („Schießbeeren“, besser Schißbeeren). Das Holz des Faulbaums ist brüchig und spröde (lat. frangere = zerbrechen). Man stellte früher zur Schießpulverbereitung Holzkohle daraus her („Pulverholz“). Rhamnus kommt von griech. rhamnos = Dornstrauch, obwohl die Gattung frangula keine Dornen trägt. Wohl aber andere Rhamnus-Arten, wie der Kreuzdorn, Rhamnus cathartica, u.a.

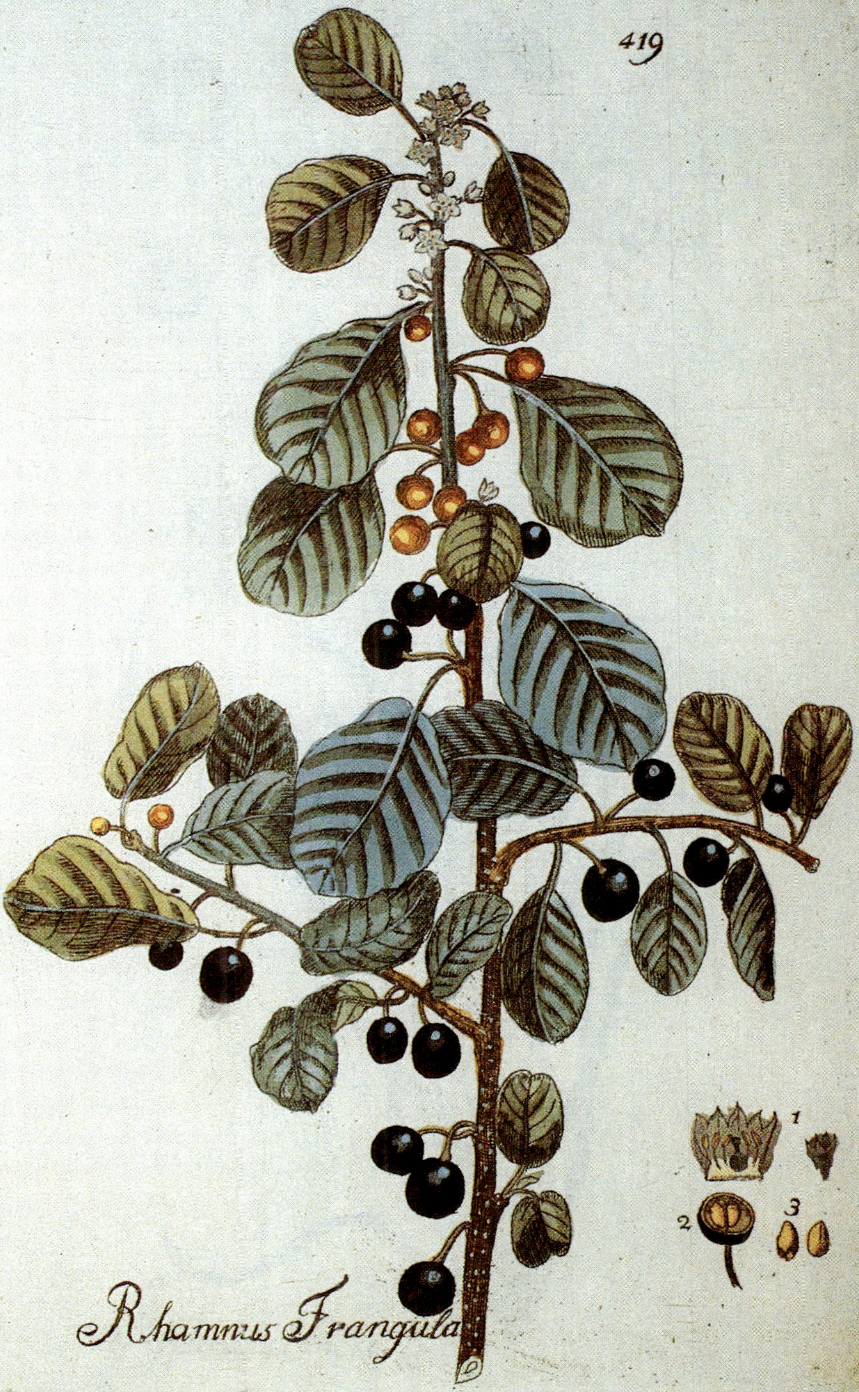

Rhamnus Frangula

Ricinus communis

Rizinus, Wunderbaum

Droge: Ricini Oleum (Oleum Ricini), das aus den Samen (Semen Ricini) kalt gepreßte, mit Wasser ausgekochte, fette Öl. Rizinusöl ist frei von Rizin (s. u.).

Zubereitungen: Man nimmt meist direkt das Öl, pro dosi 15 bis 30 g. Dabei bedient man sich einiger Tricks, um die Einnahme zu erleichtern (das Öl verteilt sich im ganzen Mund). Als Korrigens werden Pfefferminz- und Zitronenöl empfohlen, und nach der Einnahme das Kauen von trockenem Brot. Es gibt allerdings auch Emulsionen und Kapseln. Sie haben sich wenig eingebürgert.

Indikationen: Akute Obstipation. Auch in der Gravidität.

Wirkstoffe: Das Öl besteht zu etwa 85% aus Glyzeriden der Rizinolsäure, ferner aus denen der Öl-, Linol-, Palmitin- und Stearinsäure. — Das in den *Samen* enthaltene hochtoxische *Rizin* ist selbstverständlich kein Bestandteil des Öls. Es ist ein das Blut agglutinierendes Glykoprotein. Die Symptome der Vergiftung bestehen in hämorrhagischer Gastroenteritis, Nephritis, Lebernekrosen und Vasomotorenlähmung. Etwa 20 Samen werden als tödliche Dosis für Erwachsene angegeben, bei Kindern rund 6. — Rizinin ist ein weiterer giftiger Bestandteil der Samen, ein Pyridinalkaloid, das nur in der Rizinuspflanze vorkommt.

Eigenschaften: Rizinusöl ist ein ausgezeichnetes Abführmittel, auch bei entzündlichen Veränderungen des Darms. Es ist fast ohne Geruch und Geschmack, ohne stärkere Reizung mild und sicher wirksam und besitzt keine uterus-kontrahierende Komponente wie Aloe und Senna. Die Wirkung setzt, bereits nach 2 bis 4 Stunden, vorwiegend im *Dünndarm* ein. Der eigentlich aktive Stoff des Öls ist Rizinolsäure. Sie wird aus den Glyzeriden durch die Lipasen des Dünndarms freigesetzt und regt durch Reizung der Schleimhaut die Peristaltik des Darms an, während das restliche Öl die Funktion eines Gleitmittels hat.

Botanik: Ricinus communis, ein Wolfsmilchgewächs (Euphorbiaceae), stammt wahrscheinlich aus Afrika und wird heute, auch als Zierpflanze in den Tropen, Subtropen und in der gemäßigten Zone kultiviert. Sie wächst als Strauch und Baum. Auffällig sind die großen, handförmig geteilten Blätter und die getrenntgeschlechtlichen, bizarren Infloreszenzen. Unten stehen die büschelartig gehäuften männlichen, oben die gestielten weiblichen Blüten. — Schon im Altertum wurde das Öl des Rizinussamens als Arzneimittel und Brennöl benutzt. — Die Herkunft des Namen Ricinus soll auf der Ähnlichkeit des Samens mit der Hundezecke (lat. ricinus) beruhen.

267

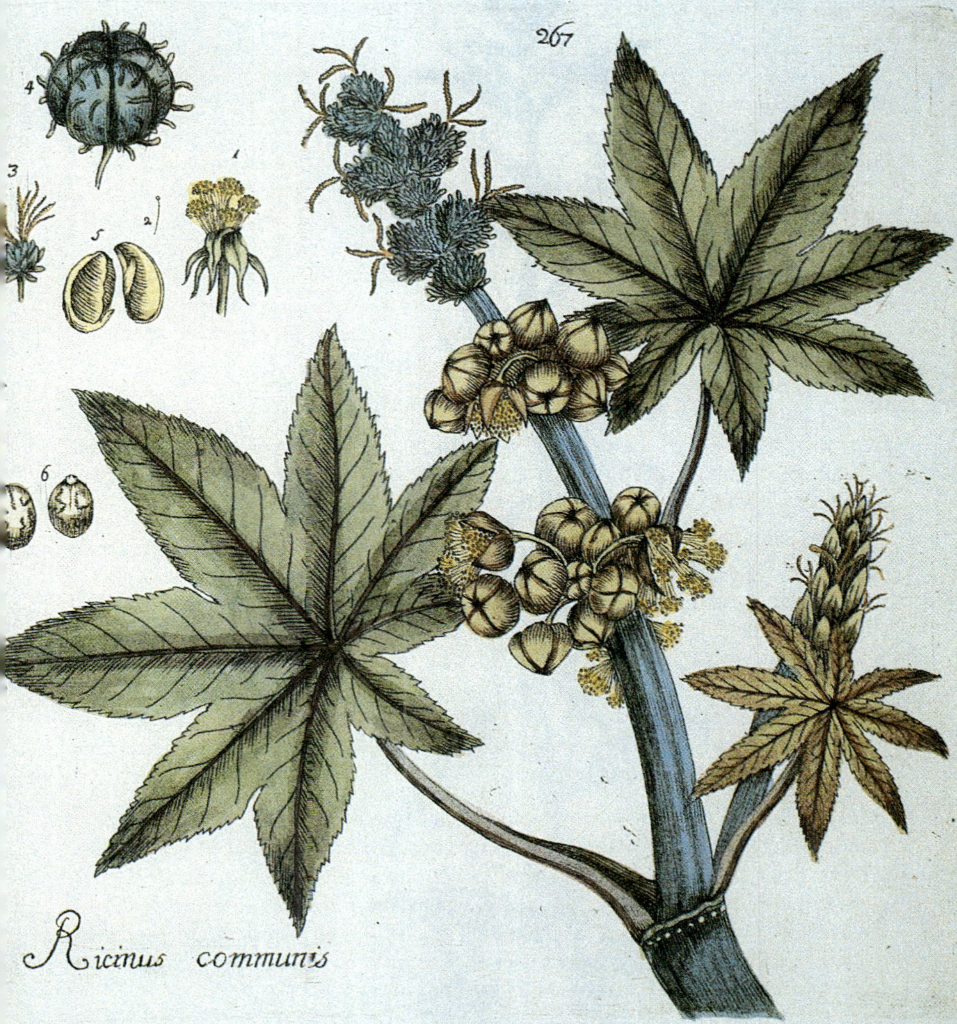

Ricinus communis

Rosmarinus officinalis

Rosmarin

Droge: Rosmarini Folium (Folia Rosmarini), Rosmarinblätter.

Zubereitungen: Als Tee (Aufguß), Spiritus (Spiritus Rosmarini), Salbe (Unguentum Rosmarini compositum), Rosmarin-Wein, Rosmarin-Badextrakte; Spezialpräparate.

Indikationen: *Innerlich* bei Verdauungsschwäche, Appetitlosigkeit, atonischen Zuständen des Magens, Subazidität, Leber- und Gallestörungen, hypotonen Kreislaufbeschwerden, rheumatischem Formenkreis, Schwäche-und Erschöpfungszuständen, Rekonvaleszenz und zur allgemeinen Kräftigung. — Die *äußerliche* Anwendung des Rosmarin-Öls in Form von Einreibungen erstreckt sich auf rheumatische Beschwerden, Nerven-, Kopfschmerzen und Migräne sowie funktionelle Herzstörungen. Rosmarin-Bäder haben einen erfrischenden, anregenden Effekt und sollten deshalb nicht am Abend genommen werden.

Wirkstoffe: Ätherisches Öl (Oleum Rosmarini) mit den Hauptterpenen Cineol, Camphen, Borneol und Bornylazetat, ferner Rosmarinsäure, Flavonoide, Ursolsäure, Gerbstoffe, Bitterstoffe und Harze.

Eigenschaften: Rosmarin wirkt auf den Organismus allgemein tonisierend, d.h. sedativ und belebend zugleich, kardiotonisch und entspannend, dazu kommen choleretische, blähungsdämpfende, antirheumatische, analgetische und sekretionsfördernde Eigenschaften; das ätherische Öl wirkt bei äußerlichem Gebrauch hautreizend, durchblutungsfördernd und entzündungswidrig. Innerlich in größeren Mengen, mißbräuchlich u.a. zum Zwecke der Abtreibung genommen, führt es zu dramatisch verlaufenden gesundheitlichen Schäden, zu klonisch-tonischen Krämpfen, gastroenteritischen Symptomen, Nierenreizung u.a., in schweren Fällen zum Tode.

Botanik: Die Heimat des Rosmarins sind die Mittelmeerländer. Er wird seit langem in Mitteleuropa kultiviert. Der immergrüne Strauch (bis 2 m Höhe) aus der Familie der Lippenblütler (Lamiaceae/Labiatae) ist Arznei- und Gewürzpflanze gleichermaßen. Er hat lederartige, schmal-lineale, am Rande umgerollte Blätter, die unterseits weiß-filzig sind. Die blaßblauen, kleinen Blüten sind in Scheinquirlen vereinigt. Die ganze Pflanze duftet angenehm aromatisch. Die Herkunft des Namens Rosmarinus ist mehrdeutig und umstritten.

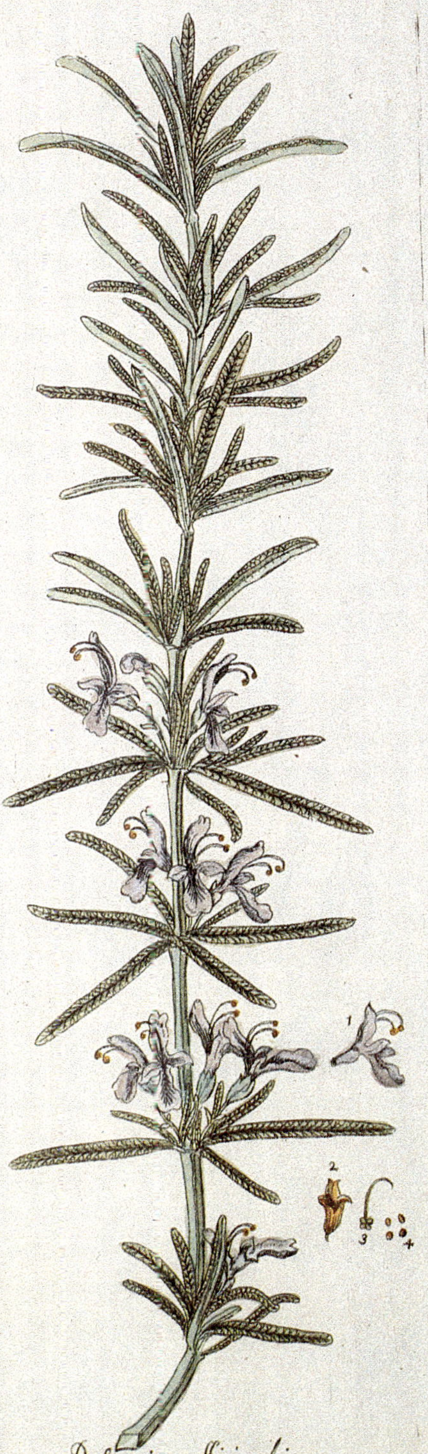

Roſmarinus officinalis

Ruscus aculeatus

Stechender Mäusedorn, Stechmyrte

Droge: Rusci aculeati Radix (Radix Rusci aculeati), Mäusedornwurzel.

Zubereitungen: Standardisierte Spezialpräparate (Dragees, Salbe, Suppositorien).

> ***Indikationen:*** Der gesamte variköse Symptomenkomplex; variköse Ödeme, venöse Durchblutungsstörungen, Thromboseprophylaxe, postthrombotisches Syndrom, Hämorrhoiden und Hämorrhoidalblutungen, vor und nach Verödung oder chirurgischer Entfernung von Hämorrhoidalknoten. Entzündungen und Blutungen im Analbereich, Analfissuren, Proktitis, Pruritus ani. *Kontraindikationen* sind schwere Menorrhagien, ferner Verdacht auf Phlebothrombose bei Bettlägerigen mit länger bestehendem Dekubitus. Bei Patienten mit Ulcusanamnese ist besondere Überwachung erforderlich.

Wirkstoffe: Spirostanol-Saponine Ruscin und Ruscosid sowie die Aglykone Ruscogenin und Neo-Ruscogenin.

Eigenschaften: Antiödematös, antiphlogistisch, antiexsudativ und venentonisierend. Schnell einsetzende Blutstillung. Rasche Linderung der Beschwerden bei guter Verträglichkeit. — Ruscus bewirkt jedoch keine Herabsetzung der Kapillarpermeabilität. Deshalb wird Kombination mit Vitamin-P-Faktoren wie denjenigen in Aesculus empfohlen, um das Wirkungsbild in dieser Richtung abzurunden.

Botanik: Ruscus aculeatus ist ein Liliengewächs (Liliaceae). Der kleine immergrüne Halbstrauch ist vor allem in Süd- und Osteuropa heimisch, hin und wieder wird er im südlichen Tirol und in der Südschweiz angetroffen. In unseren Breiten kommt die Pflanze gelegentlich als Zierstrauch vor, ist jedoch nicht winterhart. Charakteristisch sind die eigentümlich gestalteten blattförmigen Kurztriebe, die in den Achseln stark reduzierter Blättchen sitzen und in eine scharfe Spitze auslaufen. Auf ihrer Oberseite entspringen mehrere kleine unauffällige Blüten. Die Frucht ist eine rote Beere. Der Mäusedorn ist eine alte Arzneipflanze. Sie war bereits in der Antike bekannt, wurde das ganze Mittelalter hindurch medizinisch gebraucht und geriet im 19. Jahrhundert in Vergessenheit. In südlichen Ländern soll man die Zweige der Pflanze mit den stacheligen blattähnlichen Kurztrieben verwendet haben, um Mäuse und Ratten von Fleisch und anderen Nahrungsmitteln fernzuhalten (Name!).

73

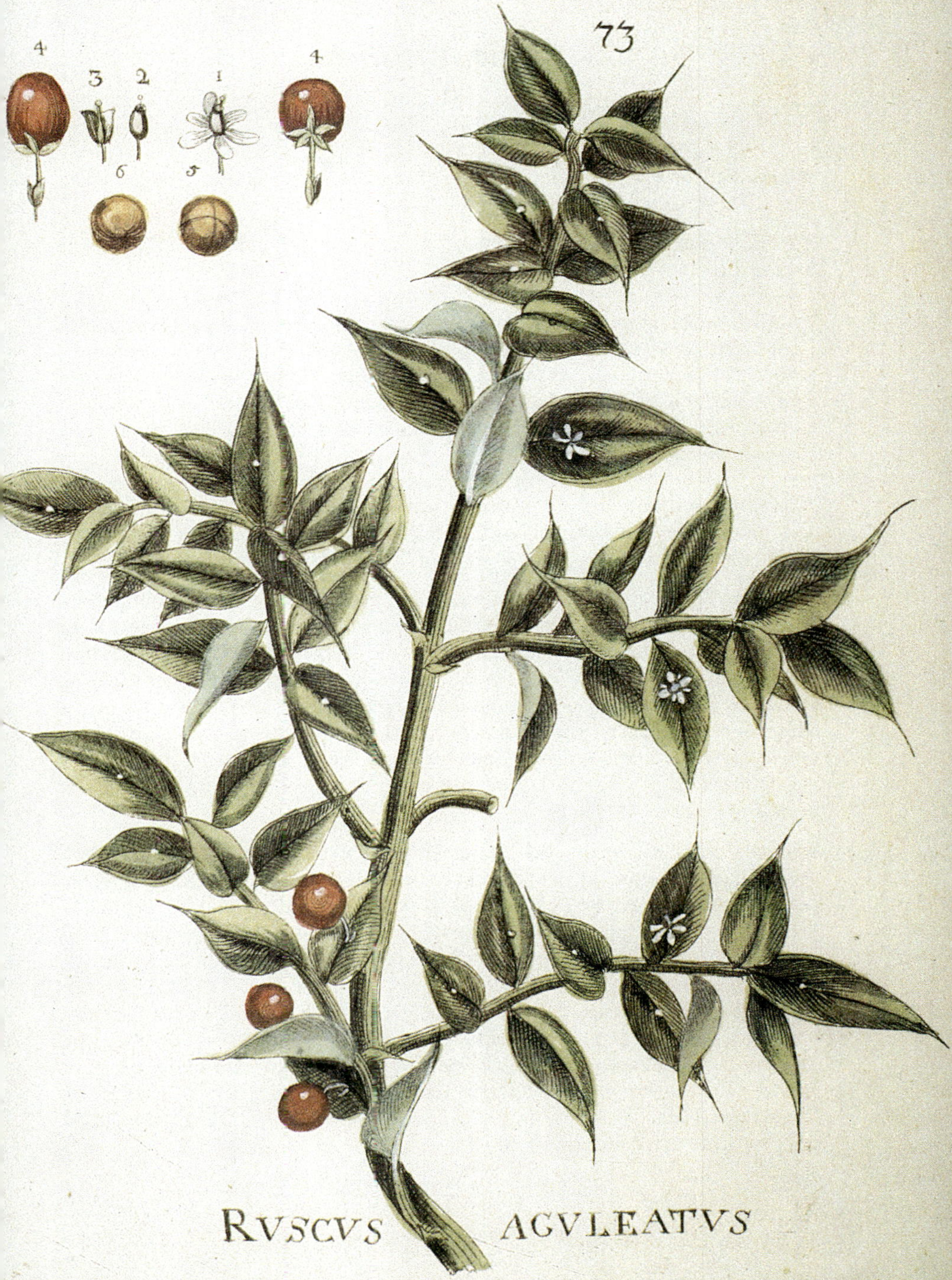

RVSCVS ACVLEATVS

Salvia officinalis

Salbei

Droge: Salviae Folium (Folia Salviae), Salbeiblätter mit einem Mindestgehalt von 1,5% ätherischem Öl.

Zubereitungen: Spezialpräparate; auch als Tee (Infus), Fluidextrakt (Extractum Salviae fluidum) und Tinktur (Tinctura Salviae).

Indikationen: *Innerlich* bei Magen- und Darmkatarrhen, Appetitlosigkeit, Durchfall und Blähungen, Husten, Verschleimung und nervöser Erschöpfung, bei krankhaften Schweißen der Phthisiker, Neurastheniker u. a., zum Abstillen; *äußerlich* zu Mundspülungen und als Gurgelmittel bei entzündlichen Mund- und Zahnfleischerkrankungen, Angina tonsillaris sowie zur täglichen Mund- und Zahnpflege.

Wirkstoffe: Ätherisches Öl (Oleum Salviae) mit wechselnden Anteilen an Thujon, Cineol und Borneol sowie Kampfer und Bornylazetat; ferner Ursolsäure, Rosmarinsäure („Labiatengerbstoff"), Flavonoide und Bitterstoffe.

Eigenschaften: Das ätherische Öl wirkt antiseptisch, fungizid und antiphlogistisch; aus dem Gerbstoffgehalt der Droge resultieren adstringierende Eigenschaften; die Bitterstoffe dagegen regen die Magensaftproduktion an; seit langem wird auch von der speichel- und schweißsekretionshemmenden Wirkung Gebrauch gemacht (in diesem Zusammenhang ist wohl auch die Verwendung als Mittel zum Abstillen zu sehen, so wenig geklärt die betreffenden pharmakologischen Vorgänge sind). *Wichtig:* Salbeizubereitungen sollen wegen des Thujongehalts nicht auf beliebige Dauer und nicht in höheren Konzentrationen genommen werden.

Botanik: Salvia officinalis, der Echte Salbei — eine Pflanze der Mittelmeerländer —, darf nicht mit dem einheimischen, weit verbreiteten Wiesensalbei, Salvia pratensis, verwechselt werden. Der „offizinelle" (= in der Apotheke gebräuchliche) Salbei kam schon im frühen Mittelalter als Heil- und Gewürzpflanze in die deutschen Gärten. Die alte medizinische Wertschätzung kommt in der Gattungsbezeichnung Salvia von lat. salvus = gesund zum Ausdruck. Charakteristisch sind die derben, runzeligen, eiförmig-länglichen Blätter mit ihrem typischen aromatischen Geruch und Geschmack. Die ganze Pflanze ist — vor allem im jugendlichen Stadium — graufilzig behaart und erreicht eine Höhe bis etwa 70 cm. Die violetten Lippenblüten (botanische Familie der Lippenblütler [Lamiaceae/Labiatae]) sind in Scheinquirlen vereinigt. — Die Pflanze ist in mehrere Unterarten aufgespalten.

262

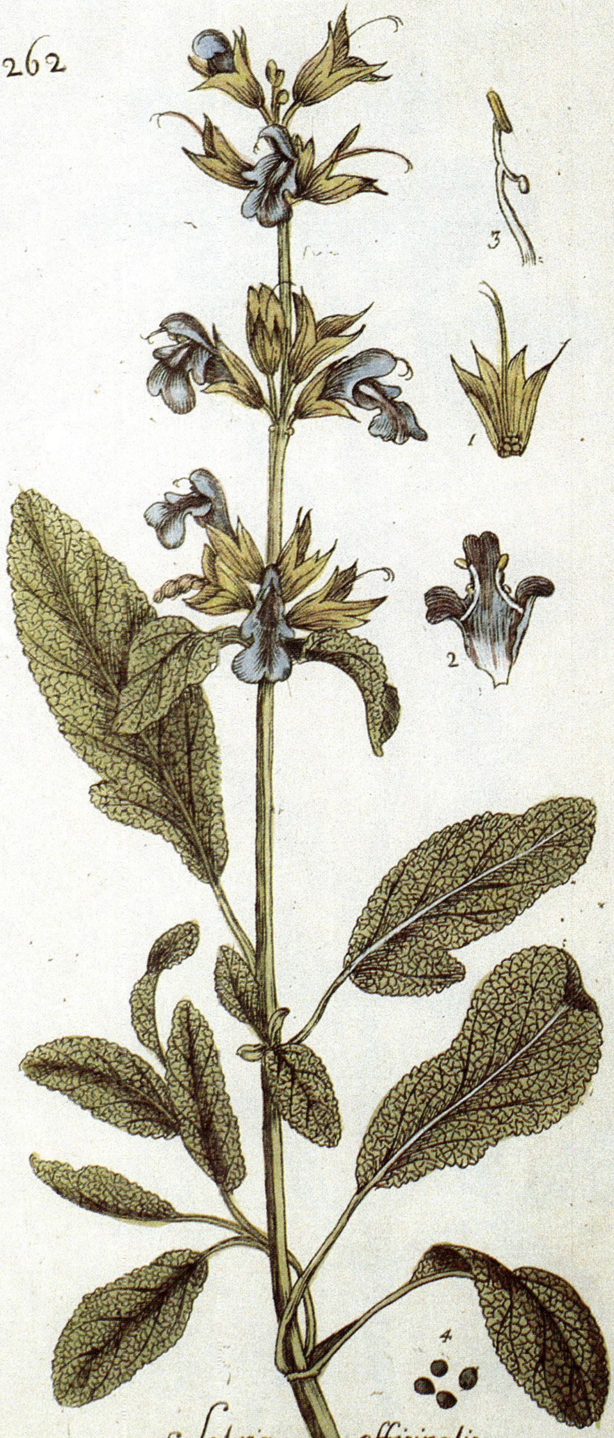

Salvia officinalis

Sambucus nigra

Holunder

Droge: Sambuci Flos (Flores Sambuci), Holunderblüten („Fliedertee").

Zubereitungen: Als Tee (Infus), auch in Teemischungen.

Indikationen: Husten, Bronchitis, grippeartige Erkrankungen, Schnupfen; als schweißtreibendes Mittel bei rheumatischen Beschwerden, als Mund- und Gurgelwasser bei Mandel- und Rachenentzündungen sowie bei Entzündungen der Mundschleimhaut. — Den Tee möglichst heiß und in reichlichen Mengen trinken. — Die Blüten sind Bestandteil verschiedener Teemischungen, wo sie z. T. auch als Geschmackskorrigens dienen: Species diaphoreticae (Schweißtreibender Tee), Species resolventes (Zerteilender Tee), Species laxantes (Abführender Tee).

Wirkstoffe: Ätherische Öle, Flavonoide (Rutin, Isoquercitrin und Hyperosid), Schleim, Gerbstoffe u. a. — Die Früchte des Holunders sind reich an Vitamin C, Fruchtsäuren und Mineralstoffen. Man bereitet aus ihnen — sie sind leicht zugänglich — schmackhaftes Mus, Getränke, Suppen und Gebäck. Das Mus wirkt leicht abführend.

Eigenschaften: Holunderblüten wirken schweißtreibend, schleimlösend, spasmolytisch, diuretisch und mild laxierend. Sie mobilisieren die körpereigenen Abwehrkräfte. Es gibt keine unerwünschten Nebenwirkungen.

Botanik: Der Holunder, Holder und Holler, wie er auch genannt wird, ist weit verbreitet in ganz Europa. Er kommt als Busch oder Baum in Gebüschen und Wäldern vor, an Wegrändern, Hecken und Zäunen. Oft begegnet uns die alte Heilpflanze in den Dörfern, wo sie seit langem angepflanzt wird. Unübersehbar ist sie zur Zeit der Blüte. Große, tellerförmige Trugdolden mit einer Vielzahl süßlich duftender, gelblich-weißer kleiner Blüten werden von Fliegen und Käfern emsig besucht und bestäubt. Im Herbst sorgen Vögel, die die kugeligen, schwarzvioletten Beeren — deshalb auch Schwarzer (lat. niger) Holunder — fressen, für die weitere Verbreitung der Pflanze. Wenn die getrockneten Blüten als Fliedertee populär sind, so hat das seinen Grund darin, daß der Holunder bis ins 16. Jahrhundert hinein auch als Flieder bezeichnet worden ist. Erst dann wurde der Name auf die aus Südosteuropa eingeführte Pflanze übertragen, die wir heute als Flieder, Syringa vulgaris, kennen. — Holunder ist ein Geißblattgewächs (Caprifoliaceae).

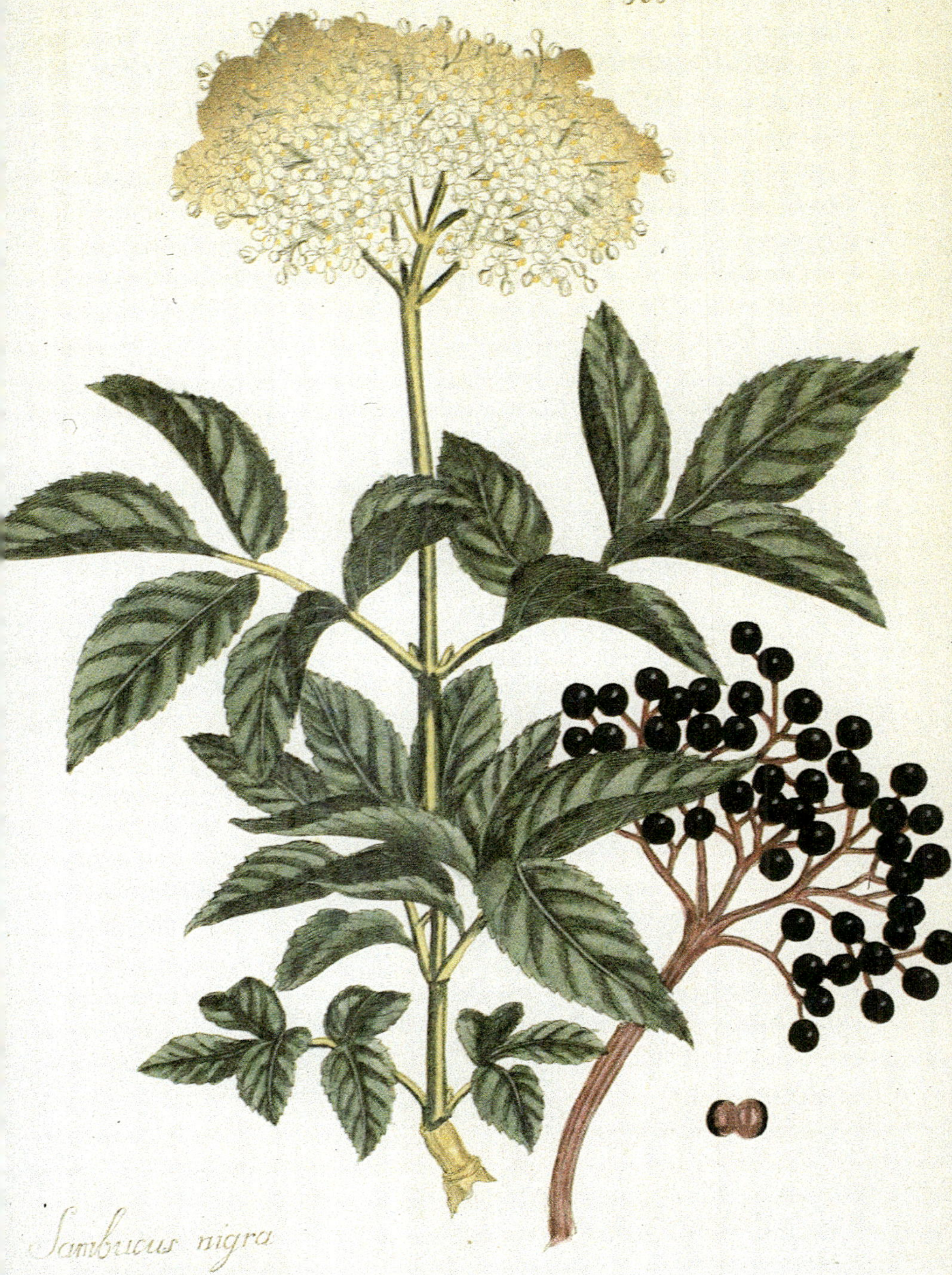

Sambucus nigra

Sarothamnus scoparius (Spartium scoparium)

Besenginster, Besenstrauch

Droge: Sarothamni scoparii Herba (Herba Sarothamni scoparii), Besenginsterkraut; Flores Sarothamni scoparii, Besenginsterblüten.

Zubereitungen: Als Tee wegen des wechselnden Alkaloidgehalts nicht zu empfehlen. Zuverlässig sind standardisierte Spezialpräparate. Für bestimmte Indikationen wird der Hauptwirkstoff der Pflanze, Spartein bzw. Sparteinsulfat (Sparteinum sulfuricum), verordnet.

Indikationen: Hypotone Kreislaufschwäche, Herzrhythmusstörungen, Extrasystolie, paroxysmale Tachycardie; venöse Durchblutungsstörungen. Ginsterpräparate sollen längere Zeit eingenommen werden. — Für das reine Spartein gelten praktisch die gleichen Anwendungsgebiete. Als *Kontraindikation* gilt die Spätgravidität; bei gestörter Überleitung, besonders bei AV-Block 2. Grades und bei faszikulärem Block ist Vorsicht geboten.

Wirkstoffe: Hauptwirkstoff ist das Alkaloid Spartein, das Nebenalkaloid Genistein und Flavonoide.

Eigenschaften: Spartein wirkt vorwiegend auf das gesamte autonome Nervensystem, einschließlich des Reizleitungssystems des Herzens. Eine Wirkung auf den insuffizienten Herzmuskel hat es jedoch nicht. Das Wirkungsprofil entspricht eher dem des Chinins. Es muß mit einer verstärkten Darm- und Uteruskontraktion gerechnet werden. Spartein besitzt keine hämodynamischen Nebenwirkungen. Seine Verträglichkeit ist im allgemeinen gut. — Vergiftungen mit Spartein verlaufen ähnlich, jedoch bedeutend schwächer als die mit Nikotin. Es tritt eine kuraréartige Lähmung der quergestreiften Muskulatur ein. Der Tod erfolgt durch Atemlähmung.

Botanik: Der Besenginster ist einer der häufigsten einheimischen Schmetterlingsblütler (Fabaceae/Papilionaceae). An Waldschlägen, Waldrändern, auf sandigen Heiden und Dämmen blüht der Ginster im Mai/Juni mit zahlreichen leuchtend gelben Blüten. Die Äste des Strauches sind rutenförmig und scharfkantig. Die dreizähligen kleinen Blättchen sind seidig behaart. Die Frucht ist eine am Rande zottig behaarte Hülse. — Sarothamnus von griech. saros = Besen und thamnos = Strauch, scoparius von lat. scopa = Besen.

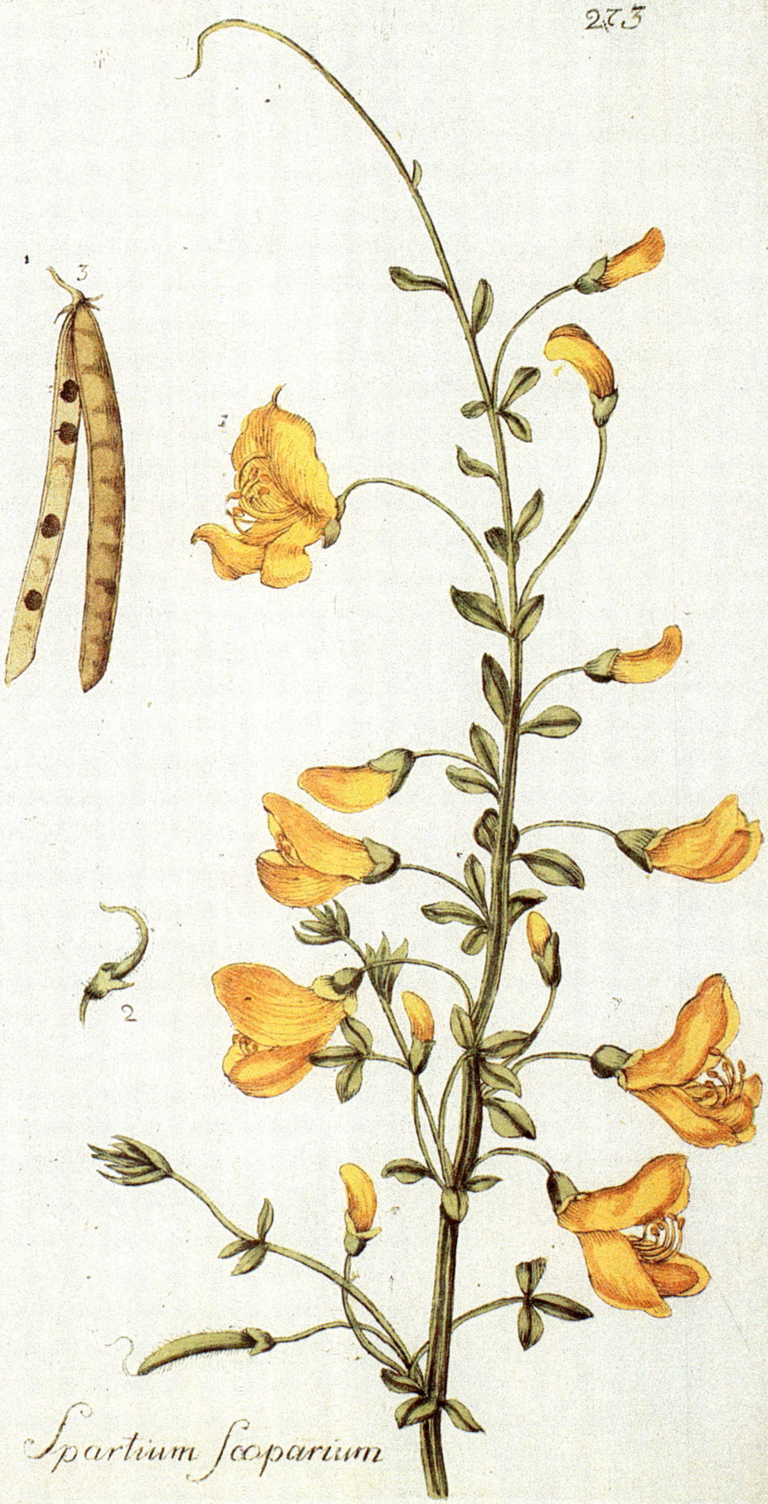

Spartium Scoparium

Silybum marianum (Carduus marianus)

Mariendistel

Droge: Cardui mariae Fructus (Fructus Cardui mariae), Mariendistelfrüchte; Mindestgehalt 1% Silymarin, berechnet als Silybin.

Zubereitungen: Als Tee (Infus), Tinktur (Tinctura Cardui mariae Rademacher u. a.) und Extrakt (Extractum Cardui mariae); als Silymarin (isoliertes Wirkstoffgemisch); zahlreiche Spezialpräparate.

Indikationen: Bei Leberparenchymschäden zur Leberschutztherapie; akute Hepatitis, chronisch persistierende und chronisch aggressive Hepatitis, posthepatitisches Syndrom, Leberzirrhose, toxisch-metabolische Leberschäden (Fettleber, Vergiftung, Medikamentenabusus, Strahlenschäden), chronische Cholezystopathie.

Wirkstoffe: Silymarin, ein Wirkstoffgemisch, das aus drei Hauptkomponenten, Silybin, Silydianin und Silychristin, besteht. Diese sind sog. Flavonolignane, in denen ein Flavanongrundkörper (Taxifolin) in mehreren Verknüpfungsarten mit Coniferylalkohol kombiniert ist; ferner Gerb- und Bitterstoffe, biogene Amine, fettes Öl u. a.

Eigenschaften: Wie in pharmakologischen Untersuchungen nachgewiesen werden konnte, besitzt Silymarin antihepatotoxische und zellregenerierende Eigenschaften. Die Leberschutzwirkung beruht wahrscheinlich auf einem membranstabilisierenden Effekt, während die regenerierende Wirkung auf eine Stimulierung der ribosomalen RNA- und damit der Protein-Synthese zurückgeführt werden kann.

Botanik: Die Mariendistel ist ein Korbblütler (Asteraceae/Compositae) von nahezu 2 m Höhe. Sie hat große grün-weiß marmorierte Blätter, die dornig gezähnt sind. Endständig an stark verästelten Stengeln sitzen amethystfarbene Distelblüten, umgeben von einem äußerst spitzen Hüllblattkranz. Die hartschaligen schwarzen Früchte tragen eine seidige Haarkrone (Pappus). — Die Mariendistel ist eine Pflanze des Mittelmeerraumes. Sie war bereits in der Antike als Heilmittel bekannt. Da sie schon frühzeitig in Mitteleuropa kultiviert wurde, fand sie bald Eingang in die Therapie, wurde zeitweise vergessen und geriet im vergangenen Jahrhundert wieder in den medizinischen Blickpunkt. Die pharmakologischen und chemischen Untersuchungen setzten nach dem zweiten Weltkrieg ein. Seitdem ist sie fester Bestandteil der Lebertherapie.

Compositae
19. Carduineae

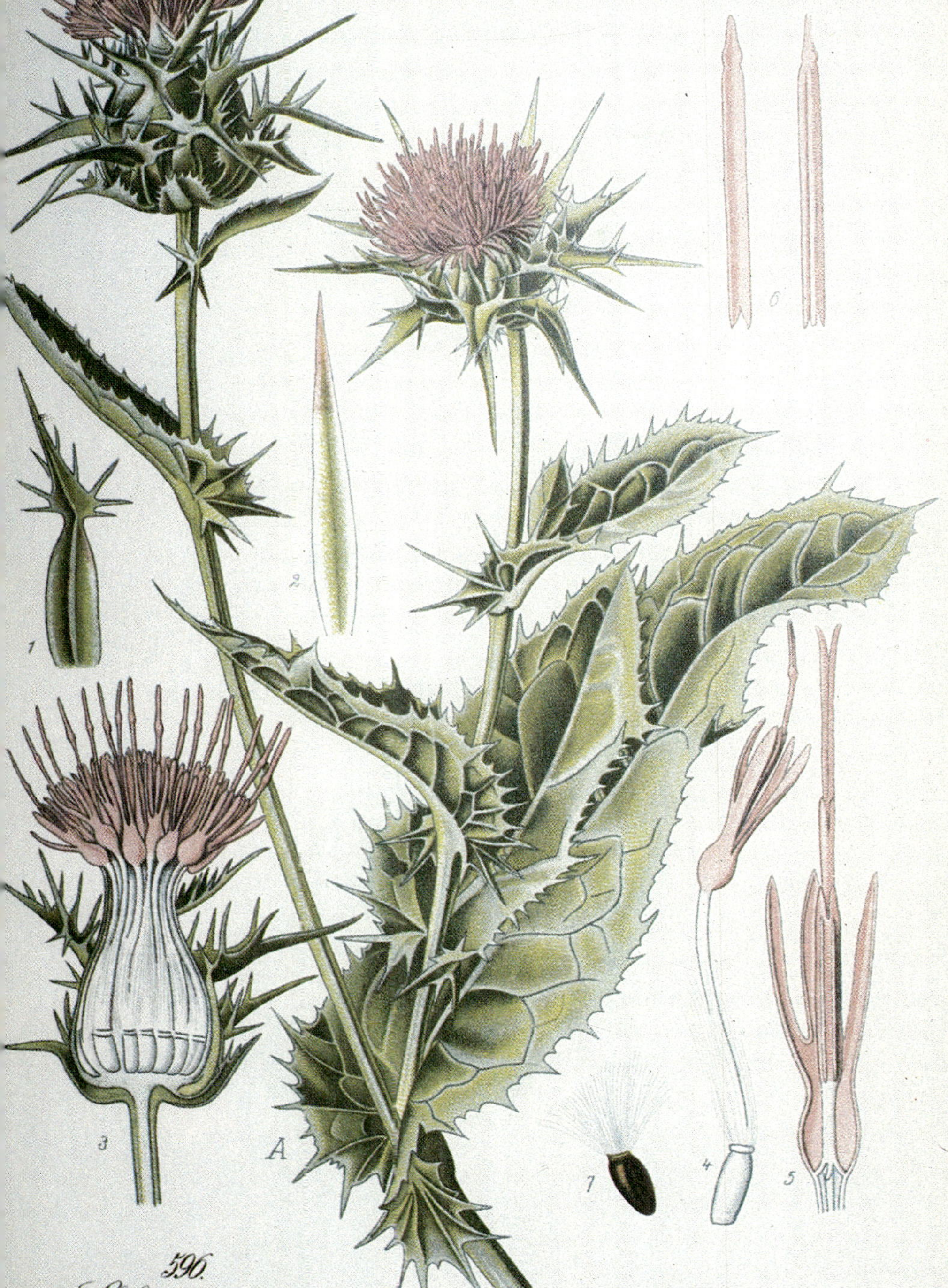

596.
Silybum marianum Gaertner

Mariendistel.

Solidago virgaurea

Goldrute, Heidnisch Wundkraut

Droge: Solidaginis Herba (Herba Solidaginis), Virgaureae Herba (Herba Virgaureae), Goldrutenkraut; auch die Frischpflanze kommt für die Verarbeitung infrage.

Zubereitungen: Als Tee (Infus), Tinktur (Tinctura Virgaureae), Spezialpräparate.

Indikationen: Solidago wird als ein „organspezifisches Nierenmittel" und Diuretikum ersten Ranges bezeichnet. Die Anwendungsgebiete sind Nephritis, Albuminurie, postinfektiöse Nierenschäden; Neigung zu Steinbildung, Nierengries, Harnverhaltung, Ödemen, Zystitis und anderen Blasenleiden, Bettnässen und Prostatahypertrophie (Prostata-Adenom).

Wirkstoffe: Saponine, ätherisches Öl, Gerbstoffe und Flavonoide (im wesentlichen Quercitrin).

Eigenschaften: Die Saponine und das ätherische Öl regen die Nieren zu vermehrter Wasserausscheidung an (ohne diese zu schädigen). Auch wird durch beide Komponenten die Peristaltik des Ureters günstig beeinflußt. Die Flavonoide ihrerseits normalisieren die Kapillarpermeabilität, erhöhen die Kapillarresistenz und begegnen so der generalisierten Kapillarschädigung. Die Wirkung der Gerbstoffe auf entzündliche Prozesse schließlich ist für die Therapie von Bedeutung. — Von der Verwendung der Pflanze als Wundheilungsmittel (Wundkraut!) ist man weitgehend abgekommen. Der alte Name Solidago ist etwa mit wundfestmachen, heilen, zu übersetzen. Solidago hat eine besonders günstige Allgemeinwirkung. Es werden einmal pro Jahr Kuren von etwa dreiwöchiger Dauer zur allgemeinen Stoffwechselanregung empfohlen. — Die Wirkung der Solidago ist weitgehend abhängig von Wachstums- und Erntebedingungen, vom Alter der Droge, von der Art ihrer Verarbeitung u.a. Kautelen. Widersprüche in den Ergebnissen pharmakologischer und klinischer Prüfungen beruhen meist auf diesen unterschiedlichen Voraussetzungen.

Botanik: Solidago virgaurea, ein Korbblütler (Asteraceae/Compositae) ist heimisch in ganz Europa. Die Pflanze wächst häufig auf Waldwiesen, an Wegrändern und in lichten Wäldern. Der aufrechte, mäßig dicht beblätterte Stengel trägt eine Rispe von zahlreichen goldgelben Blüten (Virgaurea heißt wörtlich Goldrute).

Compositae 3. Astereae

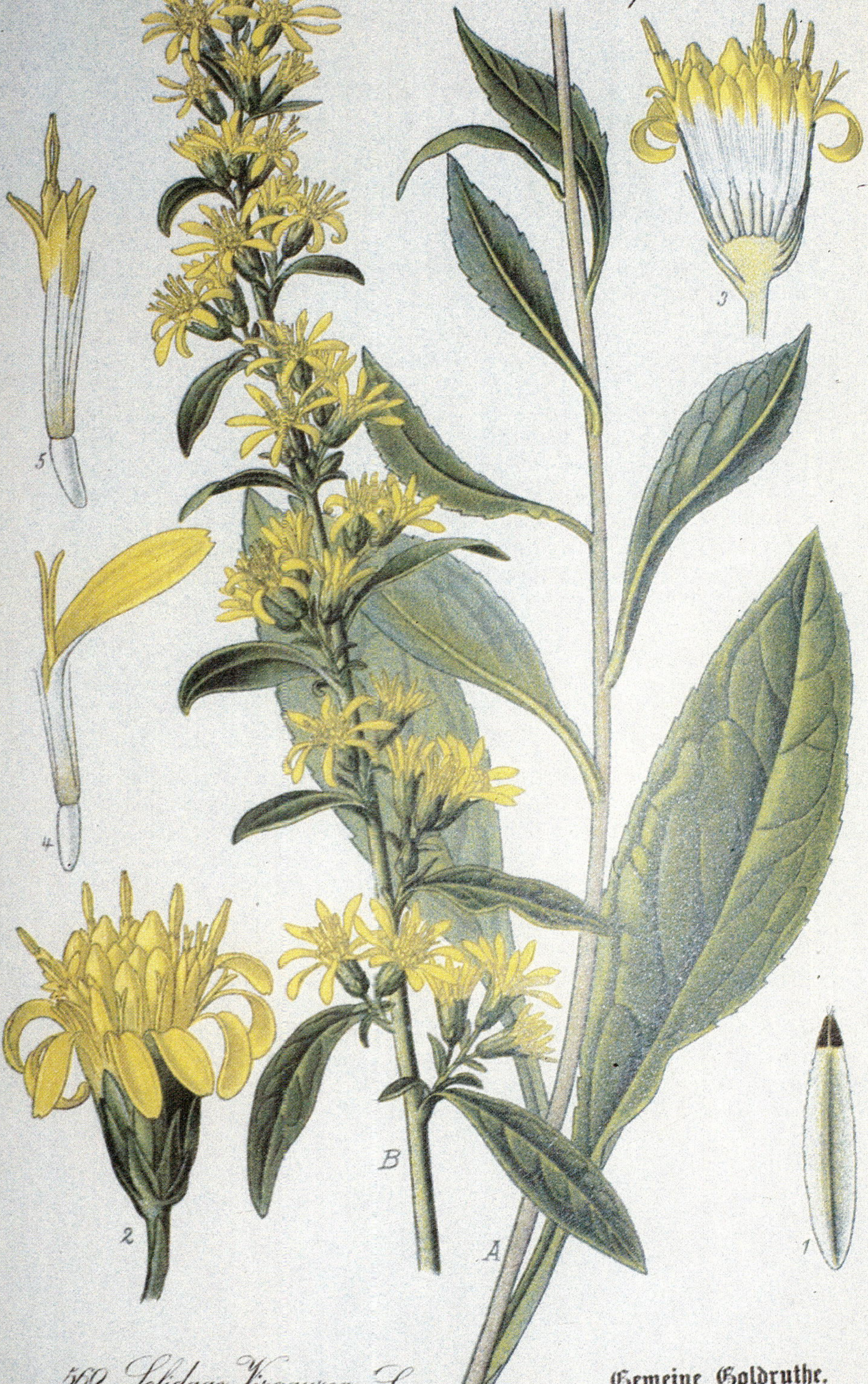

569. Solidago Virgaurea L.

Gemeine Goldruthe.

Strophanthus

Strophanthusstrauch

Droge: Strophanthi Semen (Semen Strophanthi), Strophanthus-Samen. Die Droge stammt im wesentlichen von Strophanthus gratus (analog: g-Strophanthin) und Strophanthus kombé (k-Strophanthin). Auch Samen von Strophanthus hispidus kommen infrage.

Zubereitungen: Nur isolierte Strophanthus-Glykoside zur i. v.-Injektion; gelegentlich auch perlingual („orale Strophanthin-Therapie"). Tinctura Strophanthi ist obsolet.

Indikationen: Ähnlich wie Digitalis. Spezielle Anwendungsgebiete sind akut bedrohliche Formen der Herzinsuffizienz, auch bradykarde Formen, akutes Linksversagen mit Lungenödem, dekompensiertes Belastungsherz (Cor pulmonale, Hypertonie), Asthma cardiale, Herzinfarkt, Lungenembolie, therapeutisch unbeeinflußbare Endstadien der Herzinsuffizienz, Angina pectoris mit Koronarinsuffizienz, Digitalisüberempfindlichkeit, prä- und postoperative Herz- und Kreislaufstützung, intraoperative Zwischenfälle, in der Geriatrie u. a.

Wirkstoffe: Kristallines g-Strophanthin bzw. k-Strophanthin (amorph). k-Strophanthin ist keine einheitliche Substanz. Es besteht aus drei Hauptglykosiden, deren wichtigstes k-Strophanthin-α = Cymarin ist.

Eigenschaften: Die Strophanthus-Glykoside sind die am raschesten wirkenden Herzglykoside (5 bis 15 Minuten nach i. v.-Injektion), haben eine kurze Wirkungsdauer (Abklingquote 40%) und werden rasch ausgeschieden, so daß keine Kumulationsgefahr besteht. Enteral werden die Strophanthine kaum resorbiert (0 bis 5%), Cymarin (k-Strophanthin-α) jedoch zu etwa 30%. *Strophanthin darf nicht unmittelbar nach Digitalis verabfolgt werden.*

Botanik: Strophanthus gratus, kombé und hispidus wachsen als Kletterpflanzen (Lianen) in den tropischen Wäldern Zentralafrikas. Zubereitungen aus den Samen der Pflanzen wurden dort seit langem als Pfeilgift gebraucht. Ouabain, das Pfeilgift der Somali, ist der ursprüngliche afrikanische Name für g-Strophanthin, wie auch die Bezeichnung kombé afrikanischer Herkunft ist. — Die Strophanthus-Arten gehören zur Familie der Hundswürgergewächse (Apocynaceae), die eine Reihe wichtiger Arzneipflanzen liefern, u. a. die Rauwolfia.

Apocyneae
(Asclepiadeae.)

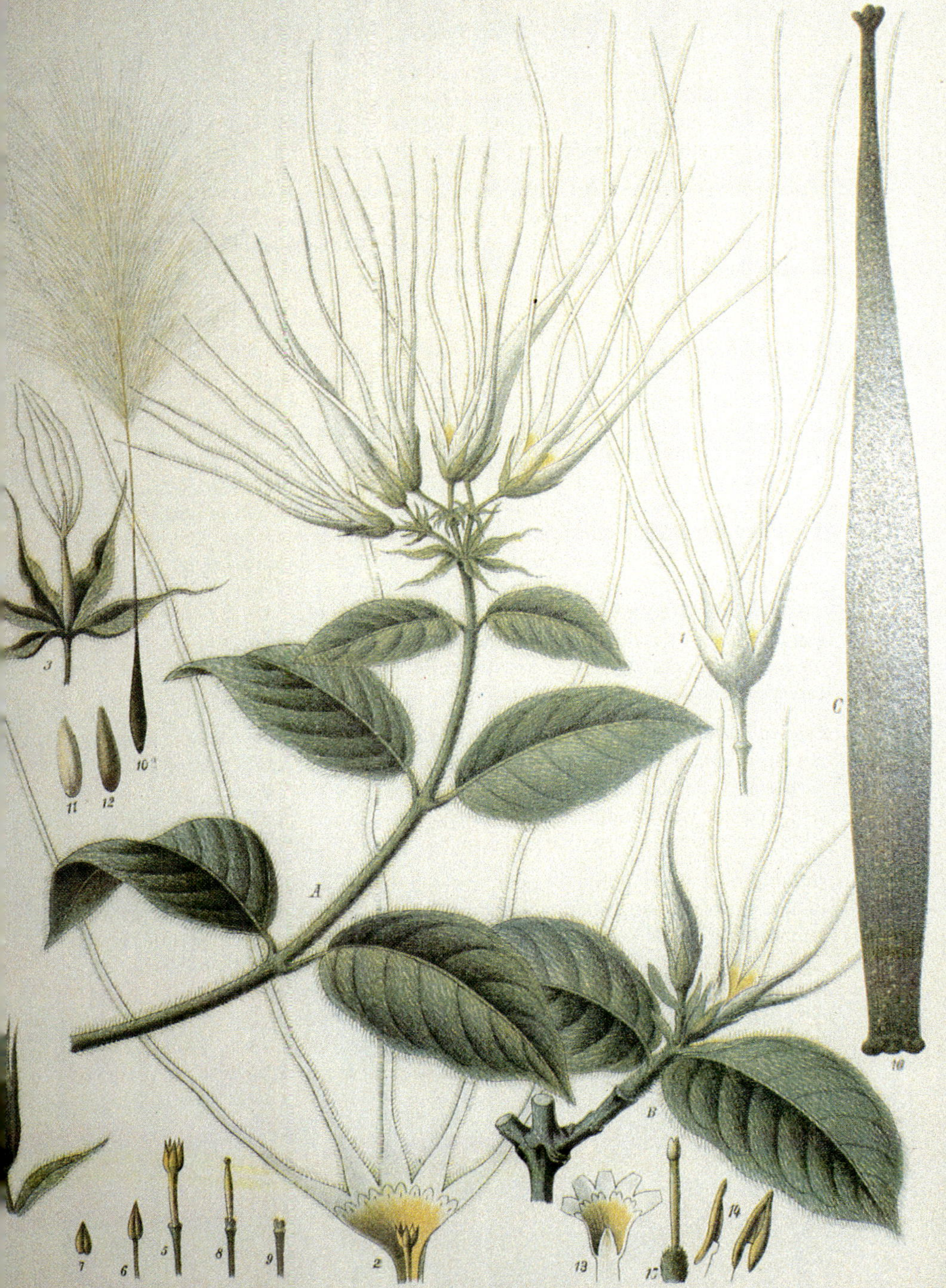

Strophanthus hispidus D.C.

E. Günther gez. u. lith.

Strychnos nux vomica

Brechnuß

Droge: Strychni Semen (Semen Strychni), Brechnuß.

Zubereitungen: *Meist nur noch in Form galenischer Präparate,* wie Tinctura Strychni, Brechnußtinktur; eine geringere Rolle spielt Extractum Strychni, Brechnußextrakt, mit wesentlich höherem Alkaloidgehalt; selten Semen Strychni in Pillenform oder in Form des Reinalkaloids Strychnin bzw. Strychninum nitricum.

Indikationen: *Tinctura Strychni* als kräftig wirkendes bitteres Tonikum und Stomachikum bei Schwächezuständen, zur Besserung des Allgemeinbefindens, zur Tonisierung des Nervensystems vor allem alter Menschen, bei Appetitlosigkeit und in der Rekonvaleszenz. Auch in der Kinderpraxis. — Als durchschnittliche Dosis für Erwachsene gelten 3 mal täglich 10 bis 20 Tropfen der Tinktur (Alkaloidgehalt 0,25%, größte Einzelgabe 1,0 g, größte Tagesgabe 2,0 g). — *Wenig Bedeutung* hat heute die Verwendung von Strychnin und seiner Zubereitungen als Atmungs- und Kreislaufanaleptikum sowie bei motorischen Lähmungen (hohe Toxizität, Kumulationsgefahr).

Wirkstoffe: Mindestens 2,5% Strychnin und Bruzin (Dimethoxystrychnin), stark bittere Alkaloide, und Nebenalkaloide. Bruzin, etwa 50% der Alkaloidmenge, besitzt nur etwa 1/50 der Strychnin-Wirkung. Es wird in isolierter Form therapeutisch nicht verwendet.

Eigenschaften: Strychnin, eines der stärksten Krampfgifte, wirkt zentralerregend und erhöht die Reflexerregbarkeit (bis zum Starrkrampf) durch Lähmung der hemmenden Synapsen im Rückenmark. Strychnin wird rasch resorbiert und nur langsam vom Organismus ausgeschieden. Gaben über 20 mg sind toxisch. Dosen von 50 bis 100 mg führen zum Tod durch Atemlähmung.

Botanik: Der Brechnußbaum oder -strauch wächst in ganz Indien, auf Ceylon, in Nordaustralien und anderen Ländern. Die Blüten bringen kugelförmige, etwa apfelgroße Früchte hervor, in dem sich mehrere seidig beharrte, knopfähnliche, grünlich-graue Samen befinden. Entgegen ihrem Namen Brechnuß (lat. nux vomica) wirken diese nicht brechenerregend, sondern die Samen einer anderen Art, Strychnos potatorum. Familie sind die Brechnußgewächse (Loganiaceae), zu der auch Strychnos ignatii gehört, von der die ebenfalls strychnin- und bruzinhaltigen Igantiusbohnen stammen, sowie die curareliefernden Strychnosarten.

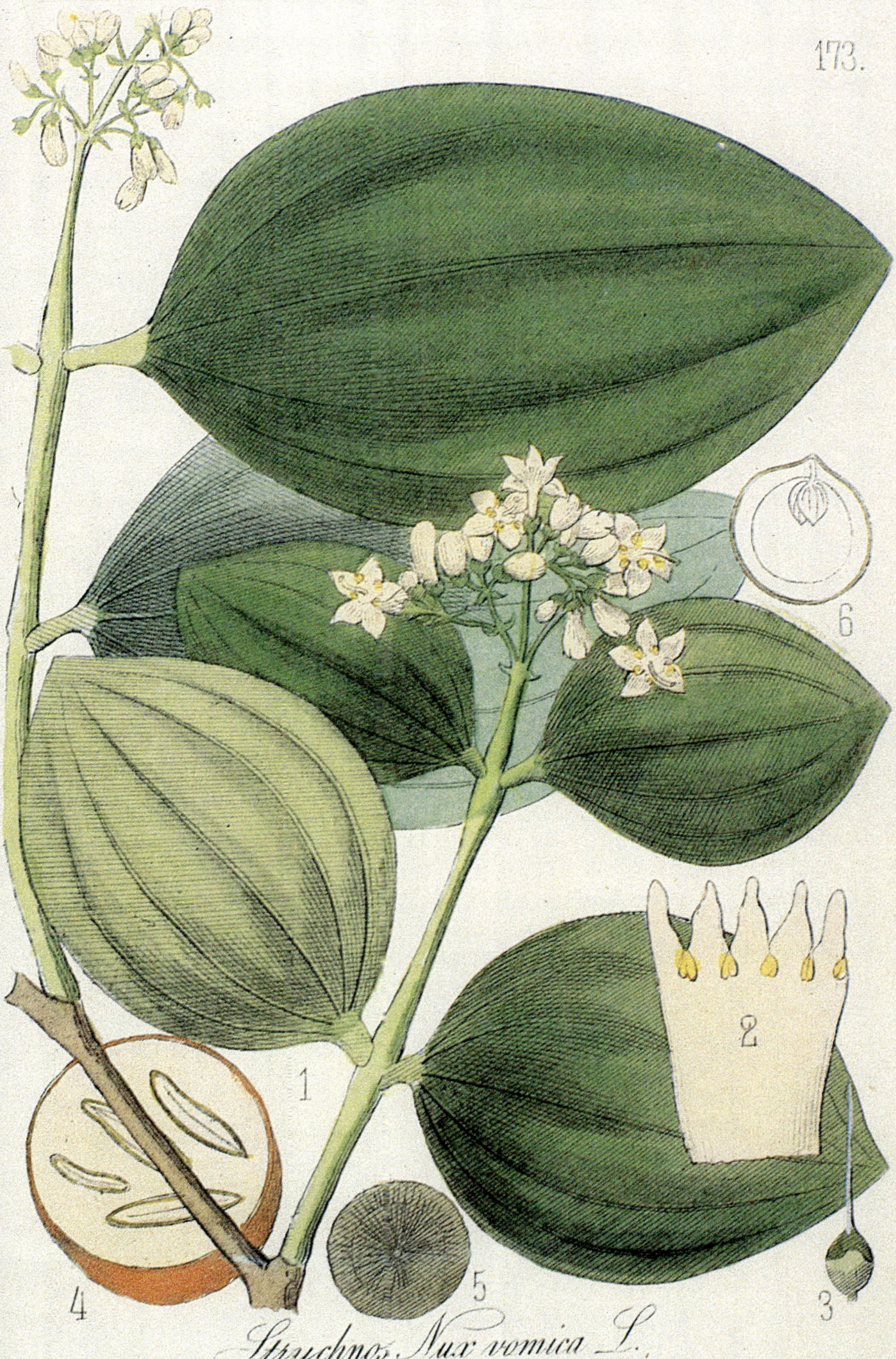

Strychnos Nux vomica L.

Symphytum officinale

Beinwell, Große Wallwurz

Droge: Symphyti Radix (Radix Symphyti), Beinwellwurzel; die Wurzel wird auch in frischem Zustand (Radix Symphyti recens) verarbeitet.

Zubereitungen: Pulver, Preßsaft und Extrakt meist zur *äußerlichen* Verwendung in Form von Pflastern, Salben, Pasten und Kataplasmen (Breiumschläge).

Indikationen: Sport- und Unfallverletzungen, Myogelosen, stumpfe Traumen, Prellungen, Quetschungen, Verrenkungen, Verstauchungen, Hämatome, Stumpfpflege; entzündliche Erkrankungen, wie Epikondylitis, Periostitis, Tendovaginitis, Thrombophlebitis und Mastitis u.a.; Beschwerden nach Operationen, Narbenschmerzen, rheumatische Gelenkerkrankungen, Varizen und Hämorrhoiden; Knochenbrüche und deren Nachbehandlung, Knochenverletzungen und Gelenkergüsse. — Abkochungen und Auszüge der Wurzel dienen gelegentlich noch zum Mundspülen und Gurgeln bei Entzündungen der Mund- und Rachenschleimhaut, *innerlich* genommen bei Durchfall.

Wirkstoffe: Hauptbestandteil ist Allantoin, ein Harnsäureabkömmling; ferner Schleim- und Gerbstoffe und zahlreiche andere Begleitstoffe.

Eigenschaften: Symphytum-Zubereitungen wirken adstringierend, antiphlogistisch, analgetisch, kallusbildend und granulationsfördernd, keratolytisch, einhüllend, kühlend und abschwellend. Sie zeichnen sich durch rasche Wirkung aus.

Botanik: Symphytum officinale ist ein robustes Borretsch- oder Rauhblattgewächs (Borraginaceae). Die Pflanze ist in Europa und Asien heimisch, wird bis 1 m hoch und kommt häufig an Wiesengräben, an Bachufern, in Auen- und Buchenwäldern vor. Sie fällt auf durch ihre trübroten oder gelblich-weißen röhrig-glockigen Blüten. Die hängenden Blüten sitzen an kurzen Stielen in dichten, doldenartigen Blütenständen. Die jungen Sprosse der Pflanze können, nebenbei bemerkt, wie Spargel, die jungen Blätter als Suppenwürze verwendet und wie Spinat zubereitet werden. — Alte Arzneipflanze. Symphytum von griech. symphyein = zusammenwachsen bedeutet das gleiche wie der deutsche Namen Beinwell (althochdeutsch Beinwalla) oder Wallwurz, wenn unter „wallen" wiederum zusammenwachsen, zusammenheilen verstanden werden kann.

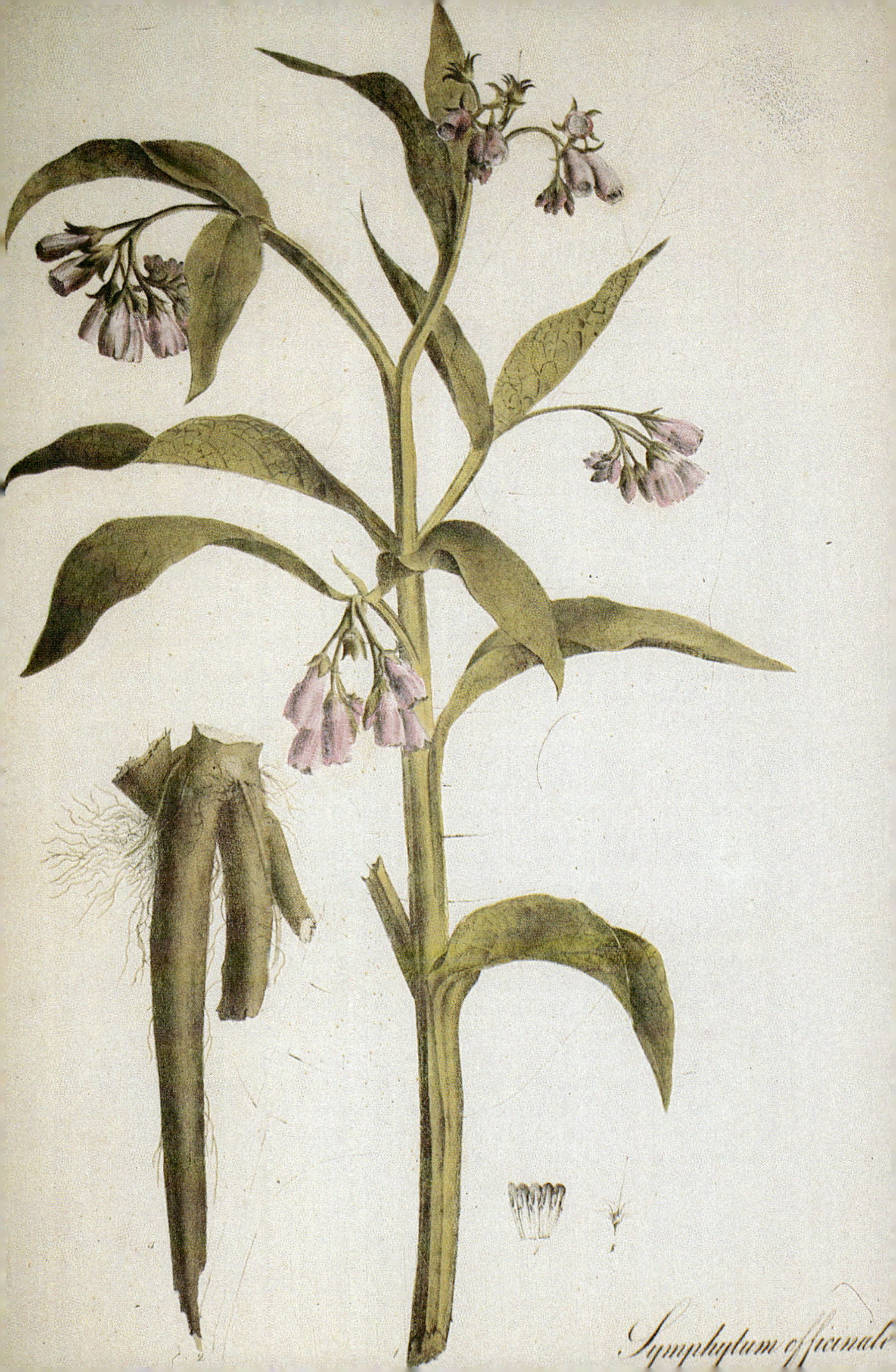
Symphytum officinale

Taraxacum officinale

Löwenzahn

Droge: Taraxaci Radix cum Herba (Radix Taraxaci cum Herba), Löwenzahnwurzel und -kraut (die ganze Pflanze mit Wurzel, Blüten, Blättern und Stengel).

Zubereitungen: Als Tee (Infus) und als Saft; Extractum Taraxaci, Löwenzahnextrakt, Spezialpräparate.

Indikationen: Leber- und Gallenleiden, Gelbsucht, Gallen- und Nierensteine, Nieren- und Blasenerkrankungen, chronisch-rheumatische Leiden, arthrotische Prozesse, subazide Gastritis und Appetitlosigkeit. — Empfohlen werden Frühjahrs- und Herbstkuren von einigen Wochen mit Löwenzahnzubereitungen zur allgemeinen Entschlackung („Blutreinigung"). Die Neubildung von Gallen- und Nierensteinen soll dabei verringert, wenn nicht verhindert, der Verlauf chronisch-degenerativer Gelenkerkrankungen günstig beeinflußt und das Allgemeinbefinden insgesamt verbessert werden.

Wirkstoffe: Bitterstoffe, Inulin, Cholin, Vitamin C und andere Vitamine, Kautschuk, Eiweiß, Fettsäuren, Terpene, Steroide, Enzyme, Mineralstoffe u. a.

Eigenschaften: Löwenzahn hat diuretische, choleretische, magenstärkende und stoffwechselanregende (Anregung der gesamten Zelltätigkeit) Wirkungen. Der Angriffspunkt scheint im interstitiellen Gewebe zu liegen. Keine Nebenwirkungen.

Botanik: Der Löwenzahn, ein Korbblütler (Asteraceae/Compositae), ist auf Grund seiner üppigen Fruchtbarkeit und seiner Anspruchslosigkeit eine unserer verbreitetsten Pflanzen auf Wiesen und Weiden, an Wegrändern wie auf Schuttplätzen. Seine Häufigkeit und seine auffälligen Merkmale haben ihn auch zur bekanntesten gemacht, wie zahllose Volksnamen zeigen, von denen „Kuhblume" der häufigste ist. Die scharf gezähnten Blätter (Löwenzahn!), das große gelbe Blütenkörbchen, der kugelige seidige Fruchtstand („Pusteblume"), der weiße Milchsaft in allen Teilen der Pflanze und der hohle Stengel sind jedermann im Detail geläufig. Der Löwenzahn ist Unkraut, Futterpflanze, Wildsalat (die jungen Blätter) und „Spielzeug" für jung und alt. Die Größe und der ganze Habitus der Pflanze wechseln je nach Standort. Auf fetten Wiesen wird sie bis über 1/2 m hoch, prall und kräftig im Wuchs, anderswo erreicht sie gerade 10 cm. Ihre fleischige Wurzel dringt tief in das Erdreich ein. Über die physiologische Wirkung des Löwenzahns weiß man im allgemeinen auch Bescheid, insbesondere, was die harntreibende Komponente anbetrifft. Die Franzosen nennen die Pflanze unmißverständlich „pissenlit".

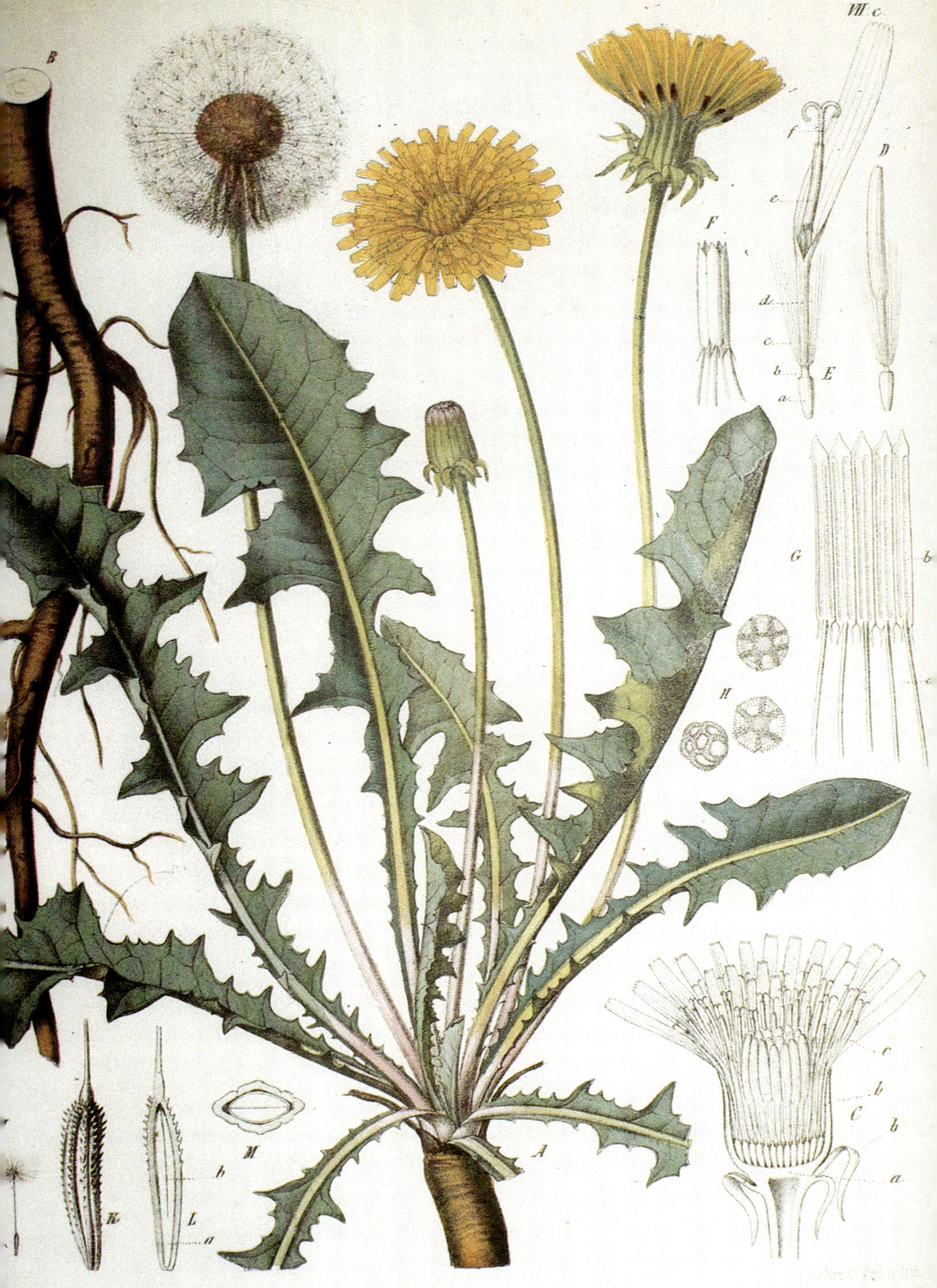

Taraxacum officinale. Web

Thymus vulgaris

Thymian

Droge: Thymi Herba (Herba Thymi), Thymiankraut, mit einem Mindestgehalt an 1,2% ätherischem Öl und 0,5% Phenolen, berechnet als Thymol.

Zubereitungen: Spezialpräparate (in zahlreichen Kombinationen in Form von Teemischungen, Tropfen, Salben, Balsamen und Sirup); auch als Tee (Infus), Fluidextrakt (Extractum Thymi fluidum), Thymianöl (Oleum Thymi) und Thymol.

Indikationen: Husten, Bronchitis, Krampf- und Keuchhusten, Asthma; Appetitlosigkeit, gastritische Erscheinungen, krampfartige Magenbeschwerden, Blähungen und Durchfall (besonders in der Kinderpraxis). *Äußerlich* zu Bädern, Mundspülungen und zur Wundbehandlung. — Thymol wird in der Zahnheilkunde verwendet sowie bei Gingivitiden u.a.

Wirkstoffe: Ätherisches Öl mit den Hauptbestandteilen Thymol (Methylisopropylphenol) und dem isomeren Carvacrol; Saponine, verschiedene Monoterpene, Gerb- und Bitterstoffe, Flavonoide u.a.

Eigenschaften: Thymian wirkt sekretolytisch, expektorierend, krampflösend, keimhemmend, gärungs- und fäulniswidrig. — Thymol ist ein starkes Antiseptikum. Es wirkt noch in einer Konzentration von 1:3000 hemmend auf die meisten Wundbakterien. Bei innerlicher Verabreichung muß mit Nebenwirkungen gerechnet werden, auch bei täglicher Anwendung als Desinfektionsmittel in Mundwässern und Zahnpasten. Von der vermiziden Wirkung des reinen Thymols wird wegen seiner toxischen Wirkung kein Gebrauch mehr gemacht. — Gegen die galenischen Zubereitungen aus der Droge bestehen keine Bedenken.

Botanik: Thymus vulgaris, der auch als Gartenthymian bezeichnet wird, ist ein Gewächs der Mittelmeerländer, ein Lippenblütler (Lamiaceae/Labiatae). Eine nah verwandte Pflanze ist der einheimische, in dichten Rasen wachsende Feldthymian oder Quendel, Thymus serpyllum. Er ist bis in die Gebirge hinein weit verbreitet und wird bei den gleichen Indikationen als Serpylli Herba (Herba Serpylli) therapeutisch genutzt, seine Wirkung ist jedoch schwächer. Beide Pflanzen sind stark aromatisch riechende, niedere, ausdauernde Halbsträucher mit kleinen festen Blättern und den typischen Lippenblüten, die beim Gartenthymian lila bis rosa sind. Letzterer erscheint im 11. Jahrhundert als Heil- und Gewürzpflanze in Deutschland und wird hier seit langem kultiviert. Der Name Thymian ist griech.-lat. Herkunft (thymiama) und wäre etwa mit ,,Räucherwerk'' zu übersetzen. Die alten Ägypter benutzten die Pflanze schon wegen ihrer antiseptischen Wirkung zum Einbalsamieren.

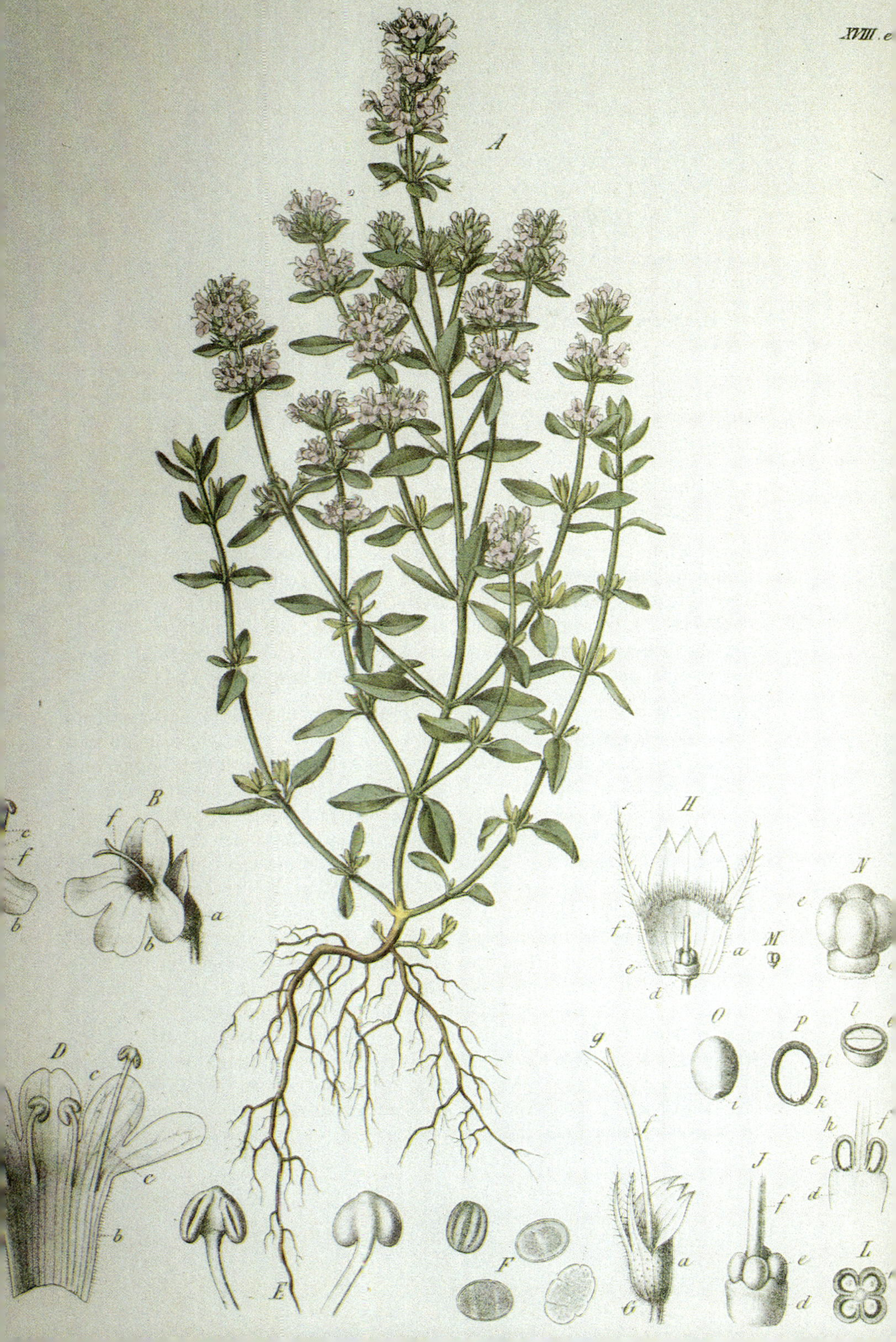
A
B
c
f
b
a
H
N
M
D
O
P
E
F
G
J
L

Tilia

Tilia cordata, Winterlinde; *Tilia platyphyllos,* Sommerlinde

Droge: Tiliae Flos (Flores Tiliae), Lindenblüten. Das sind die ganzen Blütenstände mit mehreren Einzelblüten und zungenförmigem Hochblatt, das den nußartigen Früchten als Flugorgan dient (griech. ptilon = Flügel).

Zubereitungen: Als Tee (Aufguß), am besten mit Honig süßen, heiß trinken (bis zu 1/4 l).

Indikationen: Grippeartige, meist mit Fieber einhergehende Erkältungskrankheiten und Katarrhe der oberen Luftwege, wenn keine massivere Behandlung erforderlich.

Wirkstoffe: Reichlich Schleim, Flavonoide (Hyperosid, Quercitrin, Isoquercitrin u. a.), Procyanidine, ätherisches Öl, Gerbstoffe u. a.

Eigenschaften: Lindenblüten haben einen schwach aromatisch-würzigen Geruch und schleimigen Geschmack. Der Aufguß wirkt schweißtreibend, in geringerem Maße hustendämpfend und fiebersenkend. Eine Aktivierung der körpereigenen Abwehrkräfte ist augenscheinlich. Lindenblüten sind auch Bestandteil verschiedener als Species diaphoreticae bezeichneten, komplex zusammengesetzten, schweißtreibenden (griech. diaphoresis = Schweißsekretion) Tees.

Botanik: Die Sommer- und die Winterlinde (Familie der Lindengewächse [Tiliaceae]) werden im allgemeinen nur von Botanikern unterschieden. Sie sind sich tatsächlich sehr ähnlich. Die deutschen Namen beider mächtiger Bäume sind nicht sehr glücklich. Die Sommerlinde blüht etwa 14 Tage früher (Juni/Juli) als die Winterlinde (Juli). Ihre Blätter sind größer (griech. platyphyllos = breitblättrig) als die der Winterlinde, etwas dünner und unterseits in den Nervenwinkeln fein *weiß* behaart. Die Blätter der Winterlinde dagegen sind kleiner und dicker und tragen auf der Unterseite in den Winkeln der Nerven *rostrote* Härchen. Die herzförmige (lat. cordatus = herzförmig) Form der Blätter haben ihr die botanische Artbezeichnung cordata eingetragen, obwohl die Sommerlinde ähnlich geformte Blätter besitzt. Ein augenfälligerer Unterschied sind die Blütenstände. Die der Sommerlinde haben 2 bis 5, meist 3 Blüten, die der Winterlinde 5 bis 11. Der starke Duft der Blüten ist ohne Beispiel. Beide Linden kommen hauptsächlich in Süd- und Mitteldeutschland vor, die Winterlinde reicht jedoch weiter nach Norden. Sie werden häufig angepflanzt. In zahlreichen Ortsnamen spiegeln sich ihre Verbreitung und ihre Beliebtheit seit Jahrhunderten wider. Die deutsche ,,Dorflinde" ist die Sommerlinde, ein imponierender Baum von 30 m Höhe mit weitausladender Krone. — Im Bild die Winterlinde.

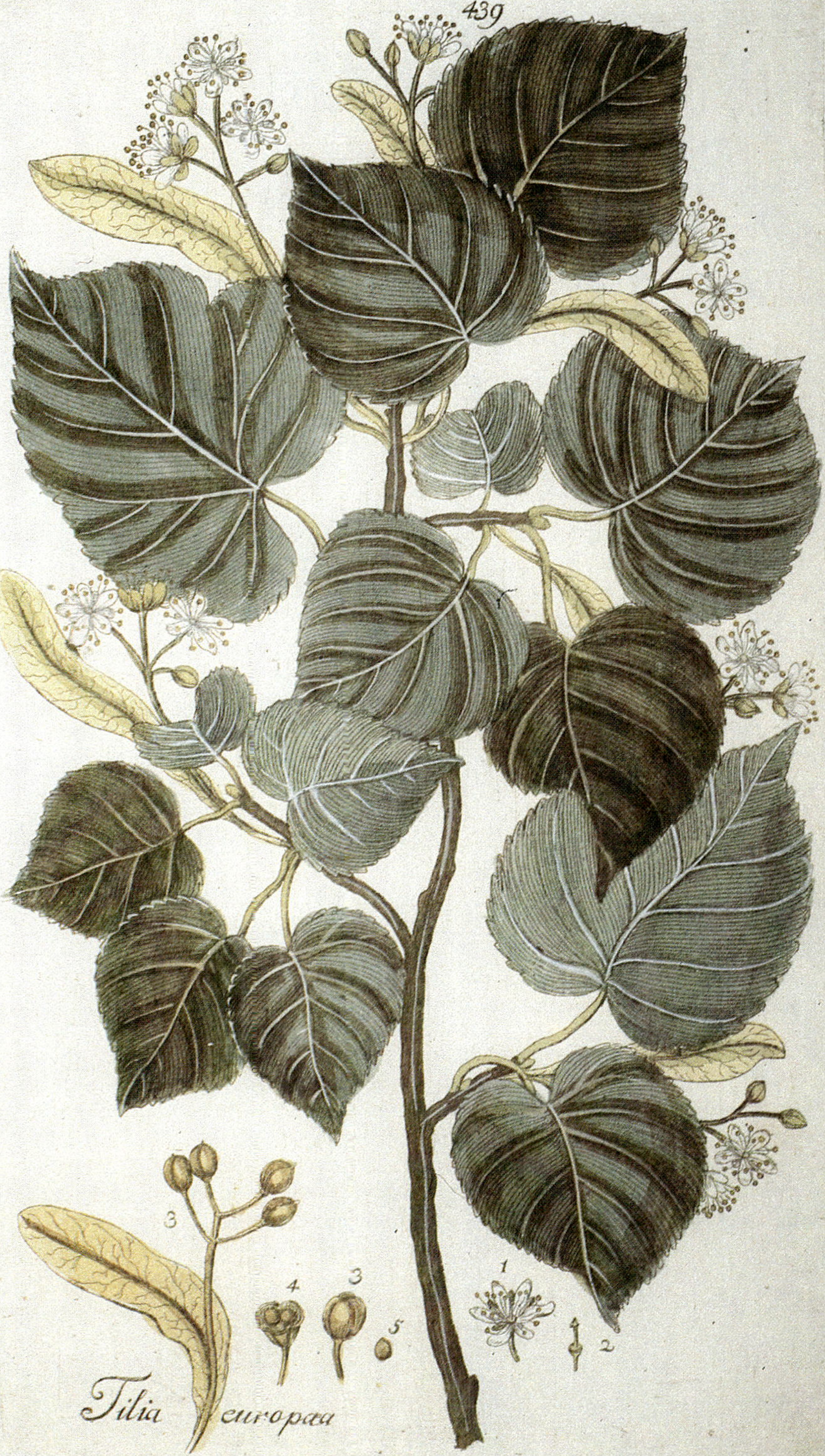

439
3
4
3
5
1
2
Tilia europæa

Tropaeolum majus

Große Kapuzinerkresse

Droge: Tropaeoli Herba (Herba Tropaeoli), Kapuzinerkressenkraut.

Zubereitungen: Standardisierte Spezialpräparate; die Droge selbst wird nicht benutzt.

Indikationen: Infektionen der Atemwege (Bronchitis, Tracheobronchitis), Pyelonephritis (auch zur Langzeitbehandlung), Soorinfekte des Atemtraktes und der ableitenden Harnwege, grippale Infekte. — *Kontraindikationen* sind Magen- und Darmulzera.

Wirkstoffe: Ein ätherisches Öl, das fast ganz aus Benzylsenföl besteht.

Eigenschaften: Das natürliche Benzylsenföl ist ein Breitband-Antibiotikum. Es verhält sich bakteriostatisch gegen grampositive und gramnegative Bakterien sowie gegen Sproßpilze. Außerdem wird das Wachstum von Influenzaviren gehemmt. Schließlich entfaltet der pflanzliche Wirkstoff eine unspezifische Reizkörperwirkung (Mobilisierung körpereigener Abwehrkräfte). — Die antibiotisch wirksamen Stoffe aus höheren Pflanzen haben in der Regel einen schwächeren therapeutischen Effekt als die aus niederen Pflanzen. Ihre Vorteile diesen gegenüber liegen in der fehlenden Beeinflussung der physiologischen Darmflora, in der geringen Neigung zur Resistenzbildung, im Fehlen allergischer Nebenwirkungen u.a. — Benzylsenföl ist eine ausgezeichnet lipoidlösliche Substanz. Sie wird bereits in den oberen Abschnitten des Dünndarms resorbiert, in der Niere, in der Lunge und in der Milz in wirksamer Form freigesetzt und vor allem über den Harn (zu 40%), die Atemluft und den Speichel ausgeschieden. — Die Verträglichkeit ist im allgemeinen gut. Gelegentlich kommt es zu Magenbeschwerden. Diese werden erfahrungsgemäß durch Subazidität gefördert. Gegengaben sind HCl, Zitronensaft, Milch und Haferschleim. — Benzylsenfölpräparate werden *nach* dem Essen eingenommen. Alkohol soll eine Stunde vorher und eine Stunde nachher gemieden werden.

Botanik: Die Kapuzinerkresse ist heimisch in Peru. Ende des 17. Jahrhunderts erschien sie in Europa und wird seitdem in verschiedenen Varianten auch als Zierpflanze geschätzt. Die kletternde Pflanze hat große orangerote, trichterförmige Blüten mit langem Sporn und nahezu kreisrunde Blätter. Diese auffallenden Merkmale (runde Schilde der Blätter und goldene Helme der Blüten) haben ihr den Gattungsnamen gegeben (lat. tropaeum = Siegeszeichen, Trophäe). Ihre botanische Familie sind die Kapuzinerkressengewächse (Tropaeolaceae).

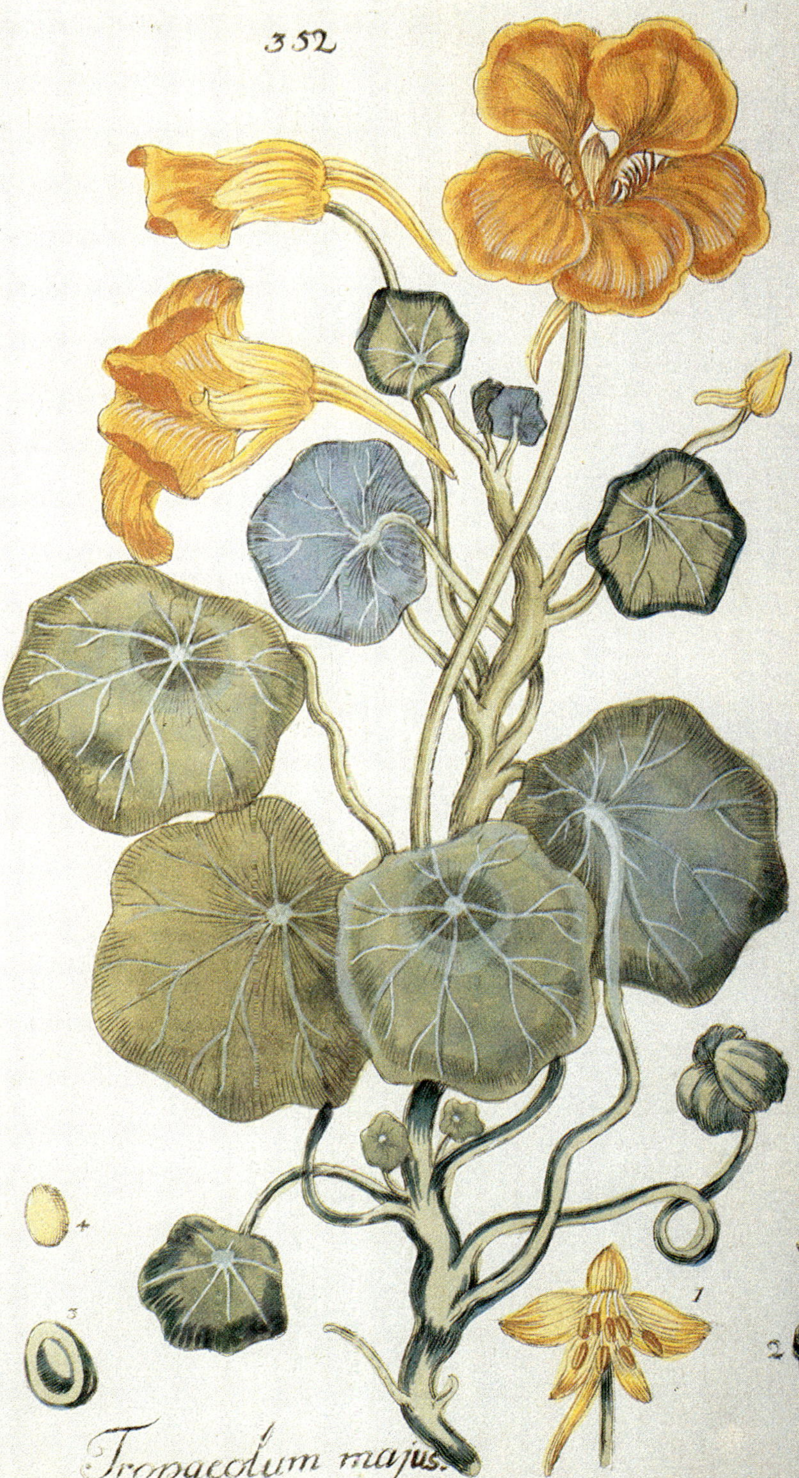

Tropaeolum majus.

Tussilago farfara

Huflattich

Droge: Farfarae Folium (Folia Farfarae), Huflattichblätter.

Zubereitungen: Als Tee (Infus); auch in Form von Teegemischen wie Species pectoralis (Brusttee); Spezialpräparate.

> ***Indikationen:*** Husten, vor allem chronische Formen, katarrhalische Erkrankungen der oberen Luftwege sowie Magen- und Darmkatarrhe; zur unterstützenden Behandlung des Lungenemphysems und der Silikose.

Wirkstoffe: Vor allem Schleim, geringe Mengen Gerb- und Bitterstoffe, wenig ätherisches Öl u. a.

Eigenschaften: Huflattich wirkt einhüllend, sekretolytisch und auswurffördernd, hustenlindernd, krampflösend und entzündungswidrig. — Bei bestimmungsgemäßen Gebrauch keine Nebenwirkungen trotz andersartiger Meldungen (karzinogen?).

Botanik: Der Huflattich ist ein weit verbreiteter Vorfrühlingsblüher („Märzenblume"). Schon im Februar/März entfaltet er auf sandigen und tonigen Böden seine etwa 1,5 cm breiten, goldgelben Blütenkörbchen auf Schuttplätzen, an Bahndämmen, an Weg- und Grabenrändern, an steinigen Orten, in der Ebene wie im Gebirge. Die bis 20 cm hohen Blütenstengel sind mit rötlichen Schuppenblättern besetzt. Die Fruchtstände tragen eine weiß-seidene dichte Haarkrone. Die „huf"-förmigen, langgestielten Laubblätter erscheinen erst nach der Blütezeit. Sie sind am Rande gezähnt, mit lappigen, zugespitzten Abschnitten versehen, auf der Oberseite dunkelgrün, auf der Unterseite weißfilzig behaart, wie mit Mehl bestäubt. Die Artbezeichnung farfara war schon in der Antike üblich. Sie enthält das lateinische far = Getreide und deutet vielleicht auf lat. farfugium „Getreidescheuche" hin, was heißen soll, daß dort, wo der Huflattich wächst, kein Getreide gedeihen kann. Er durchzieht den Erdboden weithin mit einem Netz von Ausläufern, so daß er nur schwer auszurotten ist, und keine Pflanze neben ihm Platz hat. Ob farfara etwas mit Mehl (s. o.), lat. farina, zu tun hat, ist unsicher. Der Gattungsbegriff Tussilago dagegen von lat. tussis = Husten ist eindeutig. Der Huflattich ist ein Korbblütler (Asteraceae/Compositae), fast eine Allerweltspflanze wie der Löwenzahn und von bemerkenswerter Fruchtbarkeit. — Auch Huflattichblüten können therapeutisch gebraucht werden. Sie sind jedoch weniger wirksam.

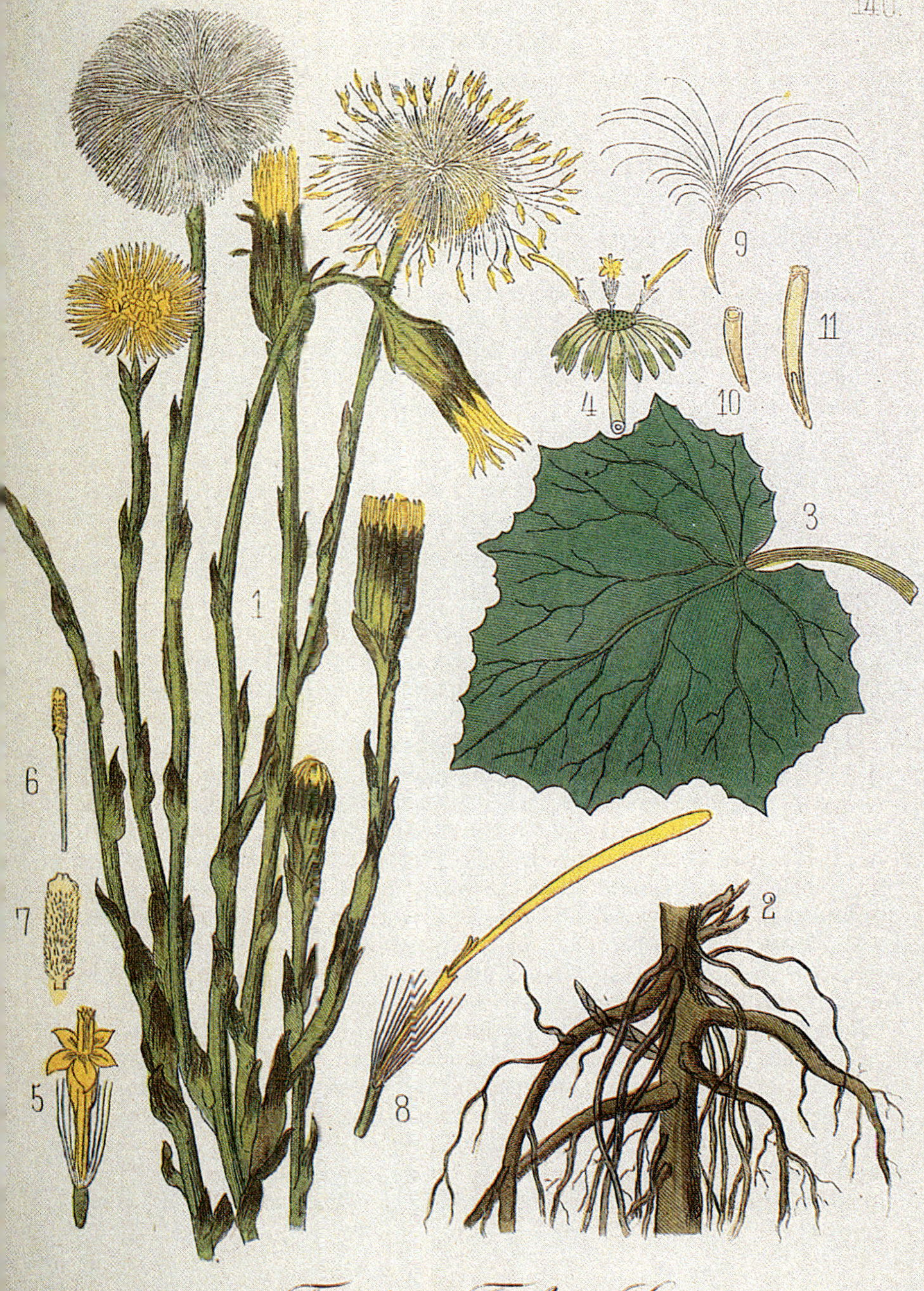

Tussilago Farfara L.

Urtica dioica

Große Brennessel

Droge: Urticae Herba (Herba Urticae), Brennesselkraut; auch die Kleine Brennnessel, Urtica urens, liefert die Droge.

Zubereitungen: Vorwiegend als Tee (Infus); Spezialpräparate.

> ***Indikationen:*** Rheumatische Erkrankungen, Leber- und Gallebeschwerden, Gicht, Erkrankungen der ableitenden Harnwege, Prostatathypertrophie (Prostata-Adenom), Nierengrieß, Hautausschläge und Blutarmut. Auch zur Anregung des Stoffwechsels in Form von „Frühjahrs-" und „Blutreinigungskuren".

Wirkstoffe: Histamin, Azetylcholin, Vitamin C, Chlorophyll, Eisen, Mineralstoffe (vor allem Kieselsäure und Kaliumsalze), Ameisensäure und andere organische Säuren, Enzyme, pflanzliche Hormone, ätherisches Öl, Gerbsäure.

Eigenschaften: Im Vordergrund stehen stoffwechselfördernde, abschwellende und harntreibende Wirkungen.

Botanik: Urtica dioica heißt wörtlich „zweihäusige Brennessel", da es männliche und weibliche Pflanzen gibt. Anders ist es bei der kleinen Brennessel, Urtica urens, die zweigeschlechtlich ist. In beiden botanischen Benennungen ist das auffälligste Merkmal der Pflanzen, das „Brennen" festgehalten (lat. urere = brennen). Es geht den getrockneten Exemplaren verloren. Verursacht wird die immer wieder überraschende Erscheinung durch ein noch nicht näher bekanntes Gift, das schon in kleinsten Mengen Brennen und heftig juckende Hautquaddeln hervorruft. Die Große Brennessel wird bis über 1 m hoch. Es ist ein rauhes Kraut mit vierkantigem Stengel, gegenständigen, zugespitzten, grobgesägten Blättern, die wie die ganze Pflanze mit Brennhaaren dicht besetzt sind. Die Blüten sind unscheinbar. Die lästige Pflanze ist ein weit verbreitetes Unkraut. Es behauptet sich hartnäckig an Wegen und auf Schuttplätzen, besonders im Umkreis menschlicher Siedlungen, an Gräben und Zäunen, Waldsäumen und in Auenwäldern. Bis ins 18. Jahrhundert diente die Große Brennessel als Faserpflanze zur Herstellung des Nesseltuches. Der alte Name wurde in unserer Zeit auf entsprechende Chemiefaser- und Baumwollgewebe übertragen. Das Wort Nessel ist Bestandteil westgermanischer Sprachen und dürfte etwas mit Netz, nesteln, Nadel oder nähen zu tun haben, — sicher ein Hinweis auf die Pflanze als Gespinstpflanze. — Alte Heilpflanze, schon seit der Antike überliefert. — Die Kleine Brennessel, sie wird etwa 60 cm hoch, wird im gleichen Sinne medizinisch verwendet. Sie ist durch Einengung ihres dörflichen Lebensraumes etwas seltener geworden.

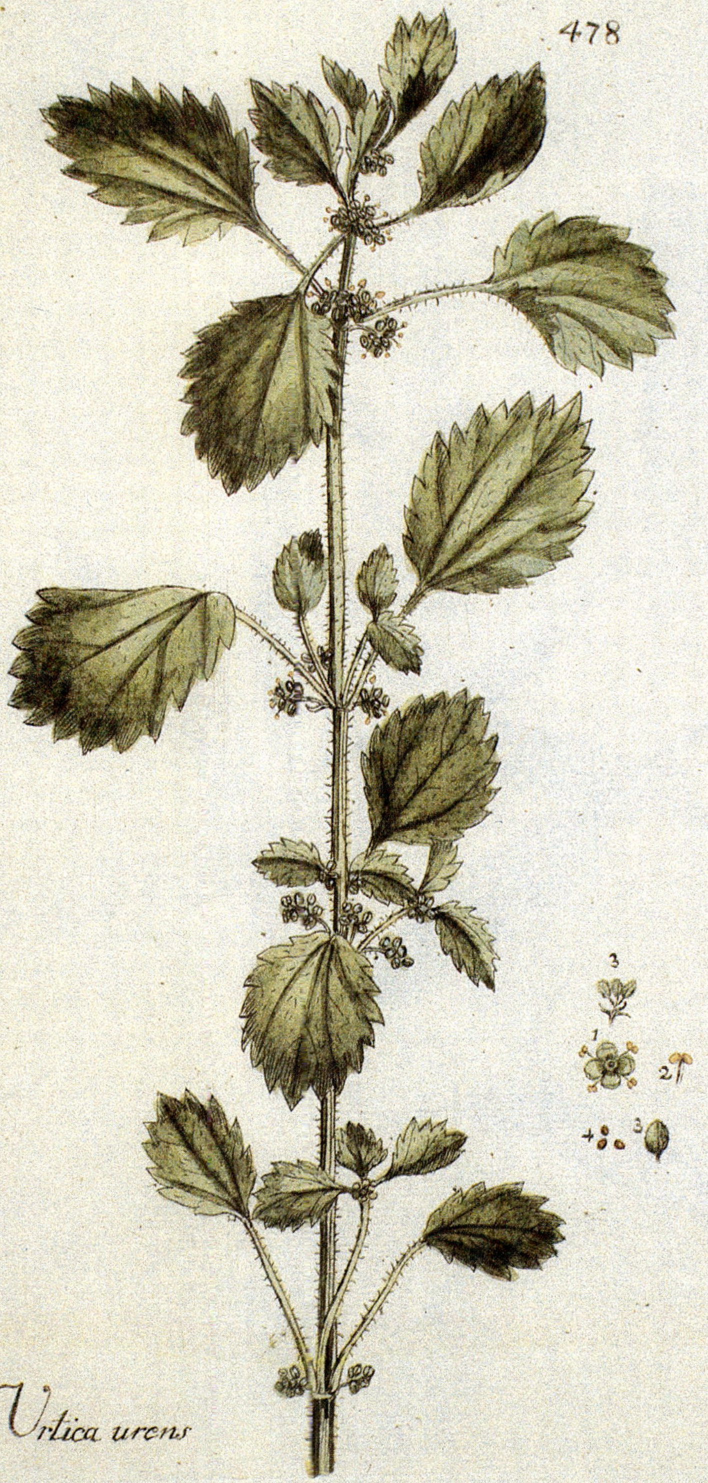

Urtica urens

Valeriana officinalis

Baldrian

Droge: Valerianae Radix (Radix Valerianae), Baldrianwurzel; die Wurzel wird frisch und getrocknet verarbeitet.

Zubereitungen: Als Tee (Infus), als Tinktur (Tinctura Valerianae) und ätherische Tinktur (Tinctura Valerianae aetherea), ferner Spezialpräparate (Tropfen, Dragees).

> ***Indikationen:*** Angst- und Erregungszustände, Unruhe, nervöse Schlafstörungen, nervöse Herzbeschwerden, krampfartige Zustände im Magen-Darm-Bereich, Antriebsarmut und Konzentrationsschwäche, Kontaktschwierigkeiten, Reizbarkeit, Verstimmung u. a.

Wirkstoffe: In der Hauptsache ätherisches Öl und Valepotriate (ein Gemisch verschiedener Triester eines terpenoiden dreiwertigen Alkohols).

Eigenschaften: Baldrian ist ein in den üblichen Dosen unschädliches Mittel. Es setzt die Reflexerregbarkeit herab und wirkt zentral beruhigend. Damit fördert es die Schlafbereitschaft, „stärkt" Herz und Nerven und senkt leicht erhöhten Blutdruck. Der psychotrope Effekt kommt in einer Besserung depressiver Zustände und geistigen Leistungssteigerung zum Ausdruck. Schließlich ist die spasmolytische Komponente seiner Wirkung für die Therapie von Bedeutung. Alle diese Erscheinungen sind wohl auf das gleiche psychogen-nervöse Grundübel zurückzuführen. Wichtig für den Behandlungserfolg ist, daß Baldrianpräparate hoch genug dosiert werden. Von der bekannten Baldriantinktur gibt man heute z. B. mehrmals täglich bis zu einem 1/2 Teelöffel voll, je nach Ausgangslage der Patienten. Auch sind nicht von allen Zubereitungen die genannten Erfolge zu erwarten. Es kommt sehr auf die Qualität der Droge und die Art ihrer Verarbeitung an, wie pharmakologische und klinische Untersuchungen gezeigt haben.

Botanik: Der Baldrian ist eine häufige Pflanze auf Waldwiesen, an Waldrändern, auf feuchten Wiesen und im Ufergebüsch. Er ist leicht an den gegenständigen, unpaarig gefiederten Blättern und den zahlreichen weißen bis blaßroten in Trugdolden stehenden Blüten zu erkennen. Der Wurzelstock hat einen unangenehmen Geruch. Die auffällige Pflanze wird etwa 1 m hoch. Sie gehört zu den Baldriangewächsen (Valerianaceae), und ist eine seit Jahrhunderten verwendete Arzneipflanze. Über die Herkunft der Gattungsbezeichnung besteht Unklarheit.

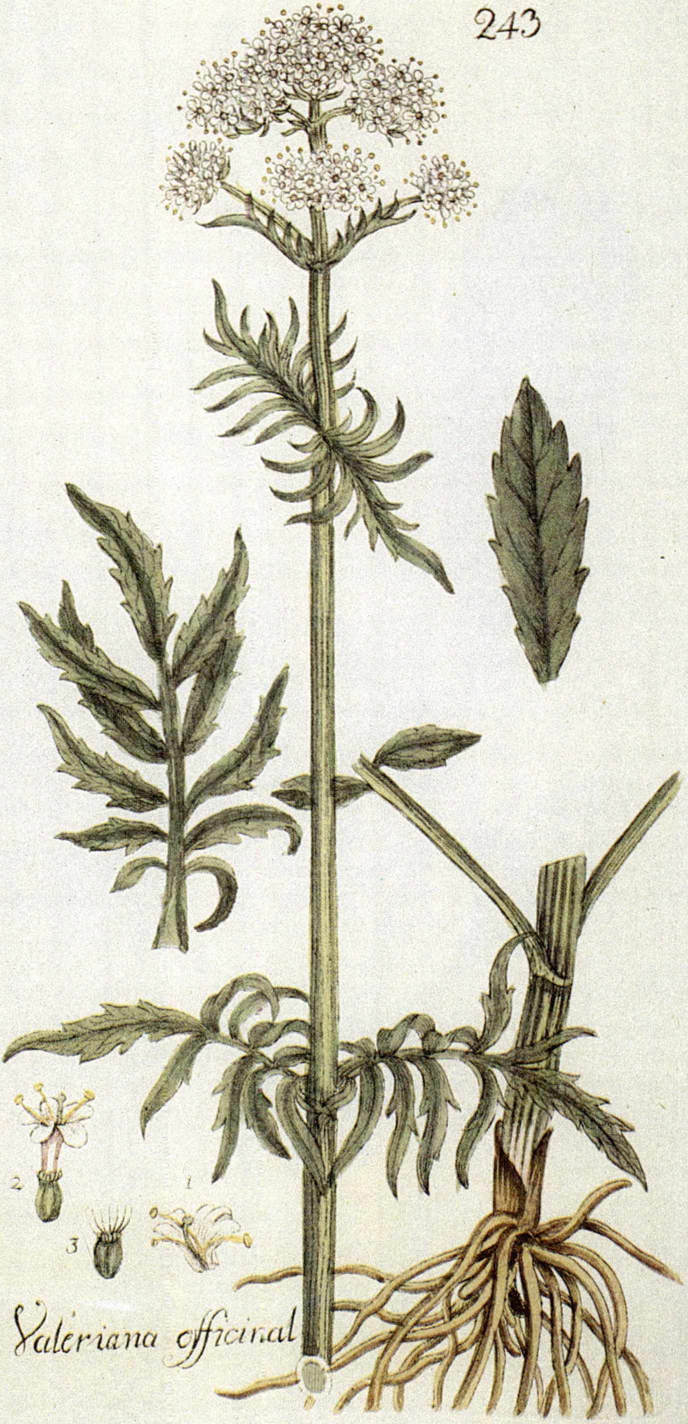

Valeriana officinal

Vinca minor

Kleines Immergrün, Singrün

Droge: Vincae Herba (Herba Vincae), Immergrünkraut.

Zubereitungen: Nur Spezialpräparate (Vinca-Alkaloide, Hauptalkaloid Vincamin); oral, intramuskulär, intravenös.

Indikationen: Vor allem als Geriatricum bei Stoffwechsel- und Durchblutungsstörungen in Gehirn, Auge und Innenohr; Konzentrations- und Gedächtnisschwäche, Verhaltensstörungen auf sklerotischer Basis, Unruhe und Reizbarkeit, Folgen von Apoplexie, Störungen von Motorik und Sprache, hypertonische Retinopathie, vaskuläre Störungen im HNO-Bereich und in der Ophthalmologie, Kopfschmerzen, Schwindel, sklerotische Ohrgeräusche. Vincamin ist *kontraindiziert* bei Hirntumoren und in der Schwangerschaft. Bei Anwendung der parenteralen Form in der akuten Phase des *Herzinfarkts ist Vorsicht* geboten. Eine einschleichende Dosierung ist bei organisch bedingten Herzrhythmusstörungen angezeigt.

Wirkstoffe: Vincamin, ein Indolalkaloid, und Nebenalkaloide. Verwandte Alkaloide sind Vinblastin und Vincristin aus Catharanthus roseus (syn. Vinca rosea). Sie werden als Zytostatika bei Leukämie und Lymphogranulomatose verwendet.

Eigenschaften: Vincamin fördert die zerebrale Durchblutung und wirkt blutdrucksenkend und sedierend. Es verbessert die zerebrale Sauerstoffaufnahme und die Glukoseoxydation. Durch Verbesserung der zerebralen oxydativen Glykolyse werden die regionalen CO_2-Konzentrationen erhöht, was zu einer Steigerung bzw. Regulierung der regionalen Hirndurchblutung führt. Auch eine Verbesserung der okularen Durchblutung wurde pharmakologisch nachgewiesen. Vincamin ist bei geringer Toxizität im allgemeinen gut verträglich.

Botanik: Vinca minor ist ein Hundsgiftgewächs, eine Apocynacee. Diese Pflanzenfamilie liefert hervorragende Arzneipflanzen, wie die alkaloidhaltige Rauwolfia, die herzglykosidführenden Strophanthus, Oleander, Thevetia, Apocynum u. a. Sie sind alle giftig. Vinca minor kommt in unseren Wäldern vor, wird auch häufig angepflanzt. Sie ist der einzige Vertreter der Familie in der gemäßigten Zone. Die Pflanze kriecht am Boden, hat grüne, lederartige, lanzettliche Blätter und hellblaue, fünfzählige Blüten.

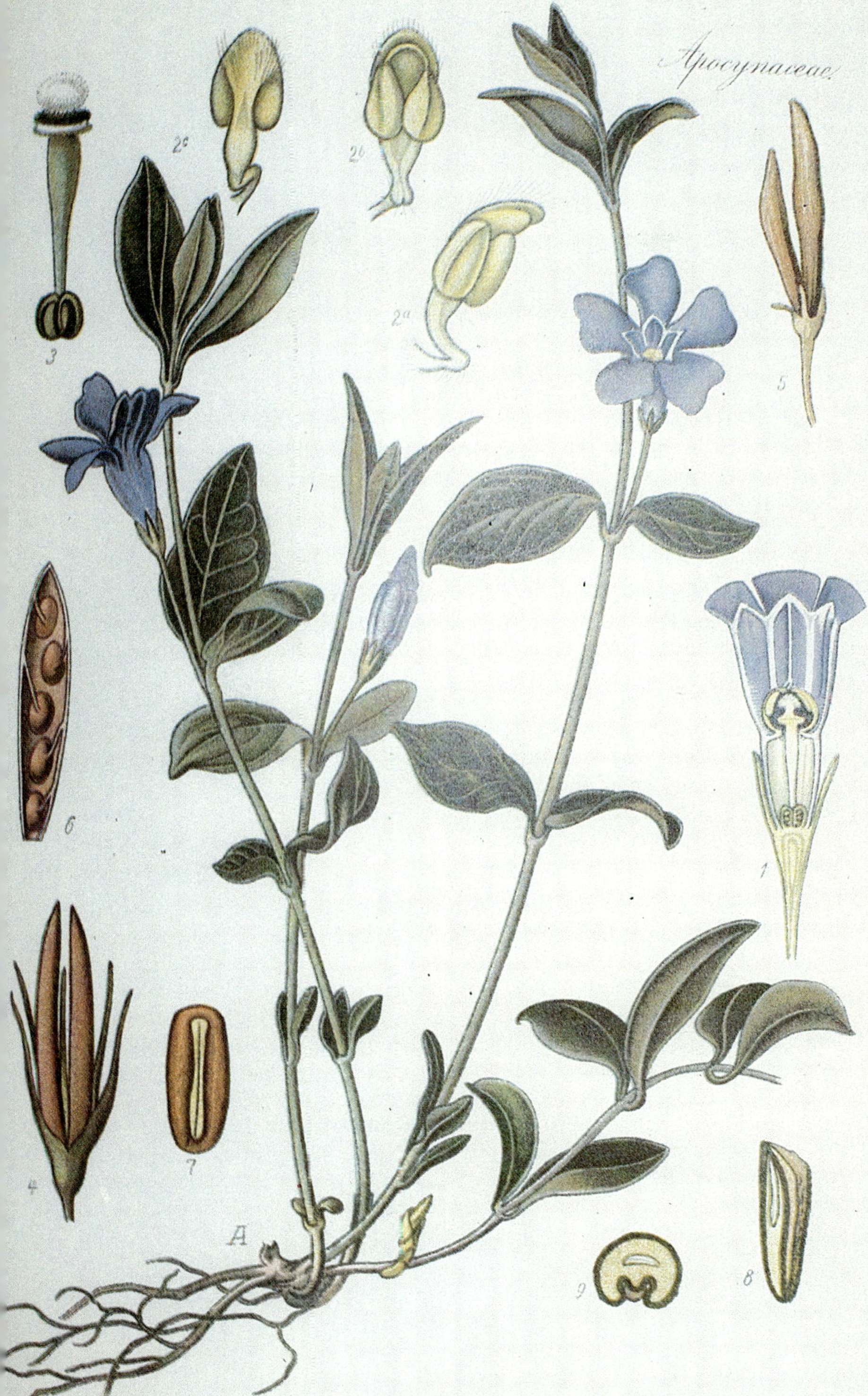

456. *Vinca minor L.* Kleines Sinngrün.

Viscum album

Mistel

Droge: Visci albi Herba (Herba Visci albi), Mistelkraut.

Zubereitungen: Als Tee (Infus) und Mistelextrakt (Extractum Visci fluidum); Spezialpräparate; ferner parenteral anzuwendende Präparate. Auch Frischpflanzen-Zubereitungen.

Indikationen: Essentielle Hypertonie, Arteriosklerose, Ohrensausen, Schwindelgefühl; spezielle Mistelextrakte zur Injektion bei präkanzerogenen Zuständen, zur palliativen Behandlung maligner Erkrankungen und andererseits bei Arthrosen, Spondylosis deformans u. a. (nur nach genauer Vorschrift der Hersteller).

Wirkstoffe: Cholin, Azetylcholin, Viscotoxin, Flavonoide u. a.

Eigenschaften: Die Mistel wirkt durch Herabsetzung der Gefäßwandspannung hypotensiv und führt so zu einer Entlastung des Herzens und Besserung anderer Begleiterscheinungen der Hypertonie und Arteriosklerose; die Erwartungen im Hinblick auf die absolute Senkung des Blutdrucks dürfen nicht zu hoch angesetzt werden. Aber die Patienten fühlen sich subjektiv wohler, der Kopfdruck und die Herzbeschwerden lassen nach, das Allgemeinbefinden hebt sich. Ferner wird der Pflanze eine krebshemmende, nekrotisierende Wirkung (vor allem durch Viscotoxin) und eine Beeinflussung arthrotischer Prozesse zugeschrieben. Hierüber ist jedoch noch kein abschließendes Urteil möglich. — Keine Nebenwirkungen bei oraler Verabreichung. Hier soll die Verabreichung über längere Zeit erfolgen.

Botanik: Die Mistel — ein kleiner, verästelter, kugeliger Strauch — ist ein auf Bäumen wachsender Halbschmarotzer aus der Familie der Mistelgewächse (Loranthaceae). Sie ist zweihäusig (diözisch), d. h. es gibt männliche und weibliche Exemplare der Pflanze. Die Verzweigung der Sprosse ist regelmäßig gabelig. Jedes Sproßglied trägt an der Spitze eine unscheinbare Blüte und direkt darunter ein Blattpaar, aus dessen Achseln zwei Seitensprosse mit wiederum einem Blattpaar hervorkommen. Die Blätter sind lederartig und immergrün. Die Frucht ist eine glasig-weiße (album) Beere. Sie wird durch Vögel verbreitet. Man unterscheidet je nach der Wirtspflanze Laubholz-, Tannen- und Kiefernmisteln. Sie sind in ganz Europa heimisch, werden aber im Süden häufiger angetroffen als im Norden. Der botanische Name Viscum erscheint bereits in der römischen Antike. Abgeleitet davon ist das Eigenschaftswort viskos = klebrig, leimartig, zähflüssig, wie der Inhalt der Beeren, die einen guten Vogelleim (lat. viscum) liefern.

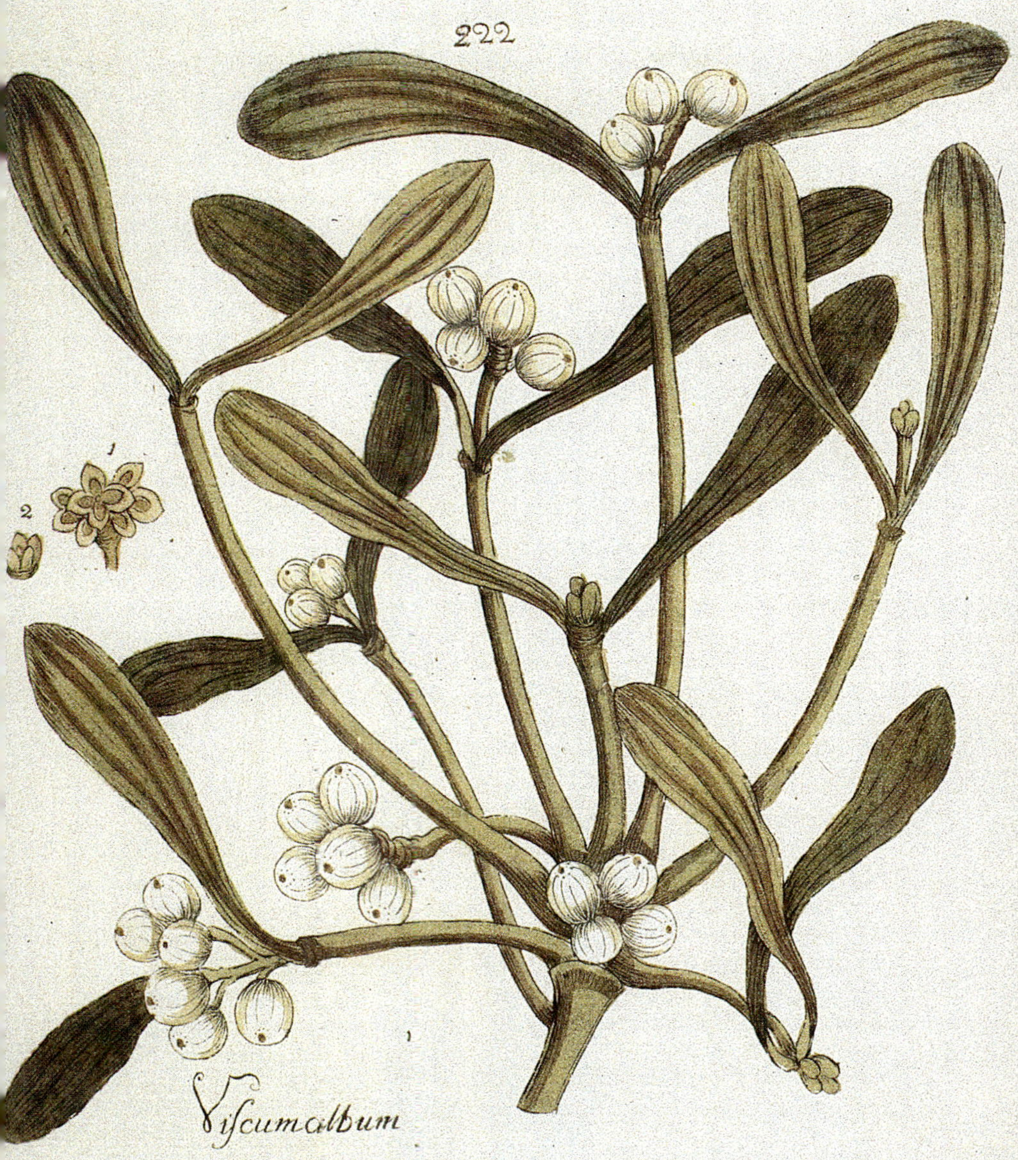
222
1
2
1
Viscum album

Vitex agnus-castus

Mönchspfeffer, Keuschlamm

Droge: Agni casti Fructus (Fructus Agni casti), Mönchspfefferfrüchte.

Zubereitungen: Spezialpräparate (Extrakte).

Indikationen: Blutungsstörungen infolge Gelbkörperinsuffizienz (Hypermenorrhoe, Polymenorrhoe, azyklische Dauerblutung), praemenstruelles Syndrom (seelische Depressionen, migräneartige Kopfschmerzen, Mastodynie, Ödem der Unterschenkel, Akne vulgaris u. a.), Myomatosis uteri, Steigerung der Stilleistung, Pubertäts-Gynäkomastie. — Agnus-castus-Präparate müssen mindestens 6 Monate gegeben und sollen nicht mit progesteronhaltigen Präparaten kombiniert werden. Bei Vorliegen einer Schwangerschaft kann die Einnahme bis zum Ende des 3. Schwangerschaftsmonats erfolgen. Die Verträglichkeit ist gut.

Wirkstoffe: Ätherisches Öl, Bitterstoffe, Flavonoide, Iridoidglykoside (Agnusid und Aucubin) u.a. Das eigentliche Wirkprinzip ist noch nicht bekannt. Sicher ist, daß Agnus castus keine weiblichen Sexualhormone enthält.

Eigenschaften: Agnus-castus-Auszüge haben einen pfefferartigen Geschmack. Der Wirkstoffkomplex steigert die Gelbkörperhormonproduktion und fördert die Stilleistung. Experimentelle Untersuchungen haben gezeigt, daß die Ausschüttung des follikelstimulierenden Hormons im Vorderlappen der Hypophyse gebremst, die Produktion von luteinisierendem und luteomammatropem Hormon dagegen angeregt wird. Die Folge ist eine vermehrte Progesteron- und eine verminderte Östrogen-Produktion. — Am Anfang der Behandlung können sich die zeitlichen Zwischenräume der Monatsblutungen verkürzen oder verlängern. Diese Verschiebungen regulieren sich im weiteren Verlauf von selbst.

Botanik: Vitex agnus-castus ist eine im Mittelmeergebiet heimische Pflanze. Sie gehört zu den Eisenkrautgewächsen (Verbenaceae) und wird in unseren Breiten wegen ihrer hellvioletten, duftenden Blüten gern als Zierstrauch (bis über 2 m hoch) gehalten. Die zähen, harten Zweige werden seit frühester Zeit für Flechtzäune verwendet (vitex von lat. vitilium = Flechtwerk). Die Artbezeichnung agnus-castus deutet auf die alte Verwendung der Pflanze bei Störungen der Genitalsphäre (der Frau) hin. Agnus wahrscheinlich von griech. agnos bzw. agonos = unfruchtbar (mit lat. agnus = Lamm hat das Wort sicher nichts zu tun). Castus schließlich heißt im Lateinischen keusch, rein. Die Früchte wurden von den Mönchen in den Klöstern „zur Unterdrückung der fleischlichen Lust“ (Antaphrodisiakum) gegessen, daher Mönchspfeffer.

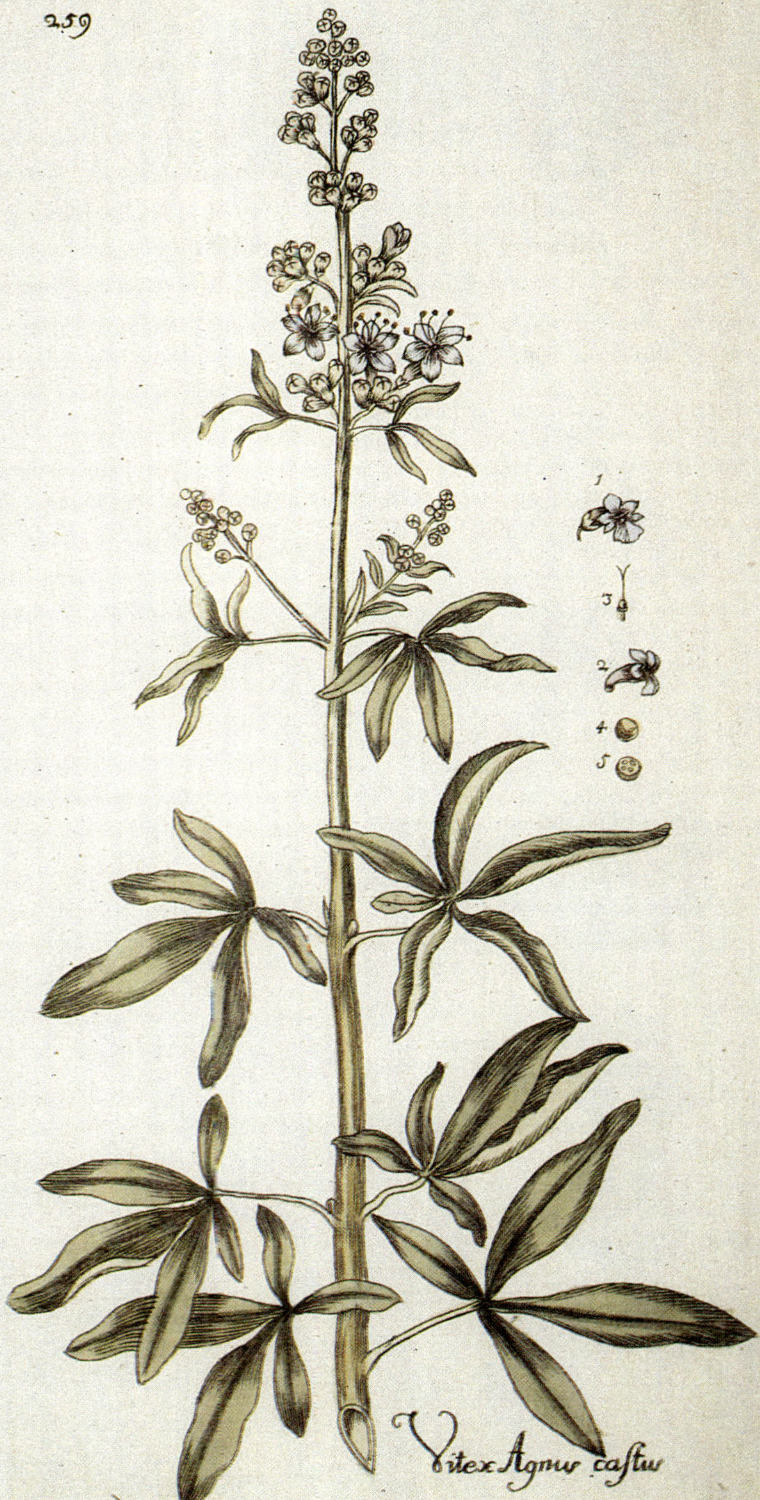

Vitex Agnus castus

Cimicifuga racemosa

Wanzenkraut, Traubige Silberkerze, Frauenwurzel, Nordamerikanische Schlangenwurzel

Droge: Cimicifugae Rhizoma (Rhizoma Cimicifugae), Wanzenkrautwurzel.

Zubereitungen: Extractum Cimicifugae racemosae, Wanzenkrautextrakt; Spezialpräparate.

Indikationen: Cimicifuga ist vorwiegend ein „Frauenmittel". Anwendungsgebiete sind pubertätsbedingte Dysregulationen, präklimakterische und klimakterische Beschwerden, postoperative Ausfallserscheinungen, neurovegetative Störungen, wie Herzklopfen, Schweißausbrüche, psychische Alterationen, Angst und Unruhezustände, Schlafstörungen, funktionell-nervöse Erkrankungen (Herzneurose u. a.); Ohrensausen.

Wirkstoffe: Vorherrschend ist Actein, ein Glykosid mit dem Aglykon Acetylacteol und Xylose als Zucker; eine hochgereinigte acteinhaltige Fraktion aus Cimicifuga wird als Acteina bezeichnet. Diese wurde pharmakologisch geprüft.

Eigenschaften: Im Vordergrund der pharmakologischen Befunde steht eine starke und langanhaltende Gefäßerweiterung. Beim Menschen verursacht Acteina eine Steigerung der peripheren Durchblutung. Darüber hinaus besitzt der Stoff eine regulierende, ausgleichende Wirkung auf die Funktionen des hormonalen Systems, ohne daß hormonartige Substanzen in Cimicifuga nachgewiesen werden konnten. Offensichtlich aber geht die Wirkung über eine rein symptomatische Beeinflußung hormonaler Störungen hinaus. — Cimicifuga-Zubereitungen sind untoxisch und von guter Verträglichkeit. Sie sollen über einen längeren Zeitraum genommen werden. Eine Kombination mit Hormonen, Spasmolytika, Analgetika und Psychopharmaka ist möglich.

Botanik: Cimicifuga racemosa, das Wanzenkraut, ist heimisch in den östlichen Teilen Nordamerikas. Der Gattungsbegriff Cimicifuga leitet sich tatsächlich von lat. cimex = Wanze und fugare = fliehen ab. Die Begründung ist nicht völlig geklärt. Den deutschen Namen Silberkerze verdankt die Pflanze ihrem langen, schlanken Blütenstand, der mit seinen zahlreichen weißen Blüten botanisch als Traube (lat. racemus) bezeichnet wird. Die Blätter sind dreifach geteilt, mit grobgesägten Abschnitten und einem in der Regel dreiteiligen Endblatt. Cimicifuga ist ein Hahnenfußgewächs (Ranunuculaceae).

Cucurbita pepo

Kürbis, Gartenkürbis

Droge: Cucurbitae Semen (Semen Cucurbitae) Kürbissamen, Kürbiskerne; außer Cucurbita pepo sind auch andere Stammpflanzen als Samenlieferanten zugelassen; besondere Bedeutung hat eine Kulturvarietät, der Steirische Kürbis, Cucurbita pepo convar. citrullinina var. styriaca, erlangt, über dessen Samen chemische Daten, pharmakologische und klinische Prüfungsergebnisse vorliegen.

Zubereitungen: Spezialpräparate (in mannigfaltigen Kombinationen); auch in Form geschroteter und z.T. granulierter Samen.

Indikationen: Blasenreizzustände (auch die Reizblase der Frau), Blasenschwäche, Miktionsbeschwerden und Prostatahypertrophie (Prostata-Adenom). — Lange Zeit wurden die Samen als Wurmmittel gebraucht, besonders gegen Bandwürmer. Die anthelmintische Wirkung ist aber unsicher, außerdem unbequem, so daß die Droge in dieser Beziehung obsolet ist. Man mußte große Mengen zerstoßener Samen einnehmen. Nach etwa 2 Stunden wurde mit Rizinusöl abgeführt.

Wirkstoffe: Fettes Öl (mit ungesättigten Fettsäuren), das ein Speiseöl mit hohem diätetischem Wert abgibt, Eiweiß, Kohlenhydrate und Mineralstoffe; vor allem aber Vitamin E, Phytosterine (darunter β-Sitosterin) und Aminosäuren (hier besonders Cucurbitin), ferner Fermente, Triterpene und Farbstoffe (Carotinoide u.a.). — Die Angaben gelten für Zuchtformen des Steirischen Kürbis, dessen Verwendung ein homogenes Ausgangsmaterial gewährleistet.

Eigenschaften: Kürbissamen wirken tonisierend auf die Blasenmuskulatur, harntreibend, krampflösend und entzündungswidrig, im Adenombereich entstauend und abschwellend. Auch ist ein Abfall der sauren Prostata-Phosphatase zu beobachten. — Keine Nebenwirkungen.

Botanik: Der Kürbis ist eine einjährige Pflanze mit niederliegendem oder kletterndem Stengel, am Grunde fünflappigen Blättern und großen gelben Blüten. Die Frucht ist groß, kugelig und enthält zahlreiche, weißliche Samen. Er ist kein einheimisches Gewächs. Vermutlich stammt der Kürbis aus Amerika, wird aber seit langem in Mitteleuropa kultiviert. Der botanische Name ist lateinischen Ursprungs. Aus Cucurbita wurde durch Vernachlässigung der ersten Silbe das Wort Kürbis. Die lateinische Bezeichnung galt allerdings schon vor Einführung der amerikanischen Pflanze anderen Kürbisgewächsen (Cucurbitaceae). Der Artname pepo dagegen stammt aus dem Griechischen (pepo = Melone). Er deutet die nahe Verwandtschaft beider Pflanzen an.

Echinacea angustifolia

Sonnenhut, Schmalblättrige Kegelblume

Droge: Echinaceae Radix (Radix Echinaceae), Echinacea-Wurzel; Echinaceae Herba (Herba Echinaceae), Echinacea-Kraut; Echinaceae cum Radice Herba (Herba Echinaceae cum Radice), Echinacea-Kraut mit Wurzel; im allgemeinen wird frisches Pflanzenmaterial bevorzugt wegen der besseren Haltbarkeit der Wirkstoffe. — Drogenmaterial der ähnlichen Echinacea purpurea ist dem der schmalblättrigen Kegelblume gleichwertig.

Zubereitungen: Nur Spezialpräparate (Tropfen, Extern-Lösung, Salbe, Ampullen i. v., i. m.).

Indikationen: In allen Fällen, in denen eine Steigerung der körpereigenen Abwehrkräfte möglich, angezeigt und sinnvoll ist. Das Anwendungsgebiet ist demgemäß außerordentlich weit gefächert. Es kommen zum Beispiel bakterielle und virale Infektionen in Frage. Besondere Aufmerksamkeit verdienen die Grippe und andere Erkältungskrankheiten, eitrige Prozesse, Geschwüre, Furunkel, Erysipel, schwer heilende Gewebeschäden, Ulcus cruris, Wundbehandlung im weiten Sinne, alle chronisch-entzündlichen Erkrankungen und verzögerte Rekonvaleszens. — Bei schweren Infekten ist eine Kombination mit Chemotherapeutika sinnvoll und nützlich.

Wirkstoffe: Im wesentlichen Echinacosid, ein aus Kaffeesäure, Brenzkatechinäthanol und Zucker zusammengesetztes Depsid, arteigene Polysaccharide, ätherisches Öl u. a.

Eigenschaften: „Echinacea erhöht die Freßlust der Leukozyten". Echinacea-Zubereitungen wirken resistenzsteigernd, entzündungshemmend und heilungsfördernd. Ihre Wirksamkeit wird u. a. auf eine Stimulierung des retikuloendothelialen Systems sowie einen hyaluronidase-hemmenden Effekt zurückgeführt. Experimentelle Untersuchungen haben eine Erhöhung der Bakterizidie und Phagozytose nachgewiesen. Die Leukozytenzahl im Blutbild und der Properdinspiegel stiegen nach intravenösen Echinacea-Gaben an. Es kommt ferner beim Menschen zu einer deutlichen Vermehrung der Kortikoid-Ausschüttung. Bei In-vitro-Untersuchungen wurde außerdem eine antivirale Wirkung der Echinacea festgestellt.

Botanik: Die Echinacea-Arten stammen aus Nordamerika. Sie lassen sich bei uns gut kultivieren und werden auch als Zierpflanzen genutzt. Beide Pflanzen sind Korbblütler (Asteraceae/Compositae). Echinacea ist von griech. echinos = Igel abgeleitet. Die Blütenköpfe haben einen igelartig oder kegelig aufgewölbten Blütenboden. Echinacea angustifolia (= schmalblättrig) hat wesentlich schmalere Blätter als die Purpurea.

Eleutherococcus senticosus

Eleutherokokk-Strauch, Taiga-Wurzel, Teufelsbusch

Droge: Eleutherococci Radix (Radix Eleutherococci), Eleutherococcus-Wurzel (nicht im Handel erhältlich, es werden nur Extrakte geliefert).

Zubereitungen: Spezialpräparate in verschiedenen Arzneiformen.

> ***Indikationen:*** Schwächezustände, Streßsituationen, Blutdruckanomalien, Aktivierung der körpereigenen Abwehrkräfte, Alterserscheinungen; Grippe-Prophylaxe. *Kontraindikationen* sind hochgradige Hypertonie und Herzinfarkt.

Wirkstoffe: Eleutheroside, das sind Glykoside der Oleanolsäure, des Hederagenins und Isofraxidins, Chlorogensäure, Lignane und Cumarine.

Eigenschaften: Eleutherococcus gehört wie Ginseng zu den adaptogenen Drogen. Diese wirken allgemein tonisierend, verbessern die Anpassungsfähigkeit des Organismus an außergewöhnliche Belastungen, erhöhen die Widerstandskraft, steigern das körperliche und geistige Leistungsvermögen und damit das Wohlbefinden, wirken blutdruckregulierend, schlaffördernd und verzögern den Alterungsprozeß. — Die Anwendung bei Grippe und anderen Erkältungskrankheiten beruht nicht auf einem antiviralem Effekt. Die Wirkung ist vielmehr unspezifisch. Sie ist das Ergebnis der erwähnten Resistenzsteigerung des Organismus. — Wenn auch Diabetes und maligne Erkrankungen von einigen Herstellern von Eleutherococcus-Präparaten in das Anwendungsgebiet einbezogen werden, so sind die Angaben mit Vorsicht zu genießen, wie die Droge überhaupt pharmakologisch und klinisch noch weiterer Nachprüfung bedarf. Ein Allheilmittel ist sie sicher nicht. Sie ist in erster Linie ein Mittel zur *Erhaltung der Gesundheit,* wie ihre Verfechter sagen. Ihre Anwendung über einen längeren Zeitraum hat sich als unschädlich erwiesen.

Botanik: Eleutherococcus gehört wie Ginseng zu den Efeugewächsen (Araliaceae), die überwiegend tropische Pflanzen sind. In Mitteleuropa sind sie nur durch den Efeu, Hedera helix, vertreten. Eleutherococcus ist ein Strauch Sibiriens, der südlichen Taiga, Koreas und Chinas. Er erreicht im Durchschnitt eine Höhe von 3 m. Seine mit langen Stielen versehenen Blätter sind fünffingerig gegliedert. Die in Dolden stehenden Blüten sind klein, die weiblichen gelb, die männlichen veilchenblau. Die beerenartigen Früchte sind fast schwarz.

Pausinystalia yohimbe

Yohimbe

Droge: Yohimbe Cortex (Cortex Yohimbe), Yohimberinde, Potenzrinde.

Zubereitungen: Spezialpräparate, meist als Reinalkaloid, seltener als Drogenpulver (Cortex Yohimbe pulvis).

Indikationen: In erster Linie als Aphrodisiakum zur Steigerung der Libido und bei Impotenz, ferner bei Ejaculatio praecox, Dys- und Amenorrhoe. — Auch in der Veterinärmedizin gebräuchlich.

Wirkstoffe: Hauptwirkstoff das Indolalkaloid Yohimbin, verschiedene Nebenalkaloide (meist Yohimbin-Isomere), Gerbsäure u.a. — Yohimbin ist mit den Alkaloiden vom Reserpin-Typ chemisch nahe verwandt. Es ist u.a. Bestandteil der Rauwolfia-Wurzel (Radix Rauwolfiae).

Eigenschaften: Yohimbin hat eine periphere, spezifisch sympatholytische Wirkung. Es erweitert die Gefäße der Haut, des Darms, der Nieren, namentlich der Genitalorgane und senkt den Blutdruck. Gleichzeitig erhöht Yohimbin die Reflexerregbarkeit im Sakralmark (Erektionszentrum). Es wird auch von einer lokalanästhetischen Wirkung gesprochen, die z.T. in der Ophthalmologie nutzbar gemacht wird. — Größere Dosen Yohimbin verursachen starke Menorrhagien, Grammgaben führen zu Herzschädigungen, zu Bewußtlosigkeit und Koma.

Botanik: Der Yohimbebaum wächst in den Wäldern Kameruns und des Kongogebiets. Er gehört zu den Röte- oder Krappgewächsen (Rubiaceae) und wird bis 30 m hoch. Die Vertreter dieser großen Familie sind fast ausschließlich tropische Pflanzen. Einheimisch ist z.B. der Waldmeister (Asperula odorata). Die Brechwurzel (Cephaelis ipecacuanha) und der Chinabaum (Cinchona-Arten liefern Cortex Chinae und Chinin) gehören als wichtige Arzneipflanzen dazu. Die bedeutendste Nutzpflanze der Familie ist der Kaffeebaum (Coffea arabica). Ein anderes Gewächs, das bis zur Synthese des Alizarins (1870) größere wirtschaftliche Bedeutung hatte, ist die alizarinhaltige Färberröte oder der Krapp (Rubia tinctorum). Um den Anbau der Pflanze nach der Gewinnung des Alizarins aus dem Steinkohlenteer rentabel zu halten, wurden in Frankreich bis zum 1. Weltkrieg die roten Uniformhosen des Heeres mit dem natürlichen Farbstoff, dem Krapprot, gefärbt. Der Farbstoff war bereits den alten Indern, Persern, Ägyptern, Griechen und Römern bekannt. — Die Ableitung des botanischen Namens des Yohimbebaums ist nicht geklärt.

Sabal serrulatum

Zwergpalme, Sägepalme

Droge: Sabalis serrulati Fructus (Fructus Sabalis serrulati), Baccae serrulati, das sind die Früchte bzw. Beeren der Pflanze, sie werden sowohl frisch als auch in getrocknetem Zustand verwendet.

Zubereitungen: Spezialpräparate in Form alkoholischer und wässriger Auszüge in verschiedenen Arzneiformen (Tropfen, Kapseln u. a.), auch in Kombination mit anderen pflanzlichen Extrakten.

Indikationen: Miktionsbeschwerden, vor allem nächtliche Pollakisurie, Harninkontinenz (auch der Frau), Prostatahypertrophie (Prostata-Adenom) Stadium 1, chronische Prostatitis, Vor- und Nachbehandlung von Prostata-Operationen und Prostatopathie mit Kongestionen (Prostata-Neurose).

Wirkstoffe: Die Wirkstofffrage ist noch nicht völlig geklärt. Es wurden „arteigene" Phytosterine aufgefunden, ferner niedermolekulare Polysaccharide, Fettsäuren, Gerbstoffe, Myristinsäureaethylester, verschiedene Zucker, Farbstoffe, Harze, Flavonoide u. a.

Eigenschaften: Sabal-Früchte haben eine deutliche Wirkung auf die Harn- und Geschlechtsorgane vor allem des Mannes. Sie erstreckt sich u.a. auf den Blasenhals und die Prostata im Sinne einer Tonisierung und Durchblutungsförderung. Besonders wertvoll ist die antiödematöse und antiphlogistische Wirkung. Möglicherweise verursachen die Phytosterine eine Postaglandin-Synthetase-Hemmung, die zur Senkung des beim Prostata-Adenom erhöhten Prostaglandinspiegels führt. — Sabal-Früchte sind die meist gebrauchten pflanzlichen Mittel bei Prostata-Erkrankungen.

Botanik: Sabal serrulatum ist eine niederstämmige Buschpalme (Familie der Arecaceae/Palmae) mit scharf gesägten Blättern und stacheligen Blattstielen. Die Blüten der Zwergpalme sind klein, sie stehen in dicht behaarten Blütenkolben. Die Früchte sind eiförmige, einsamige, schwarzbraune Beeren. Die Pflanze kommt hauptsächlich in den küstennahen Sumpfwäldern („Swamps") Nordamerikas vor. Sie ist charakteristischer Bestandteil der „pine barrens"-Strandvegetation. — Der botanische Name Sabal ist wahrscheinlich indianischer Herkunft, serrulatus (lat.) = feingesägt, bezieht sich auf die Blätter.

Wissenschaftliche Bezeichnung der Pflanzen und ihrer Drogen nach der internationalen Nomenklatur

Bezeichnung der Drogen nach morphologischen Merkmalen

Deutsche Pflanzennamen

Indikations-Verzeichnis

Literatur

H. Braun
Heilpflanzen-Lexikon für Ärzte und Apotheker
Stuttgart 1981

Erhart/Ruschig
Arnzeimittel
Weinheim 1971

D. Frohne/U. Jensen
Systematik des Pflanzenreichs
Stuttgart 1973

H. Gäbler
Gesund durch Heilpflanzen
Stuttgart 1979

O. Gessner
Gift- und Arzneipflanzen von Mitteleuropa (neubearbeitet von G. Orzechowski)

J. Graf
Pflanzenbestimmungsbuch
München 1957

R. Hänsel
Pharmazeutische Biologie, Spez. Teil
Berlin/Heidelberg 1980

Karsten-Weber-Stahl
Lehrbuch der Pharmakognosie
Stuttgart 1962

H. Marzell
Wörterbuch der deutschen Pflanzennamen
Stuttgart/Wiesbaden

G. Schneider
Pharmazeutische Biologie
Mannheim 1975

E. Steinegger/R. Hänsel
Lehrbuch der allgemeinen Pharmakognosie
Berlin/Heidelberg 1963

H. Wagner
Pharmazeutische Biologie
Stuttgart 1980

R.F. Weiss
Lehrbuch der Phytotherapie
Stuttgart 1980

Die Reproduktion der meisten Pflanzenabbildungen verdanke ich der Bibliothek des Arzneimittelwerkes Dr. Willmar Schwabe in Karlsruhe. Als wesentliche Unterlage für meine Arbeit diente mir dabei die

Botanica Pharmaceutica
von A. E. Happe
Berlin 1785 (—1806)